kailash

MARTINA FISCHER
DOROTHEA STEINBACHER

Meine WILDKRÄUTER

Aus dem Wald,
von der Wiese und
der Alm

kailash

Die Informationen in diesem Buch sind von den Autorinnen und vom Verlag sorgfältig erwogen und geprüft, dennoch kann eine Garantie nicht übernommen werden. Eine Haftung der Autorinnen bzw. des Verlags und seiner Beauftragten für Personen-, Sach- und Vermögensschäden ist ausgeschlossen.

Alle Fotos stammen von Martina Fischer außer die folgenden:
Frank Bauer: Seite 9, 10, 15, 18, 38, 56, 63, 121, 184, 206, 211, 232, 314
Lisa Janßen: Seite 13, 63, 262
Dorothea Steinbacher: Seite 6, 22, 29 (unten), 52, 60, 71, 72, 76, 107, 108, 112, 115, 116, 144, 149, 150, 152, 154, 159, 171, 182, 212, 214, 216, 224, 270, 271, 273, 277, 279, 280, 286, 291, 304, 308
S. 29: Adobe Stock/orestligetka (Aronstab)
Adobe Stock/EvaRuth (Herbstzeitlose)

Was sind sekundäre Pflanzenstoffe und wie wirken sie? Das Wichtigste von Antioxidantien über Bitterstoffe bis zu Terpenen finden Sie, wenn Sie den nebenstehenden QR-Code scannen oder diesem Link folgen:
www.penguinrandomhouse.de/fischer-wildkraeuter

2. Auflage
Originalausgabe

in der Penguin Random House Verlagsgruppe GmbH,
Neumarkter Straße 28, 81673 München
produktsicherheit@penguinrandomhouse.de
(Vorstehende Angaben sind zugleich Pflichtinformationen nach GPSR.)

Lektorat: Birthe Vogelmann
Bildredaktion: Angelika Holdau
Umschlaggestaltung: ki 36, Daniela Hofner Editorial Design, München
Satz: Satzwerk Huber, Germering
Druck und Bindung: Alföldi, Debrecen
Printed in Hungary
ISBN 978-3-424-63239-2
www.kailash-verlag.de

INHALT

EINFÜHRUNG

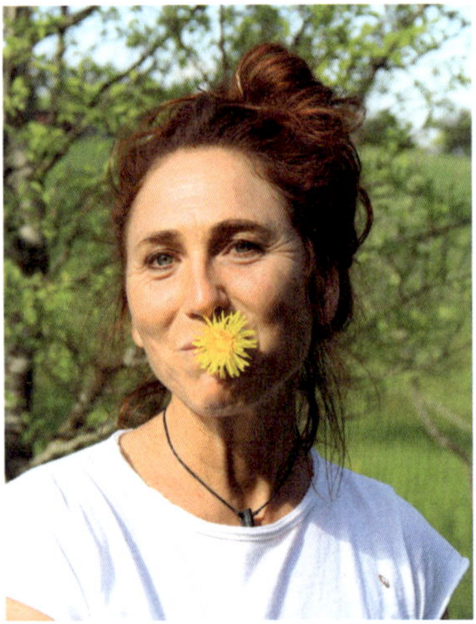

Mit Wildpflanzen bin ich aufgewachsen, sie begleiten mich, seit ich denken kann.

Für uns Kinder auf dem Bauernhof waren die Wiesen und Wälder ums Haus herum unser Spielplatz, und selbstverständlich lernten wir viele der Pflanzen kennen, die uns umgaben. Wir schmückten uns mit Gänseblümchenketten und kauten Sauerampferblätter, machten nicht selten die Erfahrung, wie sich Brennnesseln auf nackter Haut anfühlen, und bliesen kräftig auf die Pusteblumen – mit den davonschwebenden Schirmchen träumten wir uns ins Himmelsblau.

Gleichzeitig erlebte ich, wie meine Mutter die Pflanzen zum Heilen verwendete: Alltägliche Beschwerden versuchte sie zuerst mit Mitteln aus der Natur zu kurieren, bevor man »den Doktor« aufsuchte. In vielen Fällen hatte sie damit Erfolg. Später, als gelernte Krankenschwester, ging auch ich parallel zur Schulmedizin den alternativen Weg. Es folgten Ausbildungen zur Ernährungsberaterin, eine Heilkräuterausbildung und schließlich jene zur »Fachberaterin für Selbstversorgung mit essbaren Wildpflanzen« – für mich auch ein kleiner Befreiungsschlag! Die dort erlernte Theorie und Praxis verhalfen mir letztlich zu meiner wichtigsten Erkenntnis.

Denn viele Jahre lang hatte ich den großen Gemüsegarten vor unserem Bauernhof gepflegt. Den Hof hatte mir meine Großtante vererbt, und der Garten war vor Generationen angelegt worden. »Zu einem großen Hof gehört ein großer Garten« – das spukte über Jahrzehnte hinweg in meinem Kopf herum. Es kam mir auch dann nicht in den Sinn, den Garten zu verkleinern, als ich vor über zehn Jahren damit begann, jeden Sommer als Sennerin auf der Alm zu verbringen. Ich liebte es, im Frühling und im Herbst frisches Gemüse, Salate und Kräuter aus dem Garten in die

Küche zu holen. Dass es mich gleichzeitig stresste, die Beete in Ordnung zu halten, stundenlang gebückt zu arbeiten – Gift für meinen Rücken! – und mich von gefräßigen Schnecken frustrieren zu lassen, das machte ich mir nicht bewusst. Bis – ja, bis mir während meiner Wildkräuterausbildung ein Licht aufging.

Warum mühte ich mich ab, wenn auf den Wiesen ums Haus herum doch die schönsten Wildpflanzen wuchsen – gesund, kräftig, ganz von selbst, schneckenfrei, ohne Gießen, Düngen, Säen und Pflanzen? Warum nicht diese Pflanzen nützen als Salat und Gemüse? Regional, biologisch gewachsen – und völlig kostenlos!

Wildpflanzen enthalten im Vergleich zu Salaten und Gemüsen aus dem Supermarkt ein Vielfaches der so wichtigen sekundären Pflanzenstoffe. Denn in die Wildkräuter hat noch niemand züchterisch eingegriffen, ganz im Gegensatz zu unseren sogenannten Kulturpflanzen. Denen wurden die unerwünschten Stoffe im Lauf der Jahrhunderte weitgehend herausgezüchtet: vor allem Bitterstoffe und Gerbstoffe und damit auch die Substanzen, die so wertvoll für unsere Gesundheit sind! Bitter – das war für unsere Vorfahren, die sich durch die Pflanzenwelt probierten, ein untrüglicher Hinweis auf: »Achtung, nicht verträglich!«. Denn Gewächse schützen sich durch die Produktion von Bitterstoffen gegen ihre Fressfeinde.

Und so begannen die modernen Gemüsezüchter, die bitteren Sorten milder zu züchten. Dabei war man sich lange nicht bewusst, dass Bitterstoffe in unserem Körper wichtige Funktionen erfüllen. Heute kaufen wir Chicorée und Artischocken, Auberginen und Endiviensalat, die geschmacklich nur noch wenig an ihre Ahnen erinnern. Dabei hätten wir die Bitterstoffe so dringend nötig: Sie regen unsere Verdauung an, wirken positiv auf Leber, Galle und Bauchspeicheldrüse und helfen beim Entgiften.

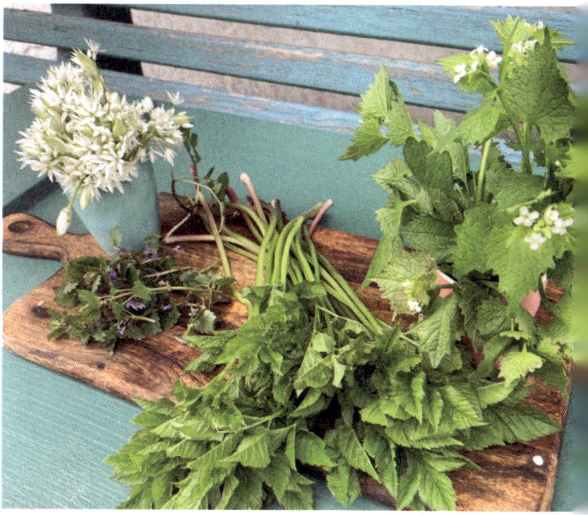

Unsere Wildkräuter weisen mehr Vitamine, Mineralstoffe und sekundäre Pflanzenstoffe auf als jedes Kulturgemüse. Darüber hinaus enthalten sie noch weitere wertvolle Energielieferanten – auch wenn die Wissenschaft oft noch nicht in der Lage ist, die Wirkung der Pflanzen als Ganzes zu erklären. Es ist wichtig, das Gesamtpaket der in Wildkräutern enthaltenen Vitalstoffe zu sich zu nehmen und nicht nur auf einzelne, inzwischen analysierte Inhaltsstoffe zu schielen. Natürlich können wir uns Vitamin C oder E oder was auch immer synthetisch hergestellt in Nahrungsergänzungsmitteln zuführen, und in manchen Fällen ist das auch sinnvoll. Doch Wildkräuter enthalten viel mehr Wirkstoffe, als wir kennen, und erst in ihrem ganz eigenen Zusammenspiel haben sie einen so positiven Einfluss auf unseren Körper.

Meine Devise lautet deshalb: Wildkräuter baue ich täglich in meine Ernährung ein. Das erhält mich gesund und vital, lebendig und kraftvoll. Den Gemüsegarten habe ich verkleinert, denn Salat und Gemüse hole ich mir inzwischen täglich frisch aus der Natur.

Natürlich sind Wildkräuter auch Heilkräuter. Wenn wir wild wachsende Pflanzen in unseren täglichen Speiseplan integrieren, werden wir seltener krank. In der Alltagsnahrung wirken sie als starker Immunbooster, sodass der Körper mit den Viren und Bakterien, die gerade in der Erkältungszeit um uns herumfliegen, leichter fertigwird. Wir fühlen uns täglich fitter, sind weniger müde und schlafen nachts besser. Die Verdauung funktioniert, Haut und Haare bekommen einen Glow, und die Stimmung steigt – vermutlich nicht zuletzt, weil wir beim Ernten unserer wilden Kräuter in die Natur eintauchen. Bei Regen und Wind streife ich über die Wiesen und durch den Wald, atme tief ein und aus und nehme so auch noch ein Waldbad, entspanne mich, tanke Sauerstoff – auch das trägt zur Gesunderhaltung oder -werdung bei.

Seit meiner Erkenntnis, der intensiven Hinwendung zu den Wildpflanzen, »grase« ich mich regelrecht durch die Natur. Das habe ich von meinen Ziegen abgeschaut, und Ethnologen berichten Ähnliches von indigenen, naturnah lebenden Völkern: Sie zupfen mal hier, mal da ein Blatt, eine Blüte, eine Frucht. Nicht zu viel von einer Pflanze, sondern eine breite Palette an Kräutern und damit eine riesige Flut von Nährstoffen. Dafür muss man die essbaren Wildpflanzen in seiner Umgebung ebenso wie ihre Wirkung auf den Körper natürlich kennen, und deshalb habe ich dieses Buch geschrieben.

Auf den folgenden Seiten sind Porträts meiner Lieblingskräuter aufgeführt, Pflanzen, die in großen Mengen verfügbar sind, die man eigentlich überall finden kann, die nicht unter Schutz stehen und deshalb bedenkenlos gesammelt werden können. Ich rate dazu, nicht – wie ich – vor lauter Begeisterung anfangs riesige Schüsseln Löwenzahn- oder Bärlauchsalat zu verspeisen, sondern sich langsam an die zunächst noch ungewohnten natürlichen Lebensmittel heranzutasten. Zu schmecken, wie angenehm die neue Bitterkeit mundet, vielleicht anfangs nur als Beigabe in einem »normalen« Salat. Bald, dessen bin ich sicher, empfindet man konventionelle Salate nur noch als fade und ohne Geschmack. Die eigene Energie nimmt zu, die gute Laune und das Wohlbefinden steigen.

Mein Ziel ist erreicht, wenn wir uns wieder bewusst werden, welche Schätze da draußen auf uns warten. Dass uns die Natur kostenlos mit wertvollsten Lebensmitteln beschenkt, die wir nur wieder entdecken und ernten müssen. Denn wir sind untrennbar mit der Natur verbunden, wir sind Teil von ihr – das ist in der »modernen« Welt leider vielfach in Vergessenheit geraten. Ich möchte dazu anregen, diese Verbundenheit wieder zu leben. Denn durch Wildpflanzen in der täglichen Ernährung können wir unsere Vitalität erhalten und die Selbstheilungskräfte anregen, durch den Aufenthalt in der Natur finden wir unsere Wurzeln wieder, und wir werden an Leib und Seele gesunden!

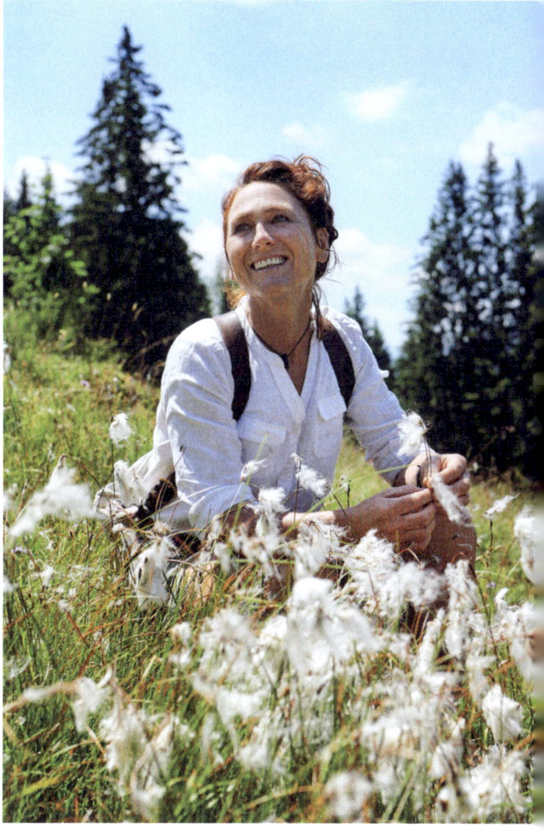

Das wünsche ich allen Leserinnen und Lesern

Martina Fischer

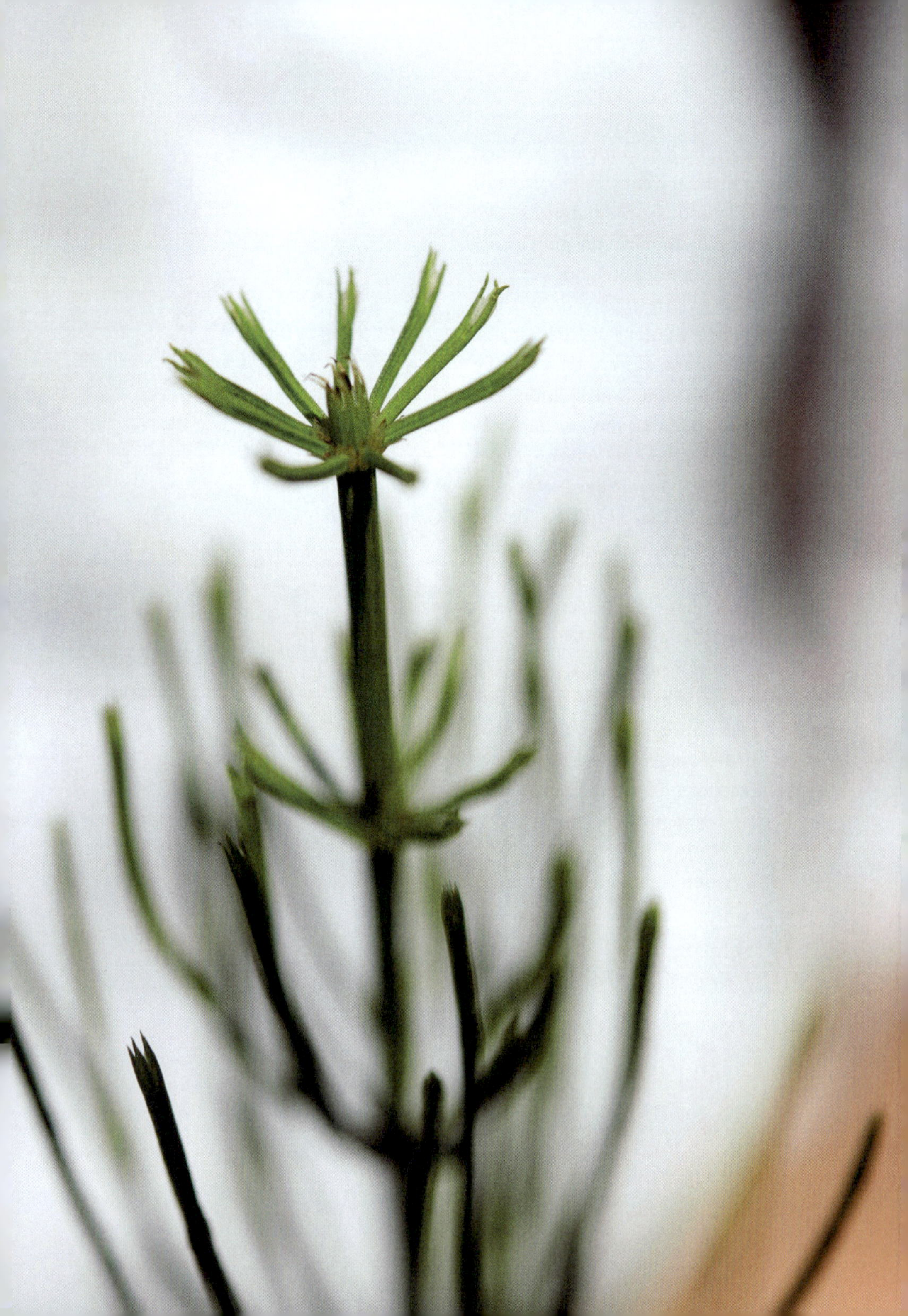

ACKERSCHACHTELHALM

(Equisetum arvense)

GEHÖRT ZUR Familie der Schachtelhalme *(Equisetum)*

ANDERE NAMEN Zinnkraut, Zinngras, Katzenwedel
STANDORT oft trockene Wiesenränder, aber auch lehmige, feuchte Böden, Böschungen, Kiesgräben
WAS WIRD GESAMMELT Triebe bzw. grüne Wedel
SAMMELZEIT grüne Triebe Mai – September

WIE KONSERVIEREN/VERWENDEN Kraut frisch oder getrocknet als Tee, Absud, für Bäder oder Tinkturen

---

Der Schachtelhalm unterscheidet sich in seinem Erscheinungsbild deutlich von anderen Pflanzen.

Jeder Spross besteht aus einer Reihe von Knoten, und an jedem von ihnen entstehen feine, quirlig angeordnete Seitentriebe. So ein grüner Schachtelhalmspross sieht fast aus wie ein kleines Tannenbäumchen.

Der Schachtelhalm besitzt keine Blüten, sondern vermehrt sich über Sporen. Zeitig im Frühjahr erscheinen zuerst unauffällige hellbraune Triebe mit ihren Sporenähren, die aussehen wie kleine, schmale, lange Pilze. Sind diese im März/April verwelkt, wachsen separat die grünen Triebe, die für uns heilsamen grünen Sprossen. Ihren Namen erhielt die Pflanze durch ihren Trieb, der aus kleinen zylindrischen Gliedern besteht: Sie sind ineinandergesteckt wie passgenaue Schachteln.

Es gibt etwa 15 bis 20 Arten des Schachtelhalms, davon viele Hybrid- und Unterarten, wobei nur der Ackerschachtelhalm für Heilzwecke verwendet wird. Alle anderen Arten sollen giftig sein oder sind einfach noch nicht ausreichend erforscht. Der Ackerschachtelhalm gilt als Ackerunkraut und wächst zumeist an eher trockenen Standorten, während etwa der Sumpfschachtelhalm in der Regel in feuchteren Gebieten wächst.

Leider ist der Standort dennoch keine eindeutige Möglichkeit, den Ackerschachtelhalm zu identifizieren, denn man findet ihn mitunter auch an feuchten Plätzen. Er wird aber weniger in lockeren oder sandigen Böden erscheinen, gilt er doch als Zeigerpflanze für verdichtete, lehmige Böden.

Die Besonderheit des Schachtelhalmes liegt in seinem hohen Anteil an Silikaten, die seine Zellwände stabilisieren. Die Pflanze enthält bis zu 10 Prozent wertvolle Kieselsäure.

STARKER RÜCKEN FÜR DEN ALMSOMMER

Der Ackerschachtelhalm hat mir im vergangenen Sommer gute Dienste erwiesen. Wieder einmal hat mich eine Heilpflanze selbst auf sie aufmerksam gemacht, indem sie sich mir quasi in den Weg gestellt hat.

Die Alm, auf der ich den Sommer verbracht habe, ist mit dem Auto nicht erreichbar, aber man kann immerhin bis zu einem etwas höher gelegenen kleinen Parkplatz fahren, sodass wir nicht den ganzen stundenlangen Fußmarsch aus dem Tal zurücklegen mussten. Als ich nun im Frühsommer die erste Fuhre von Dingen hochbrachte, die ich für die Alm zusammengepackt hatte, fielen mir die großen Mengen an Acker-

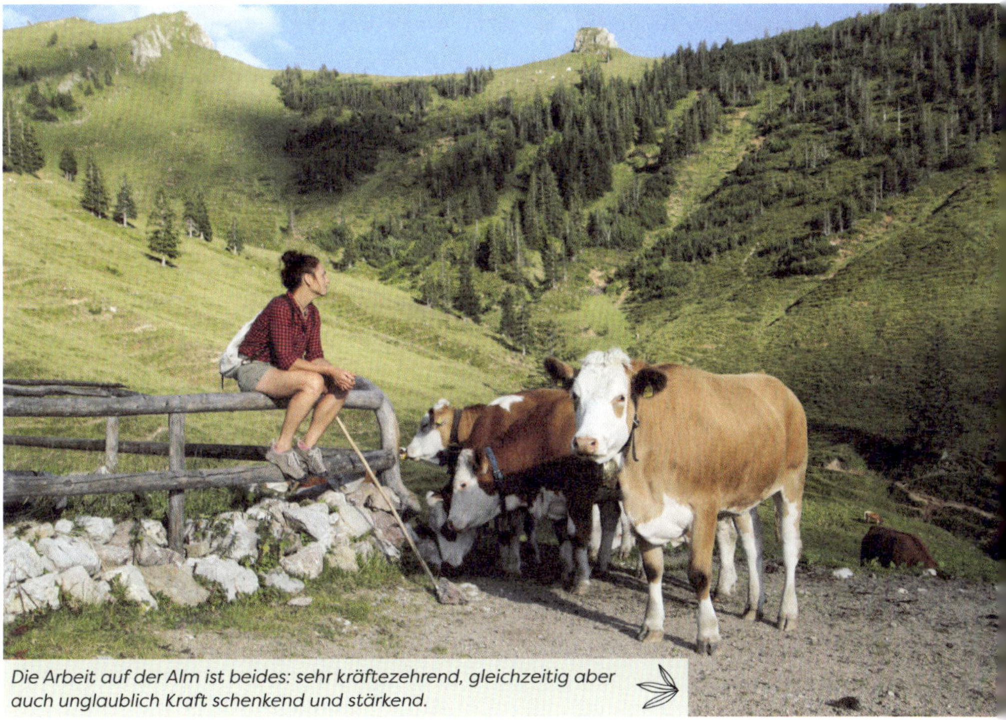

Die Arbeit auf der Alm ist beides: sehr kräftezehrend, gleichzeitig aber auch unglaublich Kraft schenkend und stärkend.

schachtelhalmen auf, die am Rand des Pfades zur Alm wuchsen. Schon lang hatte ich keine so ausgedehnten Bestände mehr angetroffen. Zu dieser Zeit machten mir meine Rückenschmerzen große Sorgen. Seit einem länger zurückliegenden, schweren Unfall tauchen sie immer wieder auf.

Beim Anblick der zahlreichen Schachtelhalme kam mir wieder in den Sinn, dass sie ja extrem viel Kieselsäure enthalten, die für Knochen, Knorpel und Bandscheiben wunderbar stärkend wirkt. Das war einen Versuch wert, und so kochte ich von nun an täglich Tee daraus. Nachschub gab es ja den ganzen Sommer lang genug. Ich spürte relativ schnell, wie die Kur mich stärkte, und zwar nicht nur körperlich: Der Erfolg gab mir auch wieder ein wenig Zuversicht, mit den starken Rückenschmerzen und Bandscheibenschäden nicht leben zu müssen, sondern – zusätzlich zu Krankengymnastik und manuellen Therapien – durch ein einfaches Heilkraut Unterstützung und Linderung zu erfahren. Ob ich mir das nur eingebildet habe, weiß ich nicht, es ist mir in diesem Fall auch nicht wichtig. Für mich zählt einzig und allein, wie sich meine Verfassung verbesserte. Ich machte zu Beginn der Almzeit eine rund vierwöchige Kur, danach ein paar Wochen Pause und wiederholte das Ganze noch zweimal, sodass ich in den fast fünf Monaten drei Durchgänge hatte. Auch an meinen festen Nägeln und Haaren spürte ich die Wirkung der Teekur.

HISTORISCHES

Die Schachtelhalme gibt es seit über 375 Millionen Jahren. Damals waren es jedoch noch große, stattliche Bäume von bis zu 30 Metern Höhe und 1 Meter Durchmesser. Gemeinsam mit Farnen und Bärlapp bildeten sie große Urwälder, die die Erde bedeckten. Schachtelhalme gehören zu den ältesten Pflanzen unseres Planeten, werden daher auch gerne als »lebende Fossilien« bezeichnet und sind sozusagen noch pflanzliche Abkömmlinge der Eiszeit.

Ihre Heilwirkung wurde nachweislich schon in der Antike genutzt, vor allem als Blutstiller und zum schnelleren Heilen von Wunden wurde *Equisetum* verwendet. Dieser alte Name ist bis heute die offizielle botanische Bezeichnung der Pflanze, sie kommt von lateinisch *equus* (Pferd) und *saeta* (Borste, starkes Haar), bedeutet also eigentlich »Pferdeborste, Pferdehaar«.

Das Wissen um die Heilwirkung des Ackerschachtelhalms geriet im Mittelalter ein wenig in Vergessenheit, wie es scheint. Allein die starke blutstillende Kraft wird durch die Jahrhunderte in den Kräuterbüchern erwähnt. Erst Pfarrer Sebastian Kneipp machte die Heilpflanze wieder bekannt. Er schätzte den Ackerschachtelhalm innerlich angewandt in Form von Tee bei Blutungen oder Blasen- und Nierenleiden sowie äußerlich aufgetragen als Tinktur für Wunden und Geschwüre.

SCHACHTELHALM ZUM PUTZEN UND POLIEREN

Durch alle Zeiten wurde der Ackerschachtelhalm auch zum Putzen benutzt: Das kleine Kräutlein, schrieb der Botaniker Hieronymus Bock im 16. Jahrhundert, »das auf den Äckern seine Wohnung hat, brauchen die Mägde zum Kuchengeschirr, sonderlich wenn es von Zinn oder anderem Metall gegossen ist«. So kam der Ackerschachtelhalm zu seinem Zweitnamen Zinnkraut. Die enthaltenen Kieselsäurekristalle wirken nämlich wie Putzkörper. Wer noch altes Zinngeschirr hat, kann es einmal ausprobieren, indem er mit etwas Wasser und dem Zinnkraut als Putzlappenersatz die Gegenstände reinigt und poliert.

Früher wurde der Ackerschachtelhalm auch von Handwerkern verwendet, sie benutzten ihn als feines Schmirgelpapier für Werkstücke aus Metall und Holz. Heute noch schleifen manche Instrumentenbauer die Blättchen von Holzblasinstrumenten mit dem Schachtelhalm.

SCHACHTELHALM IM GARTEN

Ackerschachtelhalm kann im Gartenbau auch als Jauche und Kaltwasserauszug für die Bekämpfung von Blattläusen und zur Stärkung von Blattgewebe und Zellwänden der Pflanzen verwendet werden. Das macht die Pflanzen auch widerstandsfähig gegen Pilze. Einen 20 Minuten lang ausgekochten Schachtelhalmsud sprüht man gegen Mehltau und Rost auf Obstbäume und Tomaten.[1]

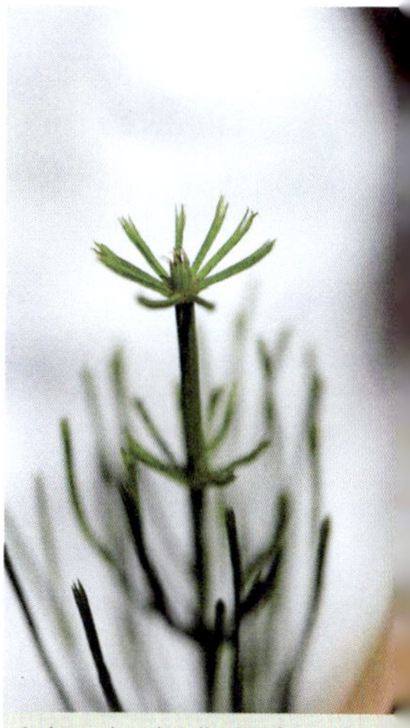

Ackerschachtelhalm (oben), Sumpfschachtelhalm (unten).

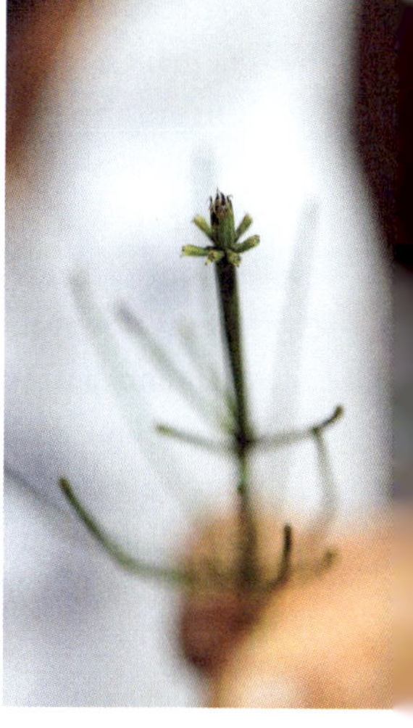

SAMMELN UND VERWENDEN

Der unscheinbare braune, fruchtbare Sporentrieb, der im frühen Jahr erscheint, wird nicht für Heilzwecke verwendet – obwohl manche ihn gerne braten und essen –, sondern die erst später sprießenden grünen, sterilen Frühjahrs- und Sommertriebe.

Geerntet wird das gesamte Kraut von Mai bis August. Ich verwende es sowohl frisch als auch getrocknet. Zum Trocknen schneide oder breche ich die Triebe kurz über dem Boden ab, bündle sie zu Sträußen und hänge diese kopfüber an einem schattigen Platz auf. Bei Zimmertemperatur sind die Triebe innerhalb von einer Woche schön trocken. Anschließend zerkleinere ich das Kraut etwas mit den Händen – es zerbricht dann schnell in seine kleinen Glieder – und bewahre es dunkel in verschließbaren Gefäßen auf.

Verwechseln kann man das Heilkraut mit anderen Schachtelhalmarten, vor deren Giftigkeit gewarnt wird. Die Winter- und Waldschachtelhalme unterscheiden sich in ihrem äußeren Erscheinungsbild zwar recht stark von ihm, aber beim häufig vorkommenden Sumpfschachtelhalm muss man schon etwas genauer hinsehen: Während unsere Heilpflanze mit ihren Seitentrieben stark und kräftig wirkt, ist der Sumpfschachtelhalm eher zart und hat leicht hängende Ästchen bzw. Triebe. Außerdem sind seine Astscheiden dunkelbraun bis schwarz gefärbt.

Ein klares Unterscheidungsmerkmal gibt es auch bei den kleinen Gliedern am Haupttrieb, also am »Stängel«: Unser Dozent aus der Phyto- und Heilkräuterausbildung riet uns, diesen bei beiden Pflanzen auseinanderzuziehen und die Seitentriebe bis auf das letzte Glied abzureißen. Dabei zeigt sich beim Ackerschachtelhalm ein »großer langer Schuh« (die Mittelachse ist kürzer als das erste Glied der Seitensprosse), mit dem man über den Acker gehen könnte, beim Sumpfschachtelhalm dagegen ein »Gummistiefel« (die Mittelachse ist länger als das erste Glied der Seitensprosse), der an den feuchten Standort im Sumpf erinnert.

GESUNDHEIT UND HEILEN

HAUPTWIRKSTOFFE
Kieselsäure, Saponine und Flavonoide, Kalium, Kalzium und Magnesium, Phenolsäuren (antimykotische Aromastoffe) und Phytosterine (cholesterinsenkend)

HEILWIRKUNG
Stärkend auf Bindegewebe (Bandscheiben, Bänder und Sehnen, Knorpel, Knochen und Blutgefäße, Lunge, Haut, Haare und Nägel), durchblutungsfördernd, harntreibend, blutstillend, blutreinigend und wundheilend

In der Pflanzenheilkunde werden nur die unfruchtbaren grünen Sommerwedel des Ackerschachtelhalms verwendet. Er ist aufgrund seines hohen Kieselsäuregehaltes ein hervorragender Strukturgeber für unseren Körper. Das Spurenelement Silicium ist auch in unserem Organismus vorhanden, es ist wichtig für die Knochenbildung und nimmt im Alter ab. Mit aus natürlicher Quelle zugeführter Kieselsäure nehmen wir Siliciumverbindungen auf, die wunderbar stärkend auf Bindegewebe, Gefäßsystem, Haut, Haare und Nägel wirken. Beim Begriff »Bindegewebe« denken wir oft nur an Hautstraffung oder Dellen auf den Oberschenkeln. Doch es umfasst noch viel mehr. Ohne Bindegewebe würde unser Körper quasi einfach auseinanderfallen. Es bildet das Grundsystem unseres Organismus, das sogenannte Fasziengewebe, und ist das größte zusammenhängende Gewebesystem. Etwa 70 Prozent des Körpers bestehen aus dem netzartigen Bindegewebe, in dem sich reichlich Flüssigkeit befindet.

Nährstoffe gelangen auch hierüber zu ihren Zielorten. Ebenso geben die Zellen ihre Stoffwechselabfallprodukte in die Zwischenzellflüssigkeit des Bindegewebes und von dort in das Lymphsystem, wo sie abtransportiert werden. Auch an der Weiterleitung der Nervenimpulse und der Regulierung des Säure-Basen-Haushaltes ist das Bindegewebe beteiligt und von großer Bedeutung. Aus ihm bestehen die härteren Strukturen im Körper wie Knorpel, Sehnen und Knochen, und das sogar fast ausschließlich.

Warum erwähne ich das so ausführlich? Weil wir mit dem Schachtelhalm eine Pflanze an der Hand haben, die dieses große, komplexe Gewebesystem wunderbar unterstützen und vor allem stärken kann. Das bedeutet, dass die Pflanze auf fast unseren gesamten Organismus wirkt. Sie kräftigt Bandscheiben, Bänder und Sehnen, Haut, Knorpel, Knochen und Blutgefäße, indem der Körper durch das Silicium mehr kollagene Fasern und Knorpelgrundsubstanz aufbaut. Deshalb beugen Schachtelhalmpräparate auch der gefürchteten Osteoporose vor, einer Abnahme der Knochendichte im Alter, die unser Skelett anfälliger für Brüche macht und zur Wirbelsäulenverkrümmung, dem sogenannten Witwenbuckel, führen kann.

Der Ackerschachtelhalm unterstützt auch die körpereigene Abwehr. Denn nur wenn er ausreichend Silicium zur Verfügung hat, kann unser Organismus Abwehrzellen (Lymphozyten) und Fresszellen (Phagozyten) bilden und so Krankheitserregern die Stirn bieten.

Möchte man vor allem die harntreibende Wirkung des Schachtelhalmes nutzen, reicht ein Aufguss des Krautes mit kochendem Wasser.

Neben der innerlichen Anwendung ist der Schachtelhalm in Form von Absuden auch äußerlich in Gebrauch. Er wirkt blutstillend und wundheilend bei Entzündungen, etwa bei Nagelbettentzündungen und schlecht heilenden Verletzungen. Dafür wird ein sogenanntes Dekokt, eine Abkochung, aus dem Kraut hergestellt und die Wunden mit im Sud getränkten lauwarmen Umschlägen versorgt.

WICHTIG: Die Kieselsäure löst sich erst aus dem Ackerschachtelhalm, wenn das Kraut etwa 30 Minuten in Wasser gekocht wird.

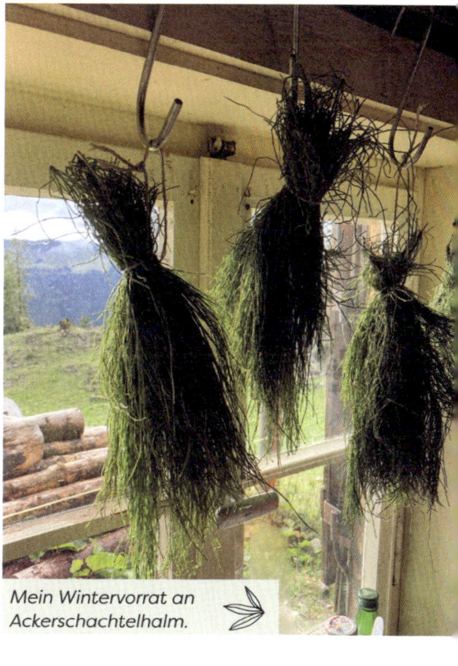

Mein Wintervorrat an Ackerschachtelhalm.

Ackerschachtelhalmtee und -abkochung

1 Für eine harntreibende Wirkung reicht ein Aufguss von 2 TL Schachtelhalmkraut (frisch oder getrocknet) auf 250 ml kochendes Wasser mit 10 Min. Ziehzeit. So erzielt man die diuretische (harntreibende) Wirkung, die Kieselsäure wird aber nicht aus der Pflanze herausgelöst. Ein Teeaufguss reicht somit bei Nieren- und Blasenleiden (z. B. Harngrieß, Blasenentzündung) und bei rheumatischen Beschwerden aus, wenn man nur eine Durchspülung erreichen will. Eine Kur über etwa 3 Wochen (siehe unten), bei der wir täglich 1 l Schachtelhalmtee trinken, kann die Behandlung unterstützen oder diesen Beschwerden vorbeugen.

2 Eine Abkochung liefert zusätzlich noch die stärkende Kieselsäure. Daher würde ich empfehlen, den Schachtelhalm immer etwa 30 Min. abzukochen, um beide Vorteile der Heilpflanze nutzen zu können.

★ Regelmäßig 1- bis 2-mal im Jahr eine Teekur mit Ackerschachtelhalmabkochung (1 l täglich) von 3–4 Wochen stärkt das Bindegewebe und damit Knochen und Gefäßsystem, was auch Osteoporose vorbeugt. Um bereits bestehende Osteoporose zu behandeln, sollte man die Teekur 6 Wochen lang durchführen, eine Pause von 2 Wochen machen und die Kur wiederholen.

★ Empfohlen wird bei den meisten Teedrogen eine Dosierung von ca. 2 TL auf 250 ml Wasser. Ich mag keine so starken Teeaufgüsse und dosiere meine Tees immer etwas schwächer, trinke dafür aber von einer Teedroge meist einen Liter täglich. So erhalte ich die gleiche Wirkung, und der Tee schmeckt mir dann besser. Deshalb meine Empfehlung, die Kräutertees ganz individuell so dosieren, dass sie noch angenehm zu trinken sind. Die Empfehlungen sollen nur Anhaltspunkte liefern.

★ Den Absud kann man auch dem Badewasser zusetzen, um so die Kieselsäure durch die Haut aufzunehmen. Dafür den Absud sehr stark zubereiten (50–100 g Kraut auf 1 l Wasser – 50 g für Sitzbäder, 100 g für Vollbäder), den Sud abseihen und dem Badewasser beigeben. 30–45 Min. baden, damit die Wirkstoffe gut aufgenommen werden.

★ Ich finde, der Geschmack von Tee und Absud ähnelt ein wenig dem der Brennnessel und schmeckt leicht mineralisch, krautig, und er ist gut zu trinken. Wem der Tee zu »grün« schmeckt, kann in den letzten Minuten der Ziehzeit aromatische Kräuter wie Zitronenmelisse oder Pfefferminze zugeben.

★ Den Schachtelhalm können wir auch wunderbar mit der Brennnessel kombinieren. Man sagt den beiden starken Heilpflanzen nach, dass sie sich mögen und ergänzen und sich in ihrer Wirkkraft gegenseitig verstärken.

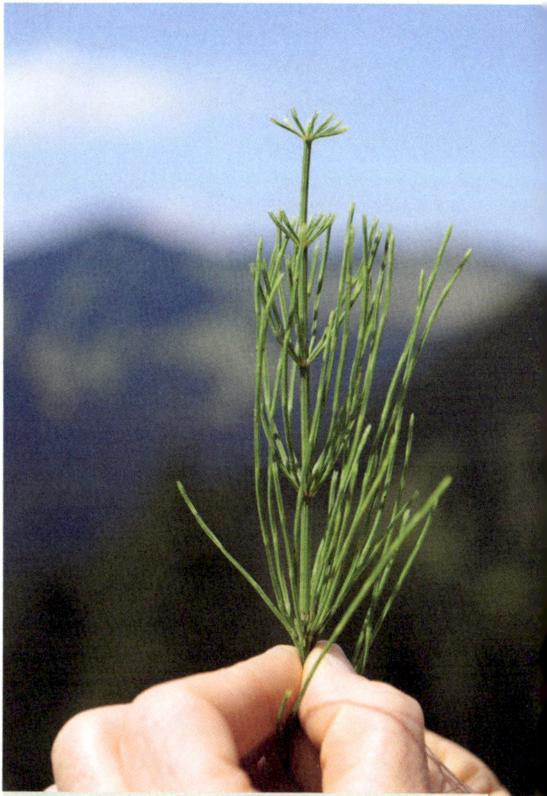

Eindeutig Ackerschachtelhalm: Die Mittelachse ist kürzer als das erste Glied der Seitensprosse.

Auch die Brennnessel enthält bioverfügbare Kieselsäure. Unser Körper kann sie zu 95 Prozent aus den Pflanzen aufnehmen, während handelsübliche Kieselsäurepräparate (Tabletten, Kapseln, Pulver, Gels) vom Darm nur zu einem wesentlich geringeren Prozentsatz verwertet werden können.

★ Wichtig zu wissen ist, wie Silizium im Körper wirkt. Dann kann man viele Anwendungsbereiche selbst erkennen. Denn wenn wir das Grundprinzip der Wirkstoffe in den Pflanzen verstanden haben, können wir vieles für uns selbst ableiten. Was ich sehr interessant finde, ist, dass die Kieselsäure des Schachtelhalms auch festigend auf das Lungengewebe wirkt – denn das besteht ja unter anderem aus Bindegewebe – und deshalb auch bei quälendem Husten eingesetzt werden kann. Zumindest ist es einen Versuch wert.

Ackerschachtelhalm-Brennnessel-Haarspülung

Meine Haare kräftige ich regelmäßig mit selbstgemachten Kräuterspülungen aus Ackerschachtelhalm und Brennnessel:

1 Je 2 EL Schachtelhalm und Brennnesselblätter (jeweils frisch oder getrocknet) mindestens 30 min in 1 l Wasser kochen, abseihen und abkühlen lassen.

2. Den Sud nach dem Haarewaschen als Spülung einmassieren, er muss nicht ausgewaschen werden. Oder ganz einfach in eine Sprühflasche füllen und immer mal wieder zwischendurch Haare und Kopfhaut damit besprühen und einmassieren. So kann die Kieselsäure über die Kopfhaut aufgenommen werden.

Ackerschachtelhalmtinktur

1 Ackerschachtelhalm klein schneiden, in ein Glas geben, sodass es zu ⅔ locker befüllt ist, mit 40- bis 50-prozentigem Alkohol auffüllen. 4 Wochen bei Zimmertemperatur an einem hellen Platz ziehen lassen. Abseihen, in dunkle Flaschen füllen und kühl aufbewahren.

2 Etwa 3-mal täglich 20 Tropfen in Wasser verdünnt einnehmen.

★ Innerlich stärkt die Tinktur wie auch der Tee unser Bindegewebe und verbessert die Durchblutung. Auch bei Harnwegsentzündungen, zur Entschlackung oder bei bakteriellen Erkrankungen leistet die Tinktur gute Dienste.

★ Äußerlich 1 : 1 mit Wasser verdünnt verwende ich sie bei Wunden und kleinen Entzündungen, die ich mir beim Arbeiten auf der Alm immer wieder zuziehe. Bei Akne oder Ekzemen die Tinktur verdünnt auftupfen oder Umschläge machen.

Ackerschachtelhalmumschlag

1 1–2 Handvoll getrockneten oder frischen Ackerschachtelhalm in 1 l Wasser 20–30 Min. kochen lassen.

2 Den Sud ein wenig abkühlen lassen und ein Baumwoll- oder Leinentuch damit tränken. Das Tuch auf die betroffene Hautstelle legen, mit einem trockenen Tuch abdecken und mit einer elastischen Binde fixieren.

3 Wenn das Tuch getrocknet ist, den Umschlag erneuern.

★ Ein solcher Umschlag hilft gegen juckende, entzündete, eitrige Hauterscheinungen, schlecht heilende Wunden, Nagelbettentzündungen, Ulcus cruris (»offene Beine«), Hämorrhoiden (hier auch als Zusatz ins Sitzbad).

★ Man kann das ausgekochte Kraut zusätzlich auf die Haut legen und mit dem getränkten Tuch fixieren.

★ Eine weitere Möglichkeit ist das Dämpfen des Krauts: Den frischen oder getrockneten Ackerschachtelhalm in einem Sieb über kochendem Wasser etwa 15 Minuten dämpfen. Das gedämpfte Kraut in ein dünnes Tuch einschlagen oder – etwas abgekühlt – direkt auf die Haut legen und mit einem trockenen Tuch fixieren. Den Umschlag 1–2 Stunden auf der Haut belassen.

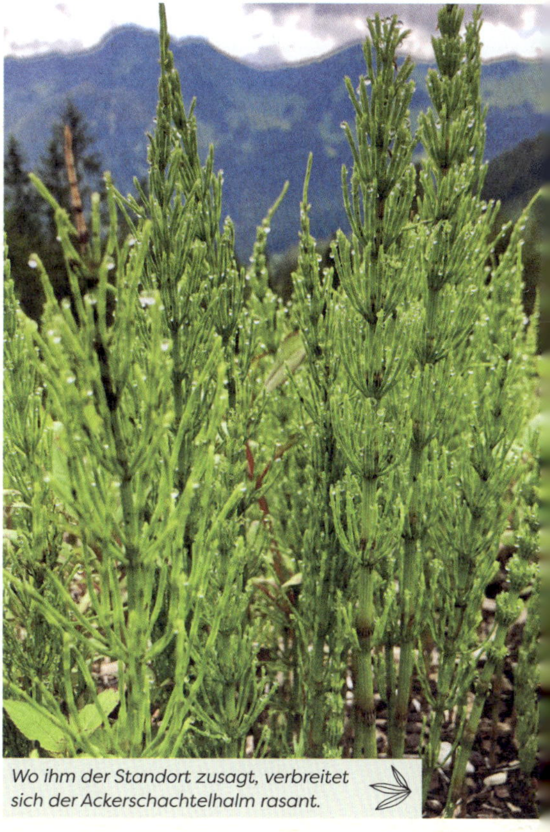

Wo ihm der Standort zusagt, verbreitet sich der Ackerschachtelhalm rasant.

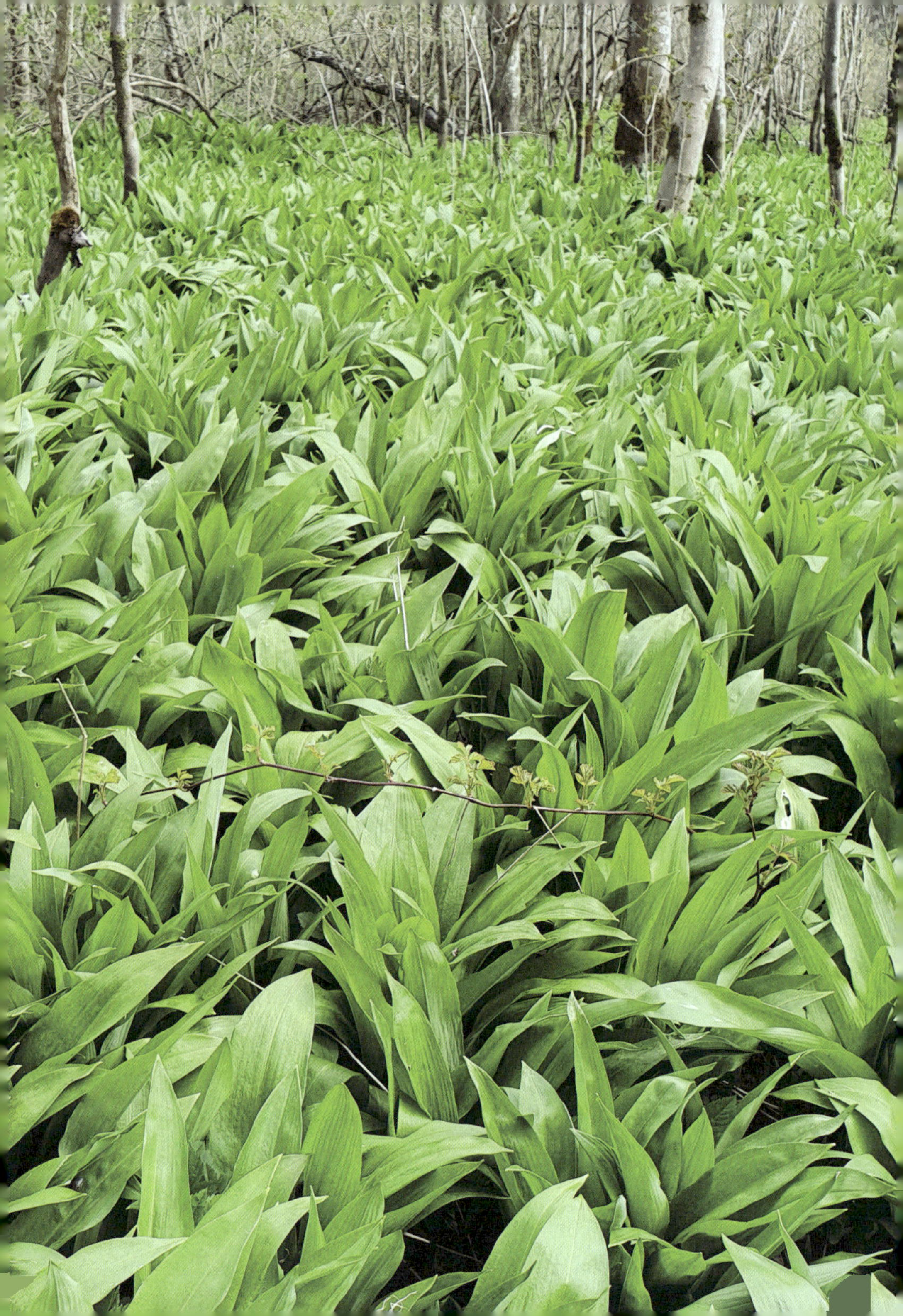

BÄRLAUCH

(Allium ursinum)

GEHÖRT ZUR Gattung Lauch *(Allium)* innerhalb der Familie der Amaryllisgewächse *(Amaryllidaceae)*

ANDERE NAMEN Waldknoblauch, Ramser, Ramschel
STANDORT Laubwälder, insbesondere Buchenwälder, feuchte Auen
WAS WIRD GESAMMELT Blätter, Knospen, Blüten, Zwiebeln
SAMMELZEIT Blätter März/April, Blüten April/Mai, Zwiebeln Mai–Februar

NICHT VERWECHSELN MIT Aronstab, Herbstzeitlose, Maiglöckchen (siehe Seite 29) – Unterschiede: Bärlauch riecht nach Knoblauch, hat pro Stiel nur ein Blatt, dieses ist an der Unterseite matt, das Blatt knackt beim Abknicken, Blütenstängel vierkantig.

WIE KONSERVIEREN/VERWENDEN Blätter, Knospen, Blüten, Zwiebeln roh essen oder kochen, einfrieren, Knospen einlegen, Samen trocknen, Blätter, Knospen, Blüten, Zwiebeln als Pesto, Salat, Gemüse, in Teigen verbacken

---

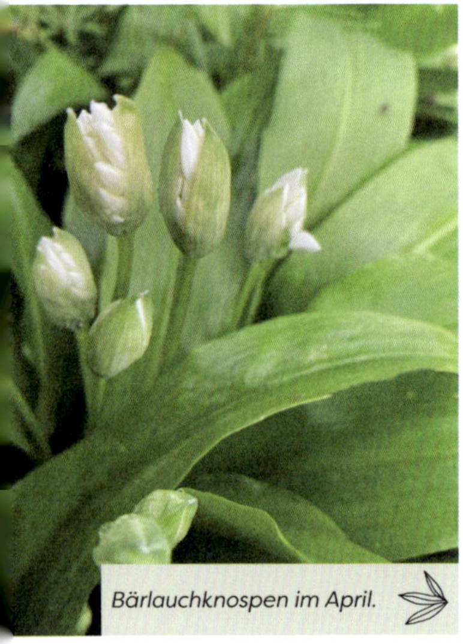

Bärlauchknospen im April.

Bärlauch, eine mehrjährige, krautige Pflanze, wird auch »Wilder Knoblauch« genannt und ist mit Schnittlauch, Zwiebel und Knoblauch verwandt. Bärlauch ist in fast ganz Europa und Teilen Asiens beheimatet, wobei er in Deutschland vor allem im Süden wächst. Wo er sich wohl fühlt, findet man ihn oft in großen Beständen. Er liefert uns von März bis Mai seine Nährstoffpakete in Form von Blatt, Blüte und Zwiebeln. Bärlauch liebt halbschattige, feuchte Mischwälder und wächst auch gerne entlang von Bachläufen. Sein an Knoblauch erinnernder Geruch verrät ihn schon von Weitem. Er erreicht eine Höhe von 20–30 cm. Die lanzettlichen grünen Blätter kommen meist zu zweit aus einer länglichen, schlanken Zwiebel hervor. Während die dunkelgrüne Blattoberfläche glänzt, ist die Blattunterseite matt und etwas heller. Der Blütenstand besteht aus zahlreichen weißen, sternförmigen Blüten, die eine Scheindolde bilden. Aus der Blüte entwickeln sich kugelförmige grüne Samenkapseln, die die kleinen schwarzgrauen Samen enthalten.

WINTER ADE

Der Bärlauch läutet meinen Frühling ein. Wenn ich auf meiner morgendlichen Laufrunde am Rand des Bärlauchwaldes endlich die ersten zarten Blattspitzen entdecke, die aus dem trocken-braunen spätwinterlichen Waldteppich ragen, dann atmet meine Seele auf. Der Winter ist vorbei!

Zumindest hier im Tal. Der Blick in die nahen Berge zeigt mir: Dort liegt jetzt, Ende Februar, noch tiefer Schnee. Selbst die Voralpenhügel leuchten noch weiß, die Gipfel glitzern in der Sonne. Rund um unser Bauernhaus dagegen schmelzen die letzten Schneereste schnell dahin.

Der Vorfrühling, heißt es, beginnt mit der Blüte von Haselnuss, Schneeglöckchen und Weidenkätzchen. Und gleichzeitig mit den ersten hellgrünen Blättchen von Scharbockskraut und Bärlauch – zumindest bei uns, im südlichen Bayern. Im Norden Deutschlands etwa sind solche riesigen Bestände wie bei uns selten, mancherorts ist Bärlauch gar nicht zu finden.

Jeden Tag kann ich in diesem warmen Frühling fast zuschauen, wie die Sonne immer größere und kräftigere, knoblauchduftende Blätter hervorlockt. Die Buchen, in deren schützendem Wurzelgeflecht sich der Bärlauch so wohl fühlt, sind noch kahl, sodass die Sonnenstrahlen ungehindert den Boden erwärmen können. Wenn später, im April, Mai, das Buchenblätterdach dicht wird und den empfindlichen Waldboden kühlt, zieht sich der Bärlauch in den Boden zurück. Es bilden sich kleine, neue Zwiebelchen, die den Sommer über Kraft tanken, um dann im nächsten Frühling für eine erneute Bärlauchschwemme zu sorgen.

Denn eine solche ist es tatsächlich bald: Im März ist der Waldboden dicht bedeckt mit Bärlauch, man weiß kaum, wohin die Füße setzen, um den Pflanzen nicht auf den Kopf zu treten. Von meinen täglichen Erntegängen komme ich mit Körben voller Blätter zurück, und ich meine, jeden Tag zu spüren, wie das frische Grün meine wintermüden Glieder wieder aufrichtet und mit neuer Energie versorgt. Nach dem langen, kalten Winter lechzt der Körper nach den heilkräftigen Kräutern. Deshalb gehört der Bärlauch zu meinen ersten Lieblingspflanzen im Jahr – und mit meiner Bärlauchliebe bin ich nicht allein.

HISTORISCHES

Seit zwei, drei Jahrzehnten sind die Deutschen im Bärlauchfieber: Ob Brot oder Pesto, Käse oder Nudeln – alles wird im Frühling mit dem knofeligen Grün aromatisiert. Das war aber nicht immer so. Jahrhundertelang galt es in »besseren Kreisen« als indiskutabel, stark riechende Kräuter zu verzehren – auch Knoblauch wurde deshalb abgelehnt. Höchstens als Pflanzenheilmittel gegen Würmer oder zum Vertreiben von Hexen und Dämonen duldete man Bär- und Knoblauch im Notfall. Bis in die Zeit unserer Eltern und Großeltern war das so. Mundgeruch war sowieso eines der Probleme, das die Menschen erst vor relativ kurzer Zeit lösten, als regelmäßiges Zähneputzen als wichtig erkannt wurde. Da versuchte man, nicht auch noch Speisen zu verzehren, die unangenehme Ausdünstungen verstärkten. Allenfalls arme Leute und solche, die man im 20. Jahrhundert spöttisch als Gesundheitsapostel oder Naturfreaks bezeichnete, holten sich das frische Grün aus dem Wald. Breite Bevölkerungsschichten allerdings hielten die Pflanze sogar vor 50 Jahren noch für giftig: Die Kenntnis der Wildpflanzen war nicht so weit verbreitet, wie uns die heutigen romantisch verklärenden Erzählungen weismachen wollen. Namen wie »Zigeunerknoblauch« zeugen davon, dass der Bärlauch lange Zeit allenfalls als Nahrung von Minderheiten angesehen wurde, die außerhalb der Gesellschaft standen und auf die man herabschaute. Sogar die Gastarbeiter aus Südeuropa, die die aufstrebende Industrienation ins Land holte, bezeichnete man ja lange abfällig als »Knoblauchfresser«.

Ziemlich jung ist sie also, unsere Bärlauchbegeisterung.

Ob es tatsächlich die alten Germanen waren, die dem Bärlauch seinen deutschen Namen verpassten, ist auch nicht sicher. Hatten sie beobachtet, dass die Bären nach dem Winterschlaf hungrig über das frische Grün herfielen, oder sollte der Zusatz »Bär« zum »Lauch« ausdrücken, welche ungeheuren Kräfte einem die Waldpflanze verleihen würde? Dass sie wilde Laucharten kannten und nutzten, scheint aber sicher, denn das Wort »laukr« für Lauch findet sich in Runeninschriften – und bei diesen Arten war sicher auch der Bärlauch dabei.

Auch die Hexen kennen nach alter Überlieferung den Bärlauch, wie sie ja über alle wirkkräftigen und stark duftenden Pflanzen über profundes Wissen verfügen. Bekanntlich treffen sie sich in der Walpurgisnacht vom 30. April auf den 1. Mai zum Hexentanz und nehmen, während sie in der Zaubernacht durch den Wald streifen, den Frühlingskräutern die Heilkraft – auch dem Bärlauch. So kann man sich gut merken, dass die Bärlauchzeit mit dem Beginn des Monats Mai vorbei ist.

SAMMELN UND VERWENDEN

BLÄTTER

Von Ende Februar bis in den Mai profitieren wir von den verschiedenen Reifestadien des Bärlauchs: Bis Mitte/Ende April genieße ich täglich die Blätter in Form von Pestos und als Zugabe in Salaten.

Anfangs verwende ich täglich nur wenige der ersten Blättchen und steigere langsam auf mindestens eine Handvoll jeden Tag. Bärlauch ist eine stark wirkende Pflanze, und auch unser Körper muss sich erst wieder auf so viel frisches Grün einstellen. Früher begann ich vor lauter Enthusiasmus und weil er mir so gut schmeckte, gleich größere Mengen zu vertilgen. Mein Blutdruck sank, der Darm rebellierte, und ich dachte lange Zeit, ich würde Bärlauch einfach generell schlecht vertragen. Seitdem ich aber langsam beginne und die Dosis dann allmählich steigere, spüre ich nur noch Wohlbefinden während der Bärlauchwochen. Mein Darm wird sanft auf die Energiekur vorbereitet, der Körper entgiftet, und auch der Kreislauf kann sich entspannt darauf einstellen. Bärlauch senkt nämlich nebenbei auch noch Blutdruck und Cholesterinspiegel.

Auch die Art der Zubereitung hat Auswirkungen auf die Verträglichkeit. Ich verzehre den Bärlauch am liebsten roh, so kommen Gaumen und Körper in den Genuss der wertvollen Scharfstoffe. Gelegentlich probiere ich auch ein paar neue Rezepte aus.

Noch vor Jahren konservierte ich den Bärlauch meist in Form von Pesto: die Blätter püriert und mit viel Öl und gerösteten Nüssen vermischt. Das schmeckt hervorragend, aber richtig gut ging es mir dabei meist nicht. Ich wurde sehr schnell müde und hatte oft das Gefühl, dass mir das Essen schwer und stundenlang im Magen lag.

Seitdem schneide ich den Bärlauch nur noch in Streifen und gebe weniger Öl dazu, ein paar geröstete Kerne und nach Belieben etwas Parmesan. Bei dieser Art der Zubereitung vertrage ich persönlich das Pesto wesentlich besser – keine Müdigkeit, kein Magendrücken oder Unwohlsein. Diese Art des Pestos ist nebenbei noch sehr flott zubereitet. Nur ein Messer, ein Brett und eine Schüssel – kein Mixer, den ich dann noch aufwendig reinigen muss. Testen Sie aus, wie Ihnen der Bärlauch am besten bekommt. Auch ich verändere fast jährlich meine Herangehensweise an die Pflanzenwelt, weil auch ich immer wieder Neues erfahre, Neues lerne und daran wachse.

Das schmackhafte Wildgemüse esse ich jetzt von März bis Mai fast täglich, und immer wieder friere ich Blätter portionsweise ein, für später im Jahr, wenn es keinen frischen Bärlauch mehr gibt. Doch packte ich lange Zeit die Gefriertruhe voll, so habe ich das inzwischen reduziert. Zwar freue ich mich immer noch, wenn ich im Herbst oder sogar im Winter aus einer Handvoll Tiefkühlbärlauch eine schnelle Gemüsesuppe kochen kann, deren Duft mir eine Ahnung von Frühling in die Küche schickt, aber ich versuche zunehmend, an mich zu halten: Ich genieße das Lauchgewächs in der Zeit, in der es wächst und in der mein Körper nach dem langen Winter einer guten Reinigung bedarf. Anschließend konzentriere ich mich auf die nächsten Wildpflanzen.

BLÜTENKNOSPEN

Mitte April spitzen schon die ersten Knospen zwischen den Blättern hervor, während diese sich, lang und schwer geworden, allmählich zu Boden senken. Die Blütezeit ist von Wetterlage und Regionalklima abhängig. Während des Sammelns esse

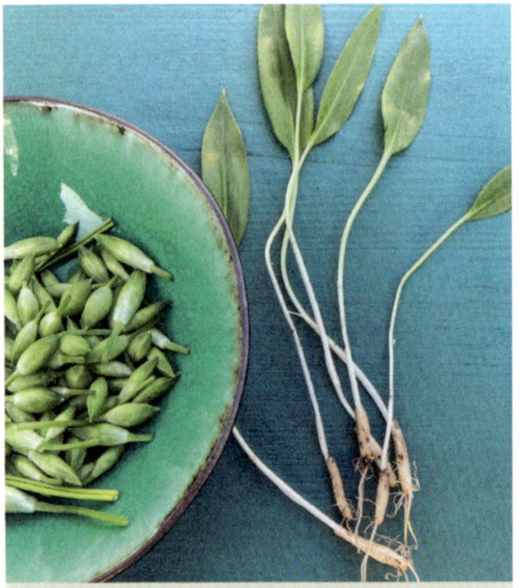

Sobald der Bärlauch blüht, werden die Blätter zäh.

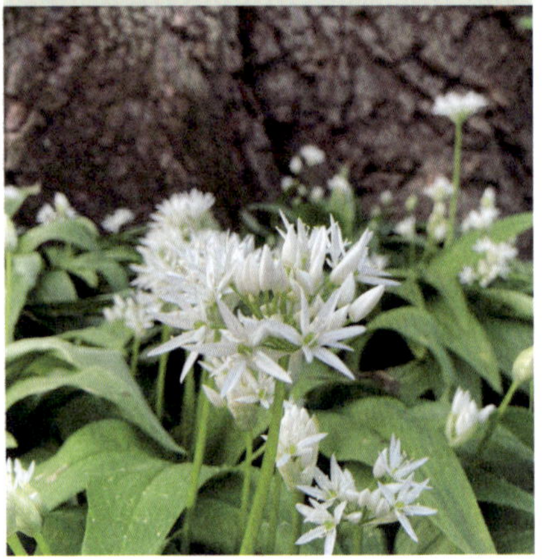

ich meist schon einige Blütenknospen vor Ort: Schön scharf und geschmacklich eine Mischung aus Knoblauch und Schnittlauch, sind sie eher Gewürz als Hauptzutat.

BLÜTEN/SAMEN/ZWIEBELN

Die Blüten des Bärlauchs sind wahre Wunderwerke. Wie kleine Zauberstäbe ragen sie aus den großen Matten der Blätter – eine Dolde aus lauter kleinen weißen Sternen, die einen intensiven Knoblauchgeruch verströmen. Knospen und Blüten können komplett verwendet werden: zur Deko auf Salaten, pur auf frisch gebackenem Brot mit Butter, in Pestos, Gewürzessig oder die geschlossenen Knospen als Kapern eingelegt. Sobald die Blüten erscheinen, geht die Heilkraft der Blätter in Blüten und Zwiebeln über. Zwar können auch die Blätter nun noch verwendet werden, doch der feine Geschmack und die weiche Konsistenz sind dahin, sie werden ledrig und zäh, ehe sie sich nach der Samenreife gelb färben und absterben.

Wo es große Bärlauchbestände gibt, kann man dann ab Mai auch die kleinen, wohlschmeckenden Zwiebeln ernten und in den Speiseplan einbauen. Sie sehen dem Knoblauch sehr ähnlich und schmecken wie dieser, aber sehr mild.

Und das ist noch nicht alles: Auch die Samen, die sich aus den Blüten bilden, lohnt es sich zu sammeln. Getrocknet und gemörsert können sie als Pfefferersatz verwendet werden.

Leider ist die Bärlauchsaison begrenzt, sodass nach dem Sprießen der ersten Blätter im Februar nach gut 3 Monaten der frische Genuss schon wieder beendet ist. Die Pflanze zieht sich bis August völlig zurück.

VORSICHT – GIFTIG!

Die folgenden drei Giftpflanzen wachsen oft in Bärlauchbeständen und können mit jungen Bärlauchblättern verwechselt werden. ***Wichtigstes Unterscheidungsmerkmal: Alle drei Pflanzen weisen keinen Knoblauchgeruch auf, wie es typisch für den Bärlauch ist.***

ARONSTAB
(ARUM MACULATUM)

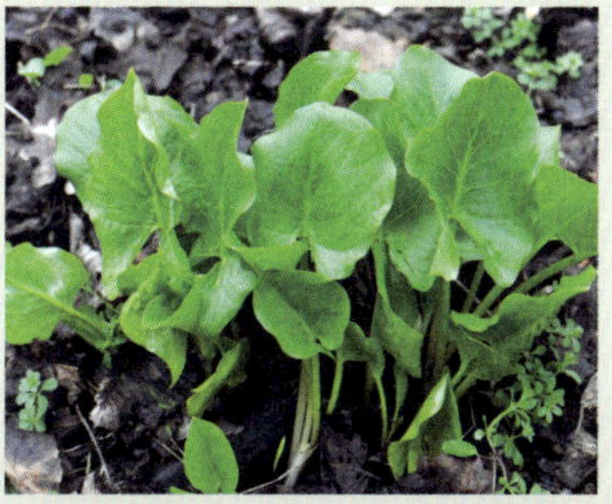

Besonders im sehr jungen Stadium ähneln die Blätter dem Bärlauch. So erkennt man ihn:

- *netzartige Blattnerven (Bärlauch parallel laufend)*
- *dunkelgrüne, lang gestielte, teils gefleckte Blätter, pfeilförmig*
- *an der Basis spießförmig, aber einzeln stehend*

HERBSTZEITLOSE
(COLCHICUM AUTUMNALE)

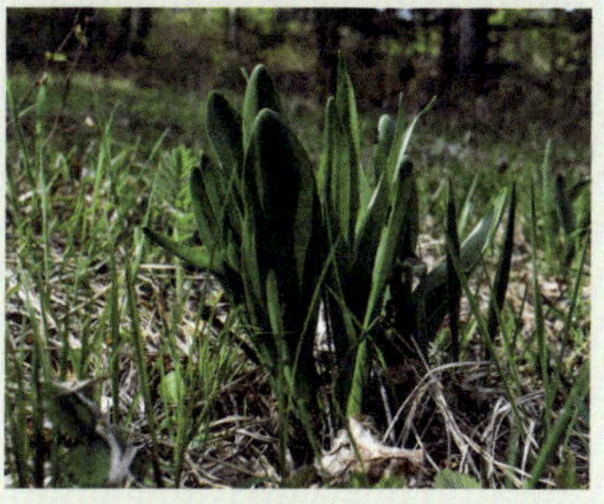

Wächst auf Feuchtwiesen und an Waldrändern, die Blätter können mit Bärlauch verwechselt werden. So erkennt man sie:

- *stängellose zungenförmige Blätter, länglich dunkelgrün, stehen eindeutig in Trichterform, Blätter meist zu dritt am Stängel, ähnlich einer Rosette (Bärlauch immer als Einzelblatt)*
- *Blätter fleischig, auf Ober- und Unterseite stark glänzend (Bärlauch auf der Unterseite matt)*

MAIGLÖCKCHEN
(CONVALLARIA MAJALIS)

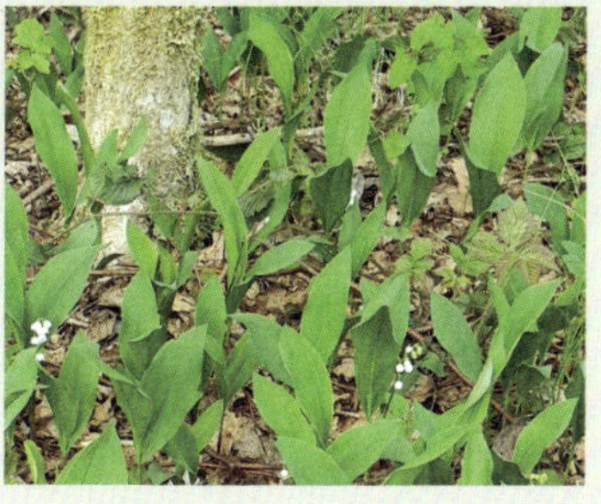

Maiglöckchen wachsen in Laub- und Mischwäldern in Nachbarschaft mit Bärlauch. Etwa Mitte April erscheinen die Blätter, Blüten Mai–Juni. So erkennt man es:

- *zwei Blätter, die direkt aus der Wurzel entspringen, an einem Stängel; Blätter gegenüberstehend bzw. sich umwickelnd, Blattunterseite glänzend (Bärlauch auf der Unterseite matt)*
- *keine Zwiebel, sondern Wurzelstock*

GESUNDHEIT UND HEILEN

Bärlauch hat eine starke gesundheitsfördernde Wirkung besonders auf unseren Magen-Darm-Trakt und unseren Stoffwechsel. Die enthaltenen Senföle helfen, den Körper zu entgiften, da sie Blut- und Lymphzirkulation und somit den ganzen Stoffwechsel anregen. Die schwefelaktiven Substanzen des Bärlauchs töten Viren und Bakterien im Darm und harmonisieren die Darmflora. Aus diesem Grund ist der Verzehr von Bärlauch etwa nach einer Antibiotikagabe sehr empfehlenswert.

HAUPTWIRKSTOFFE

Vitamin C, Provitamin A, B-Vitamine, Kalium, Kalzium und Magnesium, Eisen, Chlorophyll, Senfölglykoside, ätherische Öle mit schwefelhaltigen Verbindungen, Allicin (natürliches Antibiotikum)

HEILWIRKUNG

antibakteriell, belebend, blutreinigend, entzündungshemmend, entgiftend, harntreibend, immunstärkend, cholesterinsenkend, bluthochdrucksenkend und verdauungsfördernd

Der hohe Gehalt an Vitamin C, an Eisen und anderen wichtigen Mineralstoffen sorgt für seine immunstimulierenden, desinfizierenden und schleimlösenden Eigenschaften. Nicht umsonst werden ihm »Bärenkräfte« nachgesagt, die er allen verleihen soll, die ihn im Frühling zu sich nehmen.

Der botanische Name *Allium ursinum* weist schon auf die Zugehörigkeit des Bärlauchs zur Familie der *Alliaceae* hin, Lauchgewächse – *ursinum* ist übrigens die lateinische Entsprechung unserer Vorsilbe »Bär-«. Entsprechend hat man auch die schwefelhaltigen ätherischen Öle, diese wichtigsten gesundheitsfördernden Wirkstoffe des Bärlauchs, etwa Allicin und Alliin genannt. Allicin, auch als »Lauchöl« bezeichnet, ist nur in Lauchgewächsen enthalten und charakterisiert durch den besonderen Geruch und Geschmack die Eigenheiten dieser Pflanzenfamilie.

Allicin wird beim Schneiden oder Kauen und somit Zerstören der Pflanzenzellen gebildet, indem Alliin mit dem ebenfalls enthaltenen Enzym Allinase in Kontakt kommt. Die Konzentration des schwefelhaltigen Stoffes im Bärlauch ist etwas geringer als im Knoblauch, aber man kann vom Bärlauch ja mehr konsumieren.

Ein besonders hoher Anteil des Allicins ist vor allem in den Stängeln und den Zwiebeln enthalten, und zwar bevor die Blüten erscheinen. Seine Wirkung ist am besten, wenn die Pflanze frisch und roh verzehrt wird.

Der blutdrucksenkende und blutverdünnende Effekt der Heilpflanze wird seit jeher sehr geschätzt.

Der Bärlauch gilt auch als »natürliches Antibiotikum«, das gegen Viren, Bakterien und Pilze gute Wirkung aufweist. So erzählte mir ein Freund, dass er schon lange mit einem hartnäckigen Hefepilz im gesamten Mundbereich zu tun habe. Nachdem er der Empfehlung gefolgt war, im Frühling täglich rohen, frischen Bärlauch zu essen, habe er wieder eine natürlich rote Zunge ohne weiße Pilzbeläge und auch an der Mundschleimhaut keinen Pilzbefall mehr. Wir führen das auf die antimykotische, also pilzhemmende Wirkung des Bärlauchs zurück.

Auch der Gehalt an Chlorophyll in den Blättern ist sehr hoch: 100 Gramm enthalten 422 Milligramm. Im Vergleich: Die sehr gesunde Brennnessel mit ebenfalls hohem Chlorophyllgehalt enthält »nur« 360 Milligramm auf 100 Gramm. Chlorophyll wird als das »Hämoglobin«, der rote Blutfarbstoff, der Pflanzen bezeichnet – daher wird es auch »grünes Blut« genannt. Es verbessert unsere Blutbildung und dadurch unsere Sauerstoffversorgung.

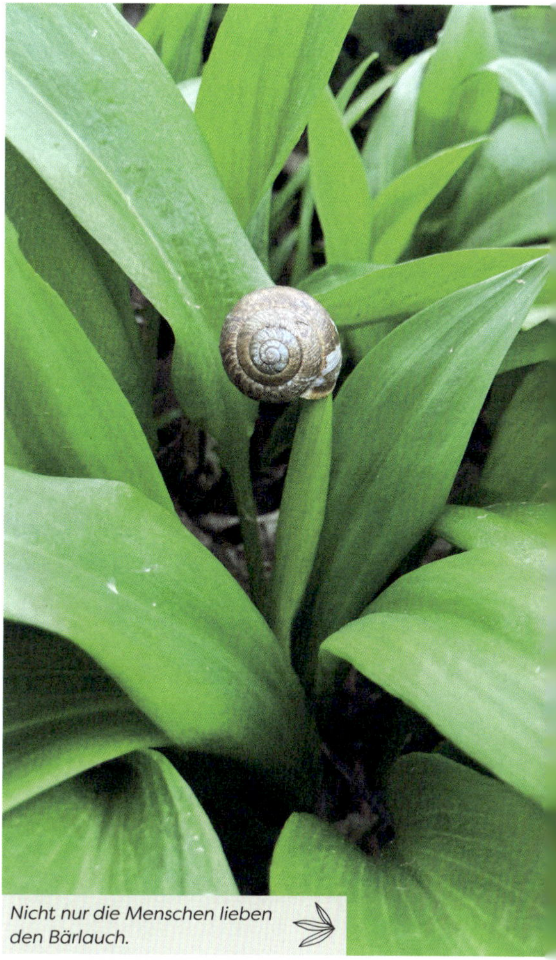

Nicht nur die Menschen lieben den Bärlauch.

Die Kombination aus Schwefelverbindungen, Vitamin C und Chlorophyll wirkt entgiftend. Die Schwefelverbindungen sind auch am Aufbau vieler Proteine und Enzyme im Körper mit beteiligt.

Bärlauchkapern

Für 2 Gläser à 200 ml

250 g Bärlauchknospen
1 TL Salz
3 EL Agavensirup
170 ml Apfelessig

Nach Belieben 2 TL Senfsaat und 1 TL rosa Pfefferbeeren oder alternativ 1 Chilischote und 3 Wacholderbeeren pro Glas

---

1 Die Bärlauchknospen verlesen. Salz, Sirup, 170 ml Wasser und Essig in einen Topf geben und einmal aufkochen lassen.
2 Gläser mit kochendem Wasser ausspülen und mit Knospen und Gewürzen dicht befüllen. Den heißen Sud bis zum Glasrand einfüllen, Gläser verschließen.
3 Die Kapern mindestens 1 Woche vor Verzehr ziehen lassen.

★ Die Flüssigkeitsmenge kann je nach Glas etwas variieren. Daher bereite ich gerne etwas mehr Sud vor und verwende den Rest für diverse Salatdressings.

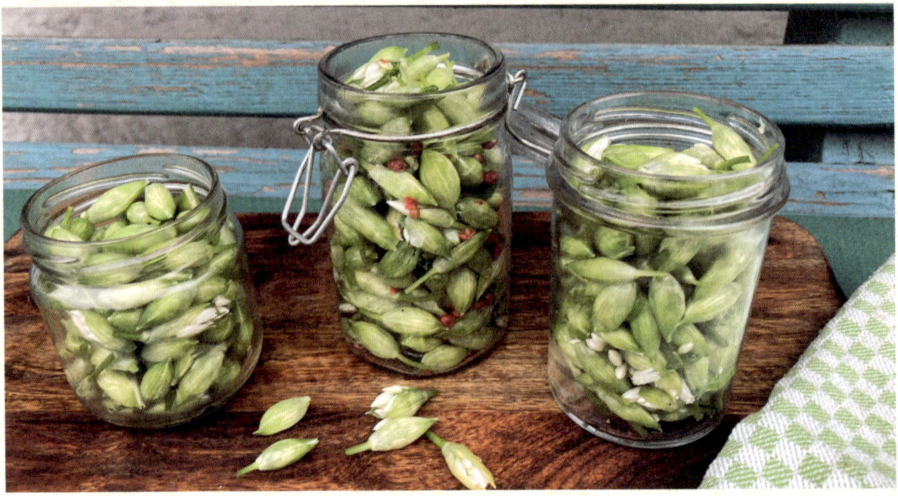

Gebratene Bärlauchknospen

Direkt nach dem Waldspaziergang kann man etwa 150 g frische Bärlauchknospen in 3 EL Olivenöl kurz anbraten, bis sich eine leichte Bräunung an den Knospen zeigt. Die Knospen salzen und am besten noch warm genießen. Sie schmecken auch gut mit etwas Balsamicoessig beträufelt als Antipasti.

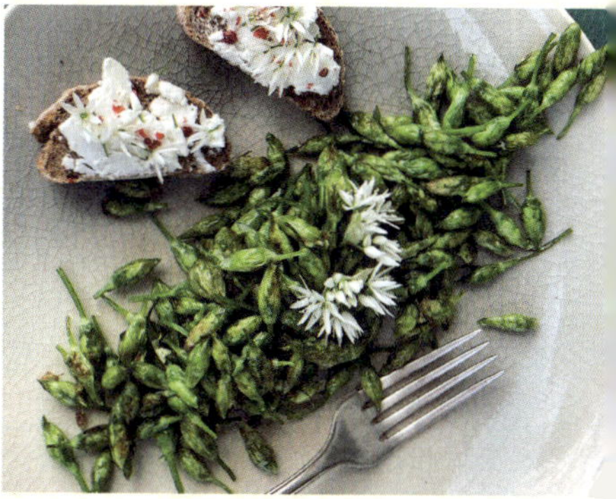

Bärlauchpesto

Für 2 Gläser à 200 ml

200 g Bärlauchblätter oder -blüten
80 g Walnüsse + Sonnenblumenkerne gemischt
70 g Parmesan
100 ml Olivenöl
Zitronensaft
1 TL Stein- oder Meersalz
frisch gemahlener schwarzer Pfeffer

1 Bärlauchblätter waschen, trocken tupfen und in ½ cm breite Streifen schneiden. Nüsse und Kerne in der Pfanne trocken anrösten und im Mörser grob zerkleinern. Den Parmesan fein reiben.

2 Alle Zutaten vermengen und in sterilisierte Gläser füllen.

★ Für ein Bärlauchrisotto das Pesto einfach unter ein fertig gegartes einfaches Risotto mischen – am besten direkt vor dem Servieren. Das Pesto sollte nicht mehr erhitzt werden, damit die wertvollen Inhaltsstoffe des Bärlauchs erhalten bleiben.

Bärlauchhummus

Für 4–6 Portionen

250 g getrocknete Kichererbsen (oder 1 Glas Kichererbsen, 400 g)
1 Bund Bärlauch (etwa 50 g)
3 EL Olivenöl
1 EL Tahin (Sesammus)
1–2 Knoblauchzehen
1–2 EL Zitronensaft
½ TL Salz
¼ TL Paprikapulver
frisch gemahlener schwarzer Pfeffer
nach Belieben etwas Chili

---

1 Kichererbsen über Nacht einweichen und in frischem Wasser nach Anleitung weichkochen (30–60 Min.), abseihen und fein pürieren. In eine Schüssel umfüllen.
2 Bärlauchblätter mit Olivenöl in den Mixer geben und ebenfalls fein pürieren. Dann alle Zutaten zu einer homogenen Masse vermischen.

★ Falls die Konsistenz des Hummus noch zu fest ist, etwas Wasser oder Öl zugeben.

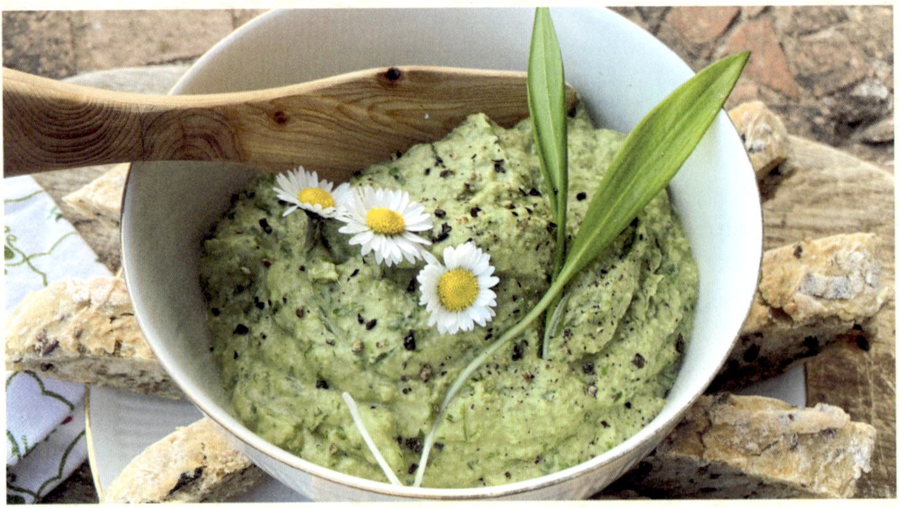

Bärlauchbaguettes und -grissini

Ergibt etwa 7 kleine Baguettes und 20 Grissini

100 g Sonnenblumenkerne
70 g Bärlauch
500 g Dinkelmehl (Type 630)
400 g Dinkeldunst (griffiges Mehl)
100 g Haferflocken
1 Päckchen Trockenhefe oder ½ Würfel Frischhefe (21 g)
1 TL Agavendicksaft
3 EL Olivenöl
½ EL Salz

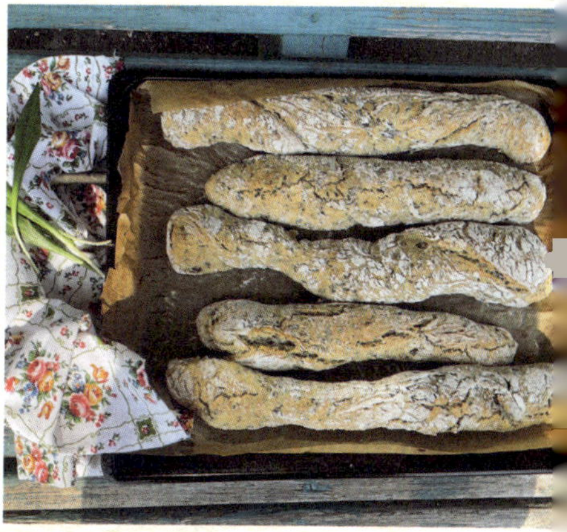

1 Sonnenblumenkerne in einer Pfanne trocken rösten, bis sie duften. Auf einem Teller abkühlen lassen. Bärlauch waschen, trocken tupfen und in ½ cm breite Streifen schneiden.

2 Alle Zutaten mit etwa 700 ml lauwarmem Wasser zu einem homogenen, eher weichen Teig verkneten. Den Teig über Nacht (oder zumindest 6–8 Stunden) abgedeckt an einem kühlen Ort gehen lassen.

3 Am nächsten Tag den Backofen auf 220 °C (Ober-/Unterhitze) vorheizen, ein Backblech im Ofen mit erhitzen.

4 Den Teig halbieren. Aus der einen Hälfte 7 etwa 3 cm breite Baguettes formen. Den Backofen öffnen, das Blech mit Backpapier belegen und schnell die Baguettes darauflegen. Backofen schließen, die Temperatur auf 200 °C (Ober-/Unterhitze) reduzieren und die Baguettes etwa 30 Min. backen. Herausnehmen und auf einem Gitter abkühlen lassen. Das Blech wieder in den Ofen schieben.

5 Aus der zweiten Hälfte des Teiges etwa 20 schmale, 20–30 cm lange dünne Stangerl formen und auf das heiße Blech legen und backen. Die Backzeit beträgt etwa 20 Min.

★ Ein kleines Schälchen Wasser mit in den Backofen stellen: Der entstehende Wasserdampf lässt das Backwerk besonders knusprig werden.

Bärlauchpfannkuchen (Crêpes)

Für 10–12 Stück

150 g Dinkelmehl (Type 630 oder 1050)
50 g Buchweizenmehl
300 ml Milch
2 Eier
1 TL Salz
ein paar Tropfen Zitronensaft
50 g Bärlauch
2 EL Raps- oder Sonnenblumenöl
100 ml Mineralwasser
Butterschmalz zum Ausbacken

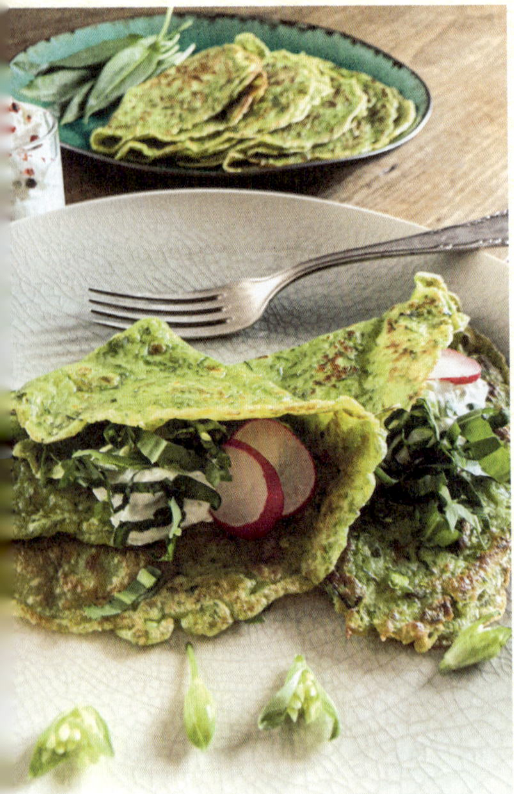

1 Beide Mehlsorten, Milch, Eier, Salz und Zitronensaft verquirlen. Bärlauchblätter waschen, trocken tupfen und in Streifen schneiden. Zusammen mit dem Öl mit dem Stabmixer fein pürieren. Zur Pfannkuchenmasse geben und 30 Min. ruhen lassen.

2 Mineralwasser unterrühren. Jeweils ein wenig Butterschmalz in einer Pfanne erhitzen und aus der Masse nacheinander 10–12 dünne Pfannkuchen ausbacken.

★ Dazu passt ein Frischkäsedip, Ziegenfrischkäse oder Avocadocreme.

★ Nach Belieben noch 2–3 EL geriebenen Parmesan in den Ausbackteig geben.

★ Am nächsten Tag schmecken die Crêpes wunderbar, wenn man sie in etwas Butter nochmals aufschmälzt (= aufbrät).

Bärlauchschupfnudeln

Für 2 Portionen als Hauptgericht oder 4 Portionen als Vorspeise

500 g mehligkochende Kartoffeln
50 g Bärlauch
3 EL Olivenöl
160 g Dinkelmehl (Type 630) plus etwas zum Bearbeiten
1 EL Zitronensaft
Salz
frisch gemahlener Pfeffer
Butterschmalz
frisch geriebener Parmesan, zerlassene Butter und ein paar Bärlauchstreifen zum Anrichten

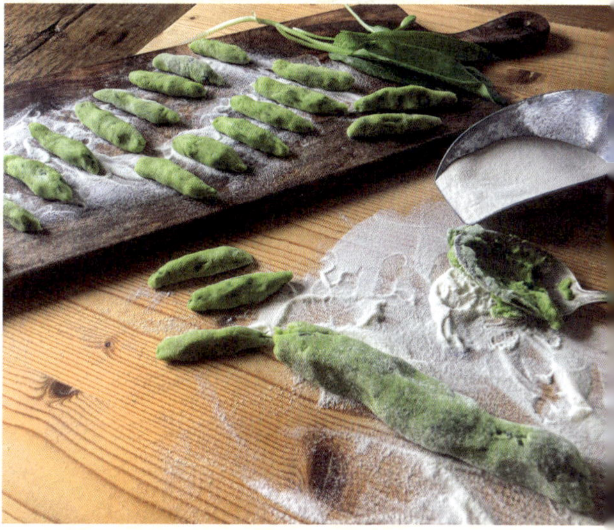

1 Kartoffeln in der Schale kochen, etwas abkühlen lassen und schälen, durch eine Kartoffelpresse drücken oder zerstampfen.
2 Bärlauch waschen, trocken tupfen und in Streifen schneiden. Zusammen mit dem Öl mit dem Stabmixer pürieren. Kartoffeln, Bärlauchpüree, Mehl, Salz und Pfeffer zu einem leicht klebrigen Teig verkneten.
3 Auf bemehlter Unterlage zu ca. 3 cm dicken Rollen formen. Mit dem Messer kleine Stücke abschneiden und diese mit den Fingern zu spitz endenden Schupfnudeln formen.
4 In einer Pfanne 1–2 EL Butterschmalz erhitzen und die Nudeln darin bei mittlerer Hitze portionsweise knusprig braten.
5 Die gebratenen Schupfnudeln auf einem Teller mit zerlassener Butter, Parmesan und Bärlauchstreifen anrichten.

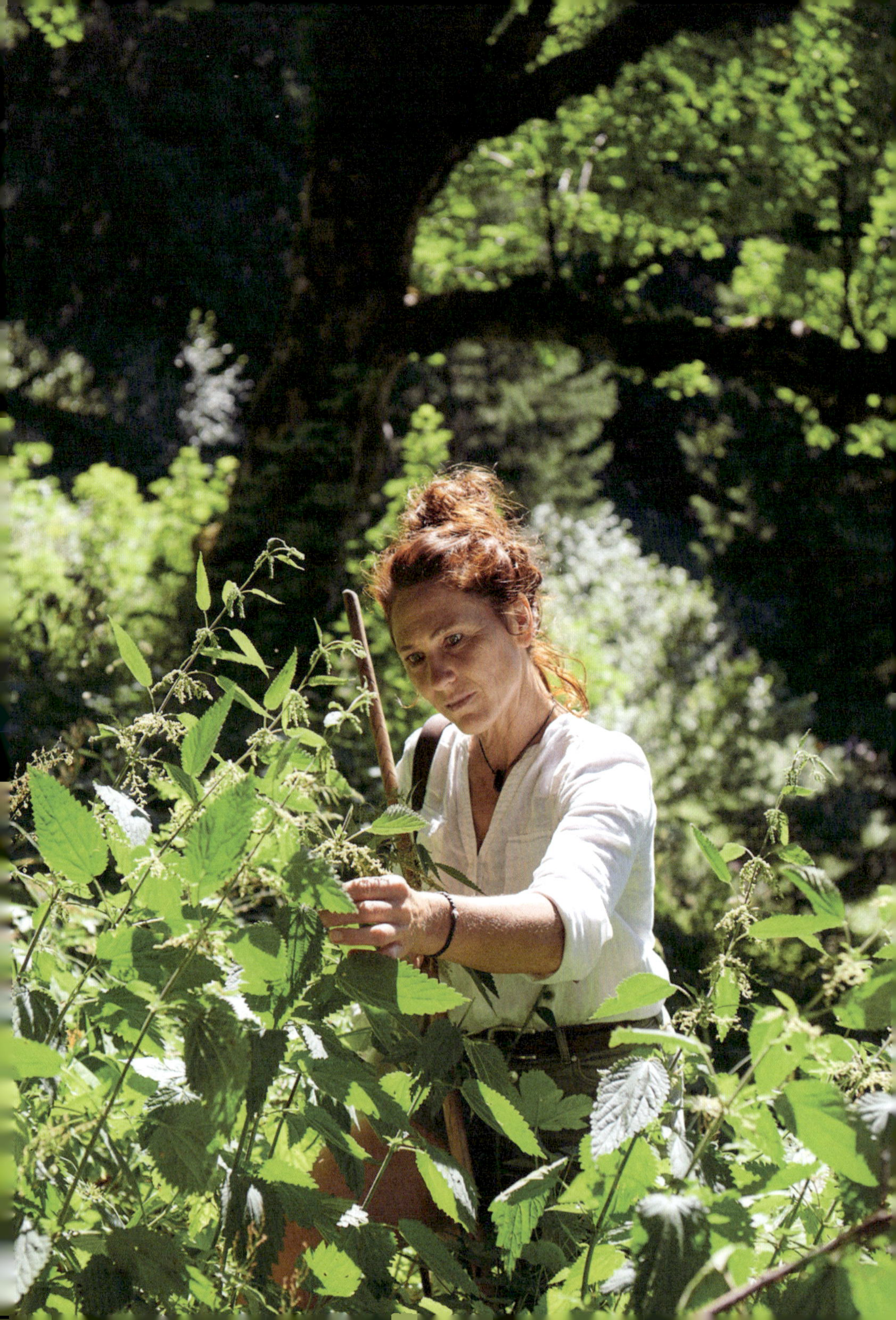

BRENNNESSEL

(Urtica dioica und Urtica urens)

GEHÖRT ZUR Familie der Brennnesselgewächse *(Urticaceae)*

ANDERE NAMEN Nessel, Haarnessel, Donnernessel
STANDORT feuchte, humusreiche Böden, typischer Stickstoffanzeiger, liebt Schatten- oder Halbschattenplätze
WAS WIRD GESAMMELT Blätter, Samen, Wurzeln
SAMMELZEIT Blätter März–Oktober, Samen Juli bis Anfang Oktober, Wurzeln Frühjahr oder Herbst

WIE KONSERVIEREN/VERWENDEN Blätter und Wurzel frisch oder getrocknet als Tee, Blätter frisch als Smoothie, Gemüse, getrocknet und gerebelt als Wintervorrat für diverse Speisen, Samen getrocknet in Müsli, Salaten, in Teigen verbacken

---

Die Brennnessel siedelt sich gerne in der Nähe der Menschen an. Als sogenannte Ruderalpflanze (lat. *rudus* = Schutt) ist sie ein Kulturfolger, das heißt, sie wächst mit Vorliebe als Neusiedler auf vom Menschen geprägten Standorten, aufgelassenen Brachen oder Trümmerschutt. Auf stickstoffreichen Flächen, in der Nähe von Ställen, Viehweiden oder Hausgärten, breitet sie sich mit ihren zähen gelben Wurzeln schnell aus und unterdrückt fast alle anderen Pflanzen. Je nach Standort und Art wird sie 10 Zentimeter bis 2 Meter hoch und wurzelt bis zu 70 Zentimeter tief. Die ausdauernde Pflanze friert im Winter oberirdisch zurück, treibt aber im zeitigen Frühjahr aus dem Wurzelstock wieder aus. Ihre Blätter sind auf der Oberseite mit Brennhaaren besetzt, die auf der Haut Juckreiz, Rötungen und Quaddeln verursachen. Die Brennflüssigkeit (Reizstoffe) besteht unter anderem aus Acetylcholin, Serotonin, Histamin und Spuren von Ameisen- und Essigsäure und wirkt vorrangig als Schutz gegen diverse Fressfeinde. Die Spitzen der Brennhaare sind durch die eingelagerte Kieselsäure hart wie Glas, brechen aber bei geringster Berührung ab. An der Sollbruchstelle entsteht eine schräge, scharfe Kante, die sofort in die Haut sticht, sodass sich mit Druck der hautreizende Stoff in die Wunde ergießen kann.

Bei uns dominieren die Kleine und die Große Brennnessel (*U. urens* und *U. dioica*), beide sind für Ernährung und Heilung gleich verwendbar.

Die Brennnessel ist eine zweihäusige Pflanze, d. h., männliche und weibliche Samen wachsen an unterschiedlichen Pflanzen.

NÄHRSTOFFPAKET FÜRS GANZE JAHR

Mit der Brennnessel haben wir als Kinder schon früh unsere Erfahrungen gemacht. Wir drei Geschwister verbrachten unsere Freizeit vor allem draußen auf den Wiesen und im Wald, und so blieb ein brennender Kontakt mit dieser Wildpflanze natürlich nicht aus. Ich kann mich noch gut an unsere von Quaddeln übersäten Beine erinnern, was nicht selten dazu führte, dass spontan Tränen flossen und die Haut noch stundenlang juckte. Die Reaktion der Erwachsenen war meist gelassen: »Das macht nix. Ist gut gegen Rheuma.« Nun, als Kind wusste ich mit dem Begriff Rheuma nichts anzufangen, und bis heute bin ich von der Krankheit verschont – ob das mit meinem intensiven Brennnesselkontakt zu tun hat?

Kaum gibt der Winter nach langen schneereichen Wochen den Boden wieder frei, sprießen sie mit voller Kraft, die ersten kleinen Triebe der Brennnessel. Stark und kraftstrotzend zeigen sie sich, auch späte Frostnächte können dieser vitalen Pflanze nichts anhaben. Ähnlich wie der Bärlauch kommt die Brennnessel sehr bald im Frühling, kann aber im Gegensatz zu jenem bis in den Herbst geerntet werden. Wie freue ich mich, wenn ich jedes Jahr aufs Neue im Februar, März die ersten Blätter für meinen selbstzubereiteten Frühstückstee ernten kann. Frisch aufgebrüht schmeckt der Brennnesseltee einfach erfrischend nach Frühling und neuer Tatkraft. Die Pflanze mit den Brennhaaren verleiht uns Kraft, reinigt den Körper von Altlasten und gibt uns mit ihrem hohen Nährstoffpotenzial die nötige Power für den Alltag – man sagt, sie stärkt uns den Rücken. Besonders bemerkenswert ist ihr hoher Eisengehalt, der vor allem für uns Frauen und für Menschen, die nur wenig Fleisch essen, von großer Bedeutung ist.

Die frischen Frühlingstriebe verwende ich täglich für meine Smoothies, im Sommer verarbeite ich die Blätter gerne zu Chips. Im vergangenen Sommer begrüßte mich gleich nach der Ankunft auf der Alm ein großer Brennnesselbestand rund um die Almhütte herum. So konnte ich den ganzen Almsommer über täglich aus dem Vollen schöpfen – und das Beste ist, dass mir die Kühe die Brennnessel nicht wie viele andere feine Kräuter und Wildpflanzen vor der Nase wegfressen. Denn auch sie scheuen mit ihren empfindlichen Schnauzen die nesselnde Pflanze. Mähe ich sie aber ab und gebe sie getrocknet ins Futter, fallen die Tiere regelrecht über sie her. Durchs Trocknen können die Brennhaare nicht mehr brennen.

Ende Juni, wenn die Brennnesseln langsam ihre Samen bilden, muss ich die Pflanzen dann allerdings mit vielen kleinen schwarzen Raupen teilen – vor allem denen des Tagpfauenauges, eine wunderschöne Schmetterlingsart, die sich fast ausschließlich von Brennnesselblättern ernährt. Aber auch andere Schmetterlinge, der Kleine Fuchs, der Admiral, legen ihre Eier ausschließlich auf den Blättern der Brennnessel ab. Deshalb wird der Kleine Fuchs mancherorts auch Nesselfalter genannt.

Aus diesem Grund ist es so wichtig, Brennnesselbestände in den Gärten und vor allem in der Natur stehen zu lassen und nicht vorzeitig abzumähen.

Im Juli, wenn es hier auf 1500 Metern fast keinen Löwenzahn mehr gibt, nutze ich überwiegend die Brennnessel als nahrhafte Wildpflanze. Natürlich wachsen noch viele andere Heilpflanzen wie Thymian, Dost, Ackerschachtelhalm oder auch der Arnika hier am Berg. Doch mit diesen Pflanzen würze ich und heile, sie dienen nicht als Gemüseersatz, nicht, um meinen Vitalstoffbedarf zu decken. Die frischen Brennnesseltriebe bereite ich mir als Spinat zu oder gebraten als Snack, die frischen Samen genieße ich gerne pur von der Pflanze gezupft.

Fast habe ich das Gefühl, dass die Brennnesseln einen Schutzwall um unsere Almhütte bilden. Und ich spüre auch, dass ich bei der schweren Arbeit hier auf der Alm die kräftigenden Eigenschaften der Brennnessel gut gebrauchen kann.

HISTORISCHES

»Wenn Gott in unseren Breiten nur eine Heilpflanze hätte erschaffen können, dann hätte er sich sicherlich für die Brennnessel entschieden«, hat ein weiser Kräuterkundiger einmal gesagt. Maria Treben nennt die Brennnessel gar die »beste aller Heilpflanzen«.

Sie gehört zu den weltweit ältesten medizinisch verwendeten Pflanzen. Schon einer der berühmtesten Ärzte der Antike, Dioskurides, empfahl die Brennnessel bei schmerzhaften, geschwollenen Gelenken, Arthritis und Ischiasbeschwerden. Einer seiner Vorgänger, Hippokrates, rühmte die Brennnessel schon um 400 v. Chr. als Blutreinigungsmittel und zur Reinigung des Körpers, ebenso wie Hildegard von Bingen es im hohen Mittelalter tat.

Damals scheint es auch schon die Urtifikation gegeben zu haben, das »Auspeitschen« schmerzender Gelenke mit frischen Brennnesselruten. Damit wird die Durch-

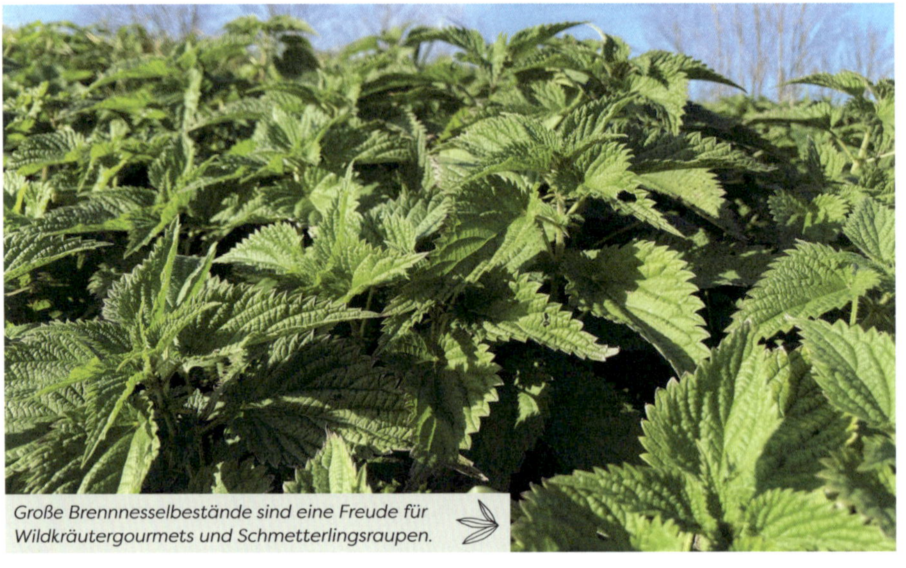

Große Brennnesselbestände sind eine Freude für Wildkräutergourmets und Schmetterlingsraupen.

blutung angeregt, und nach dem Abklingen der oberflächlichen Quaddeln soll das Gelenk beweglicher sein – nicht wenige Menschen, die an Rheuma und Arthrose leiden, schwören heute noch darauf.

Schon der Angelsächsische Neunkräutersegen, um 900 entstanden, in dem die wichtigsten neun Heilpflanzen aufgeführt werden, rühmt die Brennnessel nicht nur als wirksam gegen den Schmerz, sondern auch als den Zauber lösend. So kommt die Gründonnerstagssuppe, Nachfolgerin der Neunkräutersuppe auf dem traditionellen christlichen Esstisch, nicht ohne Brennnessel aus. Sie soll das ganze Jahr über vor Krankheit schützen.

Das Lösen bösen Zaubers durch die Brennnessel kennen alle, die die Märchensammlung von Hans Christian Andersen gelesen haben: Die von einer Hexe in Schwäne verwandelten jungen Königssöhne werden erst erlöst, nachdem ihre Schwester ihnen Hemden aus Nesseln genäht und übergeworfen hat. Die Nesseln wurden früher, daran erinnert dieses Märchen ebenfalls, zur Herstellung zäher Fasern verwendet, aus denen man den Nesselstoff webte – der uns heute noch ein Begriff ist.

SAMMELN UND VERWENDEN

Viele empfehlen, sich der Brennnessel nur mit Handschuhen zu nähern oder beim Ernten eine Schere zu verwenden. Ich mache das aber fast nie. Ich greife die Brennnessel beherzt an und habe mich mittlerweile schon an das leichte Brennen gewöhnt. Ein kleiner Tipp: Wenn man Blätter und Samen von unten nach oben erntet, verbrennt man sich weniger, da die Brennhaare mit ihren Giftstoffen nach oben gerichtet sind. Die Brennhaare bleiben dadurch meist intakt, und die Flüssigkeit kommt mit der Haut nicht in Berührung.

Hat man sich dennoch verbrannt, die Stellen am besten gleich mit dem Pflanzensaft der umliegenden Pflanzen wie Gundermann und Wegerich einreiben – diese enthalten Antistoffe, mit denen sie sich selbst vor ihrer dominanten Nachbarin schützen.

Um Blätter zu ernten, am besten immer nur die Triebspitzen, also die obersten beiden Blattpaare, abknipsen, frisch verwenden oder locker im Schatten oder an einem warmen Ort in der Wohnung auslegen und trocknen lassen. Für den Teevorrat die ganzen Blätter in Dosen oder Papiertüten aufbewahren. Oder die Blätter fein mahlen und das Pulver übers Müsli oder andere Gerichte streuen, um täglich etwas Brennnesselpower aufzunehmen.

Brennnesselsamen können etwa ab August geerntet werden. Weibliche Pflanzen bilden Samen, die zunächst grün, später graubraun sind und wie Trauben herabhängen – beide kann man essen. Die Wirkkraft der reifen braunen soll etwas höher sein als die der grünen jungen Samen.

Die männlichen Pflanzen bilden waagrechte Triebe, an denen sich die samenähnlichen, weißlich gelben Pollenkapseln befinden. An warmen Sonnentagen springen die Kapseln auf, und die Pollen fliegen durch die Luft zu den weiblichen Pflanzen. Übrig bleiben nur noch die feinen Fäden, die wie kleine Antennen von der Pflanze abstehen.

Die Samen kann man frisch vom Stängel sammeln und in den Mund stecken. Nebenbei sammle ich bis in den Herbst hinein meinen Vorrat für den Winter, den ich trockne und in Vorratsgläsern aufbewahre.

Im vergangenen August beobachtete ich meine beiden Ziegenmütter Antonia und Schecke dabei, wie sie ganz vorsichtig die oberen Triebspitzen der samenreichen Brennnesseln abzupften und fraßen. Die nährstoffreichen, insbesondere eiweißreichen Samen hatten sie intuitiv bei ihrer täglichen Futtersuche ausgewählt, braucht ihr Körper doch sehr viel Kraft und Eiweiß für die tägliche Milchproduktion.

GESUNDHEIT UND HEILEN

Die Brennnessel feuert im Frühjahr unsere Lebenskräfte an und gilt besonders im Alpenraum als Tonikum. Ihr hoher Eisengehalt, der zudem sehr gut bioverfügbar ist – d. h., der Körper kann das Eisen sehr gut resorbieren und verwerten –, macht die Brennnessel zu den besten Blutbildnern in der Pflanzenwelt. Sie gehört als Spitzenreiterin neben Vogelmiere und Franzosenkraut zu den drei eisenreichsten Pflanzen in unseren Breiten. Den höchsten Eisengehalt haben um Ostern herum gesammelte Pflanzen, was für Menschen interessant ist, die die Brennnessel gezielt zum Auffüllen ihrer

HAUPTWIRKSTOFFE

Blatt und Samen: Provitamin A, B-Vitamine, Vitamin C und E, Kalium, Kalzium und Magnesium, Phosphor und Eisen, Chlorophyll, Silicium in Form von freier Kieselsäure, Eiweiß (ca. 30 Prozent), Samen zusätzlich: mehrfach ungesättigte Fettsäuren (Linol- und Linolensäure) und Phytoöstrogene

HEILWIRKUNG

blutbildend, blutreinigend, entgiftend, entschlackend, entzündungshemmend, harntreibend, leicht blutverdünnend, hautreinigend, innerlich und äußerlich kräftigend (tonisierend) und stoffwechselanregend

Eisenspeicher verwenden möchten. Das Eisen stärkt unsere Durchsetzungskraft, gibt uns Energie und Antrieb für den Alltag.

Ihre Blätter enthalten im Vergleich zu anderen Wildpflanzen und grünem Gemüse besonders viel Chlorophyll, was unserem Hämoglobin ja sehr ähnlich ist und unseren Körper zusätzlich bei der Blutbildung unterstützt.

Zusätzlich sorgt die Brennnessel für eine Verbesserung der Fließgeschwindigkeit in den Blutgefäßen und wirkt somit leicht blutverdünnend.

Durch ihre entzündungshemmende Wirkung wird sie begleitend bei Magen-Darm-Erkrankungen eingesetzt.

Pflanzen mit Dornen, Stacheln oder Brennhaaren wie die Brennnessel aktivieren unsere Stoffwechselprozesse im Körper und wirken lösend auf abgelagerte Toxine. So ist es empfehlenswert, die Brennnessel in Form von Teekuren bei Stoffwechselleiden einzusetzen. Sie regt die Ausscheidung von Harnsäure und harnpflichtigen Substanzen an und kommt deshalb bei Gicht, Nierenleiden und Harnwegsinfekten zum Einsatz.

Durch ihre Signatur, die Brennhaare, die wie Injektionsnadeln wirken, weist die Brennnessel schon darauf hin, dass sie bei Leiden mit stechenden, brennenden Beschwerden wirkt (Gicht, Rheuma, Gelenkentzündungen, Allergien, Hautausschläge).

Die Brennhaare weisen außerdem einen Bezug zu unserer Kopfbehaarung auf. Brennnesseltee wirkt stärkend als Spülung für unsere Haare, man kann die Haare auch täglich damit einreiben, ohne ihn auszuwaschen. Die Kopfhaut nimmt die Mineralien aus dem Tee auf und wird wunderbar durchblutet. Ich spüle meine Haare immer nach dem Waschen mit einer Tasse warmem Brennnesseltee und lasse sie anschließend in der Luft trocknen. Dadurch werden sie kräftiger und bekommen einen schönen Glanz.

Männliche und weibliche Samen haben unterschiedliche Heilwirkung: Die weiblichen wirken stärker auf den Hormonhaushalt. Durch die enthaltenen Phytohormone steigern sie sanft den Östrogenspiegel. Die männlichen Brennnesselsamen haben nur eine leichte Wirkung auf den Hormonhaushalt. Aber auch für Männer ist es ratsam, Brennnesselsamen zu verzehren, sie sollen die Spermienqualität verbessern.

Für alle sollen die Brennnesselsamen als Aphrodisiakum wirken, da sie die menschlichen Hormondrüsen anregen und durchbluten. Verantwortlich sind die hormonähnlichen Wirkstoffe (Phytosterine) und das Vitamin E in den Samen.

Die Brennnesselfrüchte übertreffen in ihrer Wirkkraft die Blätter um ein Vielfaches. Sie sind ein stärkendes Tonikum für unseren ganzen Körper und werden zur Leistungssteigerung und bei chronischer Müdigkeit eingesetzt.

Von einer erfahrenen Kräuterfrau bekam ich einmal den Tipp, regelmäßig Brennnesselwasser zu trinken. Einfach in eine große Karaffe Wasser einige Triebe Brennnessel geben und mindestens 1 bis 2 Stunden ziehen lassen, gerne auch länger oder über Nacht. Zusätzlich kann man frische Zitronen- und Ingwerscheiben beifügen. Ein bis zwei Liter täglich getrunken, soll es dazu beitragen, dass man die wertvollen Mineralien und Wirkstoffe der Brennnessel ganz einfach aufnehmen kann. Ich liebe es mittlerweile und merke, wie mir die Brennnessel die nötige Kraft und Ausdauer für den Tag gibt. Das Getränk wirkt zudem basisch auf unseren Körper, was zu einer positiven Ausgeglichenheit führt. Ist der Körper übersäuert, sind auch wir im sprichwörtlichen Sinne oft »sauer«.

Dieses Pflanzenblütenwasser kann man übrigens mit allen essbaren Wildpflanzen zubereiten, die gerade vor der Haustür wachsen: Melisse, Gänseblümchen, Löwenzahnblüten, Rosenblätter, Minze, Spitzwegerich, Schafgarbe. Schmeckt wunderbar und tut Körper und Seele gut.

Brennnessel roh im Salat ist bis jetzt noch nicht mein Favorit, aber das kann ja noch kommen. Dafür sollte man die Blätter in einem Tuch quetschen, als ob man sie auswringen wollte, oder sie auf einem Holzbrett mit dem Nudelholz walken. Beide Methoden zerstören die Brennhaare, sodass man die Blätter auch roh genießen kann. Beim Kochen oder kurzen Blanchieren – ebenso wie im Smoothiemixer – verliert die Brennnessel ebenfalls ihre brennenden Eigenschaften.

Ich liebe es ja, Brennnesselblätter zu Chips zu verarbeiten oder sie klein geschnitten wie Spinat zuzubereiten oder als Zugabe zu Nudelsaucen zu verwenden, in Aufläufen, auf einer Quiche, in Omeletts.

Man kann reines Brennnesselsalz zubereiten oder die Pflanze zu einer Kräutersalzmischung hinzufügen.

Die Samen können über Müsli oder Salate gestreut werden, in Brotteige mit eingearbeitet werden und ergänzend für Brotaufstriche verwendet werden. Ab Herbst gebe ich täglich ein bis zwei Teelöffel Brennnesselsamen in mein Müsli oder aufs Butterbrot als Stärkung für die Wintermonate. Manche rösten die Brennnesselsamen an. Das schmeckt wunderbar nussig, aber ich lasse es inzwischen, denn dadurch gehen viele wertvolle Inhaltsstoffe verloren. Brennnesselsamen können auch in Honig gegeben werden, von dem man dann täglich ein bis zwei Teelöffel genießt.

Eine weitere Möglichkeit, sich über den Winter mit Brennnesselkraft zu versorgen: über den Sommer frische junge Blätter trocknen und mahlen, in große Schraubgläser füllen und täglich ein bis zwei Esslöffel des Brennnesselpulvers verzehren, in

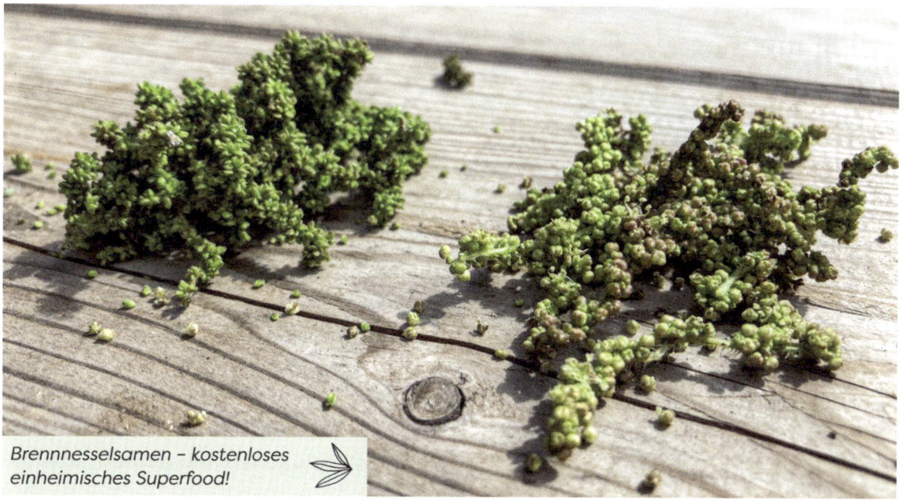

Brennnesselsamen - kostenloses einheimisches Superfood!

Salatdressings, in der Gemüsepfanne oder im täglichen Smoothie. So sparen wir uns überteuerte Superfoods, die oft aus dem Ausland kommen und von zweifelhafter Qualität sind.

Die Wurzeln werden in der Medizin vorrangig bei Männerleiden wie vergrößerter Prostata und Prostataleiden eingesetzt – was nicht heißt, dass sie nicht auch bei anderen Beschwerden helfen. Die Wurzeln dämmen Entzündungen im Körper ein und wirken ebenso hemmend auf das Wachstum gutartiger Prostatavergrößerungen (Hypertrophie). Die Wurzel der Brennnessel greift förderlich in den männlichen Hormonhaushalt ein. Im fortschreitenden Alter erhöht sich im männlichen Organismus der Östrogengehalt, was die Vergrößerung der Prostata begünstigt. Brennnesselwurzeln können nachweislich, was in vielen Studien belegt ist, das Wachstum von Prostatagewebe hemmen.

Doch auch Frauen können die Wurzel nutzen, weil sie entzündungshemmend und diuretisch (harntreibend) auf Nieren und Harnwege wirkt. Sie kann wie das Brennnesselkraut auch bei Rheuma und Gicht eingesetzt werden.

Ein Sud (Teeauszug) der Wurzeln soll auch bei Haarausfall zum Einsatz kommen. Er stärkt die Haarwurzel und wirkt sich so positiv auf den Haarwuchs aus.

Zur Förderung des Haarwachstums wäre es empfehlenswert, mehrgleisig zu verfahren: Brennnesselwurzeltee trinken und als Haarspülung verwenden und zusätzlich die Tinktur innerlich einsetzen.

Brennnesselblättertee

1 1 Handvoll frische Triebspitzen in eine Kanne geben und mit 1 l kochendem Wasser übergießen.

2 Mindestens 10 Min. ziehen lassen. Abseihen, in eine Thermoskanne umfüllen und über den Tag verteilt trinken. Wem der Tee zu krautig ist, der kann gerne noch ein, zwei Scheiben Zitronen mit in den Aufguss geben.

★ Eine Teekur empfiehlt sich bei Eisenmangel: 3–6 Wochen lang täglich 1 l Tee trinken. Ich bevorzuge dafür die frische Brennnessel, sie schmeckt mir einfach besser, aber der Tee kann auch aus getrockneten Blättern zubereitet werden. Zusätzlich empfiehlt es sich, regelmäßig Gerichte mit Brennnesselblättern in den Speiseplan einzubauen.

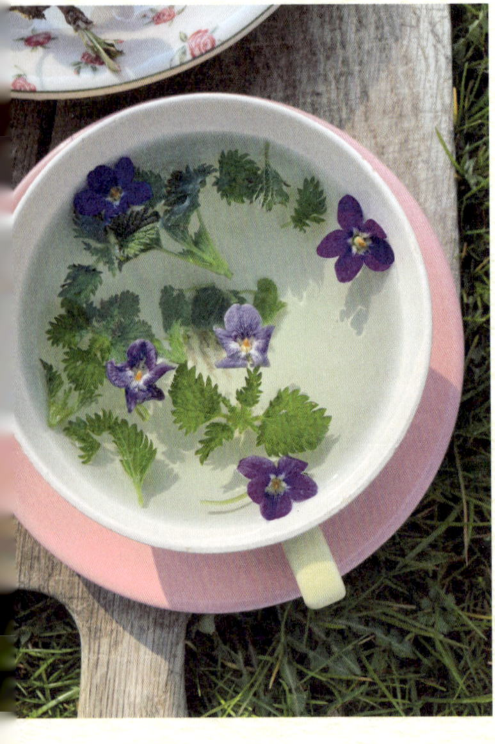

★ Bei der Dosierung gerne selbst experimentieren! Die Brennnessel ist eine sehr starke Pflanze, und jeder Mensch reagiert anders auf ihre Wirkstoffe – was im Übrigen für alle anderen Pflanzen genauso gilt.

★ Oft werde ich gefragt, wie lange eine Teekur maximal dauern darf. Meist wird eine Dauer von maximal 6 Wochen empfohlen, danach eine Pause von 4–6 Wochen. Ich merke, dass uns der Körper meist Signale gibt, wenn ihm eine Pflanzenkur zu viel ist. Ich habe nach einer gewissen Zeit einfach kein Bedürfnis, keine Lust mehr, diesen Tee zu trinken. Das nehme ich als Zeichen dafür, dass es jetzt reicht.

★ Die aufgebrühten, abgeseihten Brennnesselblätter nicht wegwerfen, sondern als Gemüse zubereiten oder pürieren und in Suppe einrühren.

Brennnesselwurzeltee

1 1,5 g getrocknete Brennnesselwurzel in einen Topf mit 250 ml kaltem Wasser geben, aufkochen und einige Minuten kochen lassen, 10 Min. zugedeckt ziehen lassen.
2 Die Tagesdosis beträgt Tee aus 4–6 g Brennnesselwurzel, also etwa 3–4 große Tassen.

★ Hilfreich zur Durchspülung, bei Harnwegs- und Prostatabeschwerden, entzündungshemmend.
★ Innerlich und äußerlich kräftigend als Haarspülung.

Brennnesselwurzeltinktur

1 Frische Brennnesselwurzeln gut waschen und bürsten, klein hacken und in 70%igen Alkohol einlegen: 2 Teile Alkohol, 1 Teil Wurzeln.
2 4–6 Wochen an einem kühlen und dunklen Ort ausziehen lassen.

★ Bei Harnwegs- und Prostatabeschwerden 4–6 Wochen lang täglich 3-mal 20 Tropfen der Tinktur in etwas Wasser einnehmen. 2–3 Wochen pausieren und bei Bedarf wiederholen.
★ Zu Kräftigung des Haarwuchses täglich 3-mal 20 Tropfen einnehmen. Zusätzlich kann man in die Kopfhaut die 1 : 1 mit Wasser verdünnte Tinktur einmassieren.
★ Die Tagesmenge der Tinktur kann man auch einfach morgens in 1 l Wasser geben und über den Tag verteilt trinken.
★ Die Einnahmeempfehlungen individuell anpassen, da jeder Mensch etwas anders auf Heilpflanzen reagiert.

Brennnesselchips

5 große Handvoll (60 g) Brennnesselspitzen und -blätter (ungewaschen)

Olivenöl und Kürbiskernöl
Salz + Zitronensaft oder Zitronensalz

IM BACKOFEN

1 Brennnesselspitzen und -blätter ohne Stängel in einer großen Auflaufform verteilen.

2 Mit Olivenöl und Kürbiskernöl beträufeln, etwas salzen, eventuell mit Zitronensaft besprenkeln und bei 160–170 °C (Umluft) im Backofen resch garen. Das dauert etwa 10 Min., nach 5 Min. die Brennnesseln in der Form noch einmal wenden. Schmeckt pur als Abendsnack, als knuspriges Topping auf Risotto und vielen anderen Gerichten.

IN DER PFANNE

1 Brennnesselspitzen und -blätter portionsweise in der Pfanne mit etwas Olivenöl und Salz bei mäßiger Hitze knusprig braten.

2 Ich verwende gerne selbstgemachtes Zitronensalz aus Salz und Zitronenschale, man kann aber genauso mit ein paar Tropfen Zitronensaft würzen.

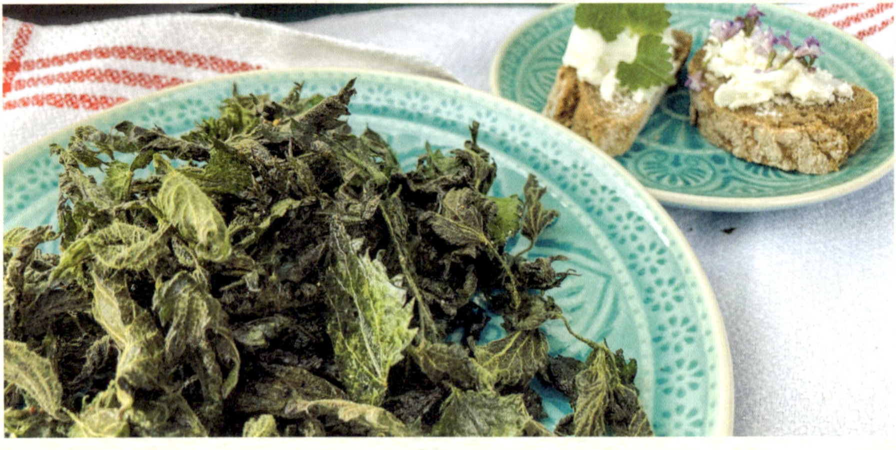

Brennnesselspinat mit Ziegenfrischkäse

1 Schüssel Brennnesselblätter und -spitzen (80 g)
1 EL Butter
etwas Brühe
50 g Ziegenfrischkäse
Salz, frisch gemahlener Pfeffer

---

1 Brennnesseln in einem Topf mit Butter andünsten, bis sie zusammenfallen.

2 Wenig Brühe, Frischkäse und Salz unterrühren und den Spinat einige Minuten leise kochen lassen.

3 Mit frisch gemahlenem Pfeffer verfeinern.

★ Nach Belieben eine halbe fein geschnittene Zwiebel oder eine Knoblauchzehe mit den Brennnesseln andünsten.

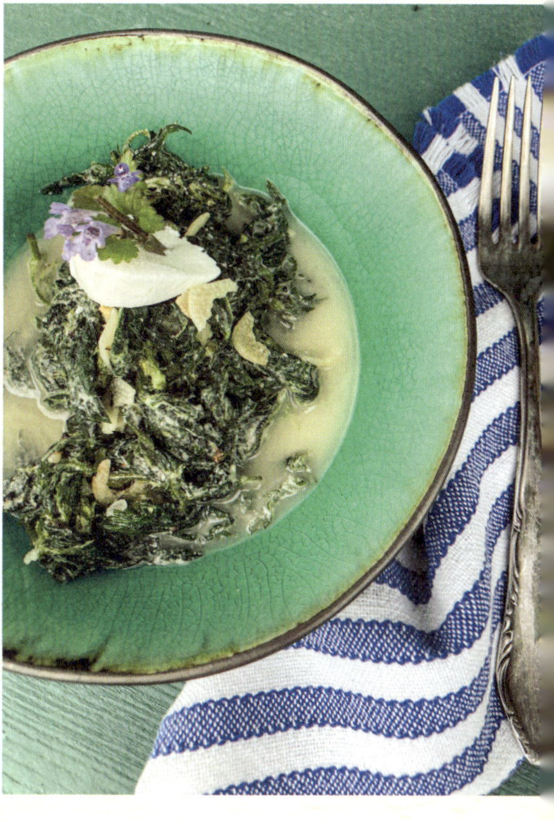

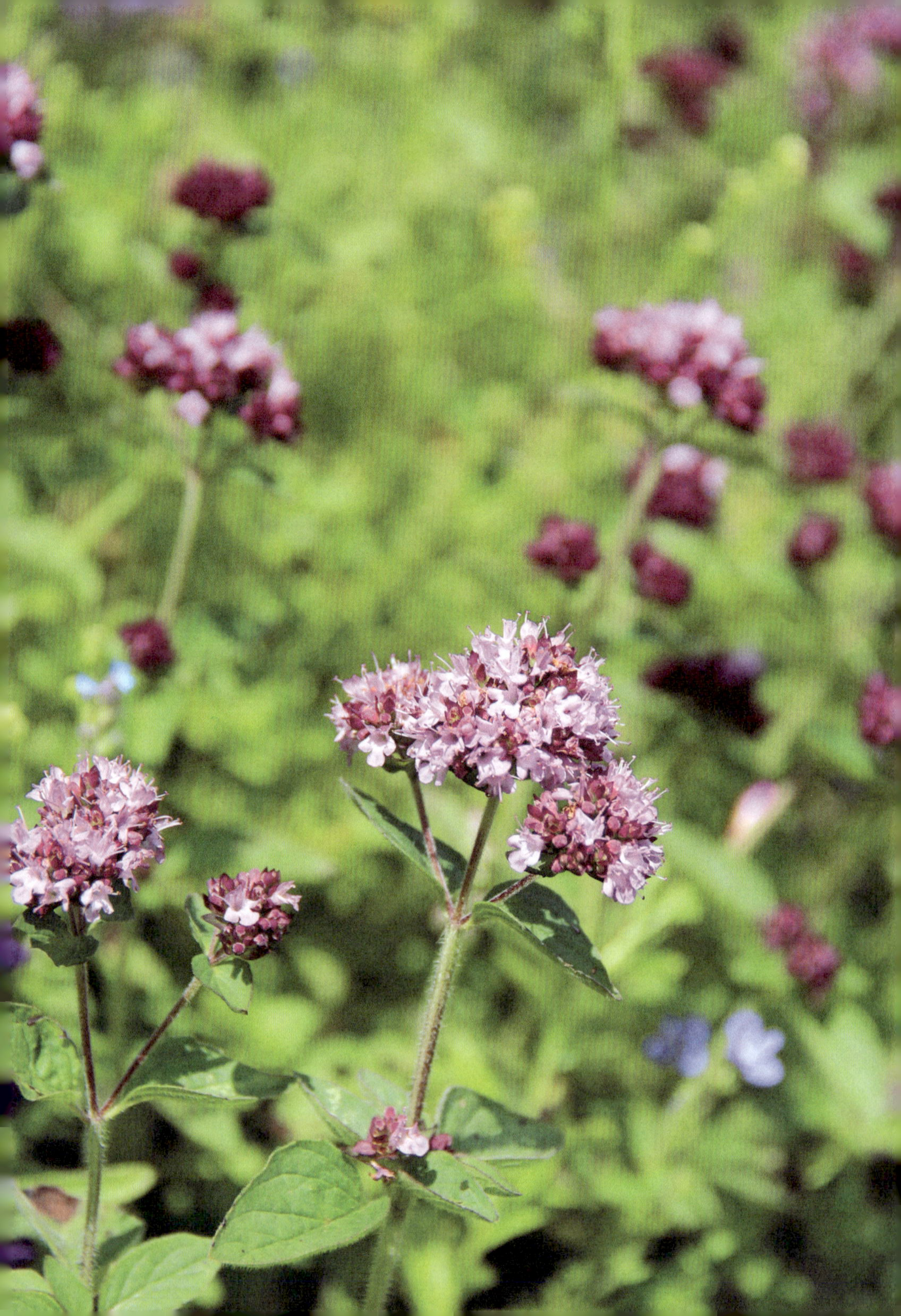

DOST UND THYMIAN

ECHTER DOST

(Origanum vulgare)

GEHÖRT ZUR Familie der Lippenblütler *(Lamiaceae)*

ANDERE NAMEN Wilder Oregano, Berg-Oregano, Wilder Majoran, Wohlgemut
STANDORT warme Standorte mit kalkhaltigem Untergrund, Waldränder, trockene Hänge
WAS WIRD GESAMMELT Blätter, Blüten, Triebe
SAMMELZEIT Blätter Juni–Oktober, Blüten ab Juli–September

WIE KONSERVIEREN/VERWENDEN Kraut frisch oder getrocknet, als Tee, Gewürz, Kräutersalz

---

> **HAUPTWIRKSTOFFE**
> *Ätherische Öle, Bitter- und Gerbstoffe, Flavonoide und Harze*
>
> **HEILWIRKUNG**
> *antimikrobiell, antiviral, allgemein anregend, entzündungshemmend, entkrampfend, schleimlösend, vitalisierend, verdauungsfördernd; Duftstoffe: stimmungsaufhellend und ausgleichend*

Dost *(Origanum vulgare)* und Feldthymian oder Quendel *(Thymus pulegioides)* sind die »nördlichen« Geschwister der mediterranen Kräuter Oregano und Thymian. Weil die beiden Kräuter sich sowohl von ihren Inhaltsstoffen her als auch in der Anwendung sehr ähnlich sind, haben wir sie hier zusammengefasst.

Sie haben beide ein würziges und intensives Aroma, was auf ihren hohen Anteil an ätherischen Ölen zurückzuführen ist. Einer der Wirkstoffe, den sie gemeinsam haben, ist das bekannte Thymol.

Thymian besitzt eine milde Schärfe und ein pikantes Aroma, während der Dost durch seinen höheren Gehalt an ätherischen Ölen etwas intensiver, würziger und herber ist.

Auch die Einsatzgebiete sind sehr ähnlich: Dost und Feldthymian kommen, wie ihre mediterranen Verwandten, vor allem bei Magen-Darm-Beschwerden, Atemwegserkrankungen und Infektionen zum Einsatz.

Dost gehört zu der artenreichsten Kräuterfamilie, den Lippenblütlern, zu der beispielsweise auch Thymian, Rosmarin, Zitronenmelisse, Lavendel oder der Gundermann zählen.

Insgesamt gibt es etwa 40 Arten des *Origanum.* Dost ist die wilde Form des Oregano, er ist weit verbreitet und bis in Höhen von etwa 2000 Metern anzutreffen. Die wild vorkommenden Oreganoarten können genauso wie ihre verwandten Kulturformen in der Küche und für Heilzwecke verwendet werden.

Wilder Majoran oder Dost ist aber nicht zu verwechseln mit dem Küchenkraut Majoran, obwohl sie sehr nah miteinander verwandt sind. Majoran wird aufgrund seines botanischen Namens *(Origanum majorana)* fälschlicherweise gerne mit seinem Verwandten, *Origanum vulgare,* in einen Topf geworfen. Der Name *Origanum* stammt von der Gattung, dem Dost, zu der beide Arten gehören.

Majoran ist eine einjährige, nicht winterharte Pflanze und hat einen leicht süßlichen, eher milden Geschmack. Der Oregano ist mehrjährig und weist einen intensiven, feinherben Geschmack auf, der an eine Mischung aus Majoran und milder Minze erinnert.

Majoran wird gerne in der Wurstverarbeitung eingesetzt, während Oregano unter anderem in der mediterranen Küche zu Hause ist.

Die mehrjährige Staude kann bis zu 60 Zentimeter hoch werden und sich buschartig entwickeln. Der vierkantige Stängel ist leicht behaart und weist eine rötlich überlaufende Färbung auf.

Die eiförmigen Blätter haben einen glatten Rand und sind leicht behaart. Die Blüten des Wilden Majorans bilden ein Farbenspiel aus Rosa, Violett und Rot, stehen in kleinen Trauben am Ende der Stängel und verströmen einen herb-aromatischen Duft. Die Pflanze vermehrt sich sowohl über Wurzelausläufer als auch über die Blütensamen.

Dost ist bei Bienen und Schmetterlingen unglaublich beliebt. Pflanzt man ihn in den Hausgarten, am besten an trockenen, sonnigen Plätzen, wo ansonsten sowieso nicht viel wachsen möchte, schafft man ein Schmetterlings- und Bienenparadies.

MACHEN PFLANZEN AUF SICH AUFMERKSAM?

In der Pflanzenheilkunde heißt es oft: Wo die Pflanze gebraucht wird, wächst sie. Das stelle auch ich immer wieder fest. Kräuter, die mein Körper in diesem Augenblick gerade benötigt, wachsen entweder in meiner direkten Umgebung, oder ich begegne ihnen gehäuft auf meinen Wanderungen oder Spaziergängen in der Natur. Es ist immer wieder spannend, wie es jedes Jahr, ob im Tal oder auf der Alm, ein, zwei spezielle Pflanzen sind, die ganz nah an meiner Wohnung, der Almhütte oder den Wegen, die ich gehe, vorkommen und meine Aufmerksamkeit auf sich ziehen. Und meist benötige ich die Heilkraft dieser Pflanzen gerade zu dieser Zeit ganz besonders.

Diesen Sommer war eine davon der Dost, der Wilde Oregano, der mir sozusagen überall über den Weg lief – gerade zur rechten Zeit, denn mein Immunsystem ging gerade ein wenig in die Knie. Auf der Alm war viel los, gleichzeitig hatte ich auch immer wieder Termine im Tal, wollte aber meine Tiere nicht vernachlässigen, sodass ich mich gehetzt fühlte. Eine ungewohnte Müdigkeit, leichte Halsschmerzen und Schnupfen waren die nächsten Warnzeichen, und ich merkte, dass ich mich auch wieder um mich selber kümmern sollte. Instinktiv nutzte ich die Heilwirkung des Dosts, der in diesem Jahr so üppig blühte. Ich gab die Blätter und Blüten täglich ins Essen und machte mir des Öfteren eine Tasse heißen Tee davon.

Die Wirkung ließ nicht lange auf sich warten. Nach 3, 4 Tagen fühlte ich mich kräftiger, die leichten Krankheitsanzeichen waren verschwunden und ich war wieder fit. Wichtig ist, denke ich, dass wir unsere Augen und unser Fühlen für solche Zeichen öffnen und uns von der Natur regelrecht führen lassen.

HISTORISCHES

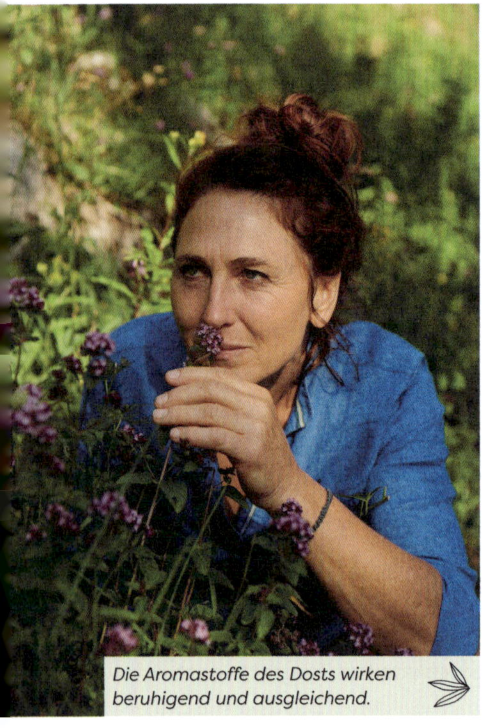

Die Aromastoffe des Dosts wirken beruhigend und ausgleichend.

Seit der Antike gilt der Dost vor allem als zauberkräftige, alles Böse, Hexen und Dämonen abwehrende Pflanze. Vermutlich liegt das seit Anbeginn an seiner starken Würze, dem Duft, dem Aroma, das man für hexenwidrig hielt.

Er gehört deshalb auch zu den sogenannten Bettstrohkräutern – das sind wohlriechende Kräuter, die man werdenden Müttern und Wöchnerinnen ins Bett gelegt hat, darunter neben Dost auch das Echte Labkraut, Johanniskraut und der Quendel. Sie sollten die Hexen vertreiben, die es nach altem Glauben besonders auf Neugeborene und frisch entbundene Frauen abgesehen hatten. Ganz nebenbei wirken viele dieser Kräuter, auch der Dost, antiseptisch und krampflösend durch den hohen Gehalt an ätherischen Ölen, die auch den Milchfluss anregen sollen. In der Sage hat die Muttergottes dem neugeborenen Jesuskind die Krippe mit Dost ausgepolstert.

GESUNDHEIT UND HEILEN

Dost hat einen sehr hohen Gehalt an ätherischen Ölen (bis zu 4 Prozent), die entzündungshemmend und stark antimikrobiell wirken und für den intensiven Duft der Pflanze sorgen. Unter den Lippenblütlern ist er die Pflanze mit der höchsten Konzentration von ätherischen Ölen. Man setzt ihn gegen Unterleibskrämpfe ein sowie bei Verdauungsproblemen, Husten, Erkrankungen der Galle und bei Mund- und Rachenentzündung, bei Leber- und Lungenleiden sowie Magen-Darm-Beschwerden. Für alle diese Indikationen wird er meist als Tee verwendet.

Interessant finde ich die Wirkung des Dosts auf unser Nervensystem. Aufgrund seines hohen Anteils an ätherischen Ölen sagt man ihm eine stimmungsaufhellende

Wirkung nach und nannte ihn deshalb früher auch »Wohlgemut«. Heute füllt man ihn in Kräuterkissen, weil seine Inhaltsstoffe beruhigend und ausgleichend wirken. Man kann diese Kissen käuflich erwerben oder einfach selbst herstellen, indem man Dinkelspelzen (im Landhandel oder im Internet, auf Bioqualität achten!) und dazu einen Anteil von 10–20 Prozent getrocknetem Oregano- bzw. Dostkraut in Leinensäckchen gibt und als Schlafkissen, bei Lernstress oder sonstigen Herausforderungen im Leben verwendet. Durch die Körperwärme werden die ätherischen Öle in den Kräuterkissen freigesetzt und sorgen für eine beruhigende, ausgeglichene Stimmung.

KÜCHE UND REZEPTE

Dost ist ein vielseitig einsetzbares Gewürzkraut. Er schmeckt ein wenig milder und feiner als der käufliche Oregano aus dem Gewürzregal, der aus Italien, Spanien oder auch Griechenland kommt, wobei der griechische das intensivste Aroma aufweist.

Auf der Alm begegne ich dem Dost fast täglich und kann ihn gleich frisch ernten. Wenn ich zwischendurch Hunger bekomme, schneide ich mir eine Scheibe selbstgebackenes Brot ab, bestreiche sie mit etwas Frischkäse aus der Milch meiner Ziegen und streue reichlich frisch zerzupften Dost darüber. Eine ganz simple, schnelle Mahlzeit – schmeckt aber himmlisch! Auch Kräuterfrischkäse und Aufstrichen verleiht der Dost – allein oder gemischt mit anderen Kräutern – herzhafte Würze. Man kann ihn sowohl frisch als auch getrocknet verwenden, und er verliert auch beim Kochen sein Aroma nicht.

Verwendet werden Blätter und Blüten, auch die teils verholzten Stängel können in der Küche eingesetzt werden. Sie geben ihr Aroma auch ab, wenn man sie nur mitkocht und vor dem Servieren wieder herausfischt. Die harten, älteren Stängel kann man auch zum Fixieren von Rinderrouladen oder statt Schaschlikspießen für Grillgemüse verwenden.

Auch in der Kräuterbutter kann der Dost sein Aroma entfalten, dient das Fett doch als Geschmacksträger. Dafür verwende ich ebenfalls Blätter und Blüten, frisch oder getrocknet.

Zum Trocknen den Dost in Büscheln kopfüber an einem schattigen Platz aufhängen. Blüten und Blätter mit den Fingern von den harten Stängeln rebeln und in dunkle Gläser oder Papiertüten abfüllen. Zum Würzen von Gerichten zerreibe ich die Blätter nochmals fein zwischen den Fingern oder im Mörser.

Dosttee

1 1 TL getrocknetes oder 2 TL frisches Kraut mit 250 ml kochendem Wasser übergießen und abgedeckt 10 Min. ziehen lassen (damit die ätherischen Öle sich nicht verflüchtigen).
2 Abseihen, auf Trinktemperatur abkühlen lassen und genießen.

★ Hilft bei Beschwerden der Atemwege wie Halsschmerzen und Husten, als Stimmungsaufheller sowie bei Magen-Darm-Beschwerden.

Kräutersalz

250 g frische Dostblüten und -blätter

500 g Stein- oder Meersalz

1 Dostblüten und -blätter klein hacken und im Mörser oder Mixer mit dem Salz zu feinem Kräutersalz verarbeiten.
2 Gut verschlossen aufbewahren.

★ Einen kleinen Teil des Salzes verwende ich frisch, weil ich das Aroma so am besten finde. Es hält sich einige Wochen im Kühlschrank. Den Rest trockne ich auf einem Backblech ausgebreitet im warmen Zimmer und gebe es dann noch einmal kurz in den Mörser, damit es schön feinkörnig wird.

Kräuterbutter

250 g Butter
1 kleine Handvoll frischer Dost
einige Tropfen Zitronensaft
Salz und Pfeffer

1 Die Butter rechtzeitig aus dem Kühlschrank nehmen, damit sie weich wird.
2 Vom Dost Blüten und Blätter abstreifen und fein hacken. Mit einer Gabel die weiche Butter, Dost, Zitronensaft, Salz und Pfeffer vermengen. Kurz kühl stellen und genießen.

★ Die Kräuterbutter kann auch eingefroren werden. Dazu eignen sich sehr gut kleine Schraubgläser. So stellt man sicher, dass die Butter keine Fremdaromen von anderen eingefrorenen Speisen annimmt.

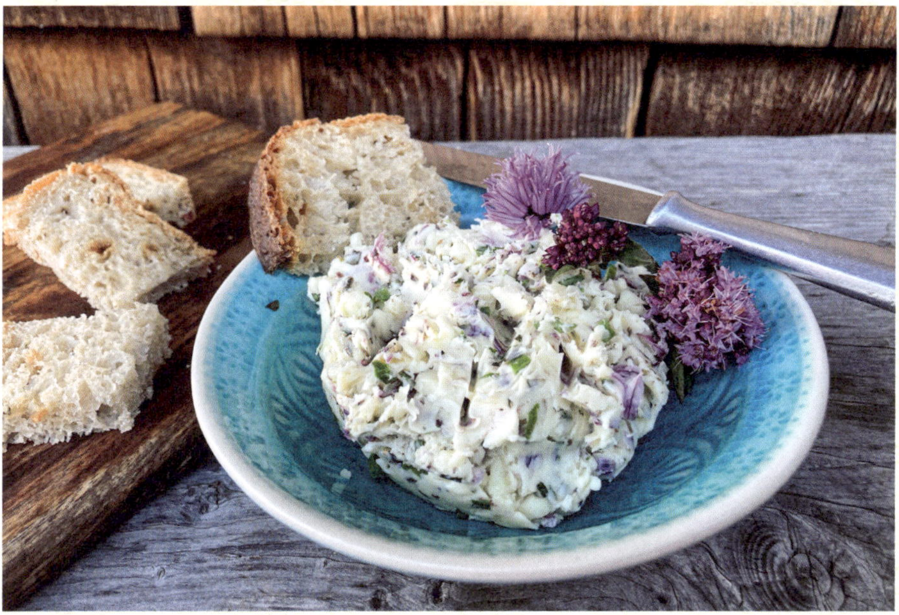

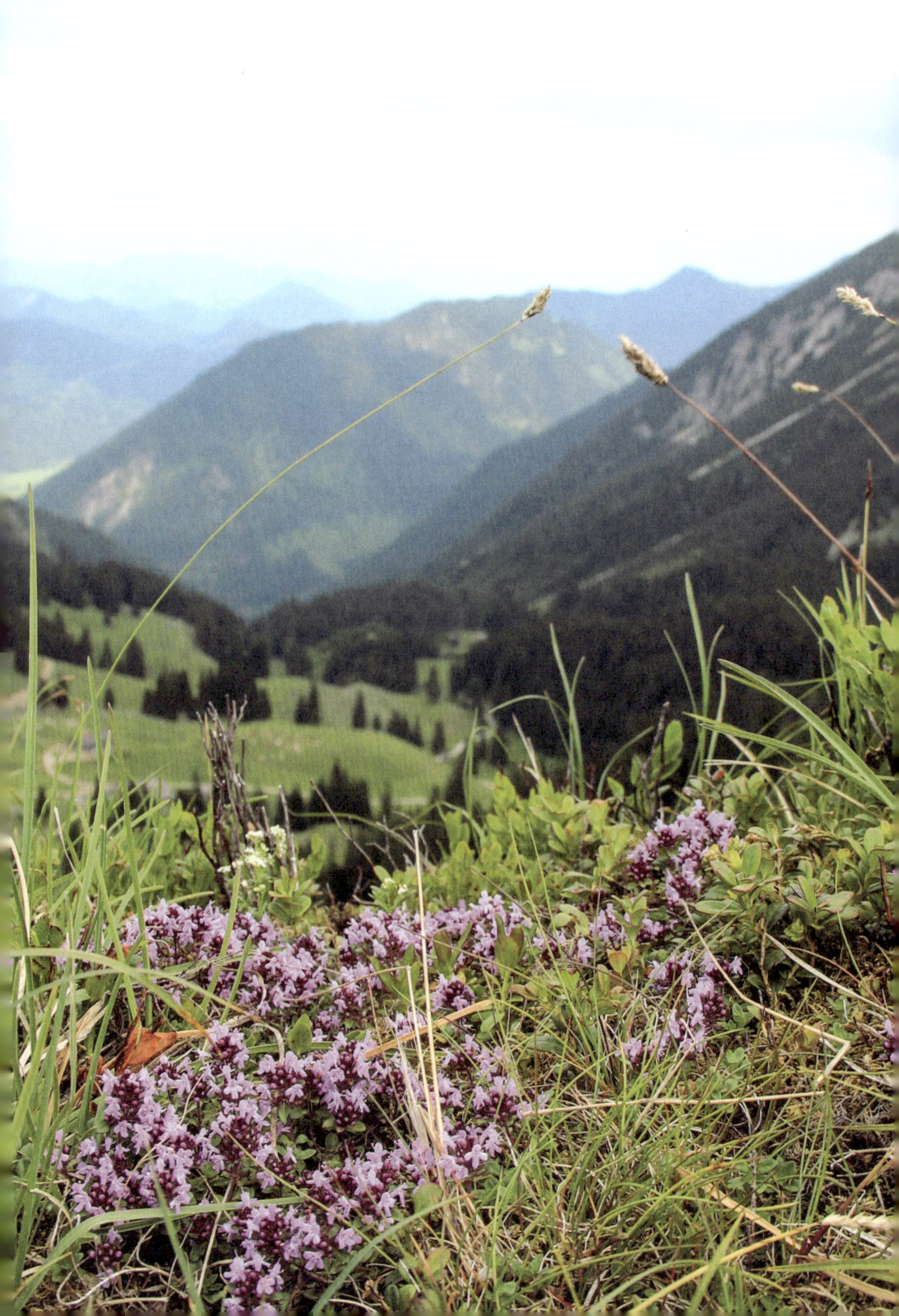

FELDTHYMIAN

(Thymus pulegioides)

GEHÖRT ZUR Familie der Lippenblütler *(Lamiaceae)*

ANDERE NAMEN Echter Quendel, Arzneithymian, Breitblättriger Thymian
STANDORT warme Gebiete mit kalkhaltigem Untergrund, trockene Hänge
WAS WIRD GESAMMELT Blätter, Blüten, Triebe
SAMMELZEIT Blätter Mai–September, Blüten ab Juni–September

WIE KONSERVIEREN/VERWENDEN Blätter und Blüten frisch oder getrocknet, als Tee, Gewürz, Kräutersalz

---

Die Pflanzengattung der Thymiane weist weit über 200 Arten und mindestens so viele Unterarten und Sorten auf, was die Unterscheidung erschwert. Auch bei den genauen Bezeichnungen geht es in der Literatur oft wild durcheinander.

Bei mir auf der Alm (und an vielen anderen Orten in den Alpen) wächst der Feld- oder Arzneithymian, der auch Echter Quendel genannt wird. Seine Stängel sind vierkantig, teils behaart, die Blätter haben in den Achseln meist Wimpern. Die lippenartigen Blüten stehen häufig in köpfchenförmigen Blütenständen. Zerreibt man sie und die Blätter, entsteht ein appetitanregender Geruch.

Thymian- wie Oreganopflanzen sind ausdauernde, teilverholzende Halbsträucher, die gerne auf Kalkmagerrasen und über Felsen wachsen. Der Thymian nutzt so die in den Felsen gespeicherte Wärme und Sonnenenergie. Die Sträucher werden je nach Witterungsbedingungen 5 bis 25 Zentimeter hoch.

Es gibt mittlerweile sehr viele Hybridsorten, wodurch die Farbnuancen und genauen Unterscheidungsmerkmale immer wieder etwas abweichen können. Wichtig zu wissen ist, dass alle Thymianarten in Küche und Heilkunde einsetzbar sind. Die stärkste Heilkraft besitzt zwar der Echte Thymian *(Thymus vulgaris)*, der auch in jeder Apotheke erhältlich ist. Die Heilkraft der wild wachsenden Arten ist aber dennoch nicht zu unterschätzen.

Von März bis Mai kann man die feinen Frühlingstriebe samt dem weichen Stängel klein geschnitten aufs Butterbrot oder in Salatsaucen oder Omeletts geben. Später im Jahr verwende ich nur Blätter und Blüten, die ich von den festeren Stängeln abstreife. Die Blüten sind im Sommer eine hübsche essbare Dekoration.

Ich verwende den Feldthymian vorrangig zum Würzen von Speisen, für mein Kräutersalz und trinke gelegentlich auch eine Tasse Thymiantee. So stärke ich mein Immunsystem, und es kommt gar nicht erst zu einer massiveren Erkältung, die ich dann mit einer höheren Dosis des Echten Thymians oder Dostes bekämpfen müsste.

HISTORISCHES

Alle Thymianarten kann man übrigens verräuchern, was schon für das antike Griechenland nachgewiesen ist: Dort hieß es, der Thymianrauch rege Geist und Gemüt an. Außerdem suchte man damit Schlangen und Ungeziefer zu vertreiben.

In Tirol hat man sich sogar erzählt, dass der »Karwendel« (= Quendel) ein gar frommes Kraut sei, »seitdem die Muttergottes bei ihrer Reise über das Gebirge auf einem Karwendelrasen gerastet hat«[2]. Diese Sagen haben sicher vorchristliche Ursprünge, denn in Sizilien brachte man schon im Altertum der Venus, der Göttin der Liebe, Thymian und Rosen in einem Körbchen als Opfergabe dar.

In allen Jahrhunderten sind Quendel und andere Thymianarten als Frauenkräuter verwendet worden, vielleicht auch deshalb wird er in Verbindung gebracht mit dem »Bettstroh« von Maria und dem Jesuskind. Thymian sollte die Geburt erleichtern und die Hexen in die Flucht schlagen, wie der Dost – da vermischen sich phytotherapeutische Anwendung und magische Praxis. Eine Wöchnerin in Tirol, weiß die Sage, entging den Nachstellungen des Teufels nur, weil sie auf einen »Karwendelwasen« (= Quendelbusch) floh, der am Weg stand. Ein »Lager aus Quendel« sollte geburtserleichternd wirken, Quendeltee den Milchfluss fördern – Anwendungen, die auch auf die Tiere übertragen wurden. So sollte man Kühen während des Kalbens »im Saufen« Quendel geben.

GESUNDHEIT UND HEILEN

Die Heilwirkung aller Thymianarten ist der aller Oreganoarten sehr ähnlich. Wie der Dost gehört auch der Thymian zu den stark aromatischen, duftenden Würzkräutern. Er enthält das ätherische Öl Thymol, welches keimtötend, schleimlösend und entkrampfend auf die Muskulatur der Atemwege wirkt. Zusätzlich fördert er durch seine Gerb- und Bitterstoffe die Verdauung.

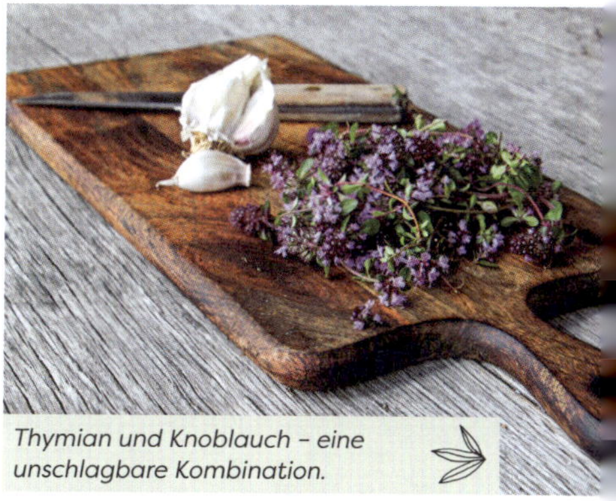

Thymian und Knoblauch – eine unschlagbare Kombination.

Der Gehalt an ätherischen Ölen unterscheidet sich aber bei den verschiedenen Arten und Sorten maßgeblich. Der Echte Thymian *(Thymus vulgare)*, auch Gartenthymian, der in der Pflanzenheilkunde vorrangig eingesetzt wird, weist bis zu 2,5 Prozent ätherische Öle auf – etwa viermal so viel wie der Feldthymian mit rund 0,6 Prozent. Das macht den Echten Thymian zu einem wichtigen Heiler bei Husten- und Bronchialerkrankungen: mit heißem Wasser überbrüht als Inhalation bei Asthma, Husten und Halsschmerzen, als Gurgelmittel bei Entzündungen im Mund- und Rachenraum, als Tee bei Blähungen, Blasen- und Nierenleiden.

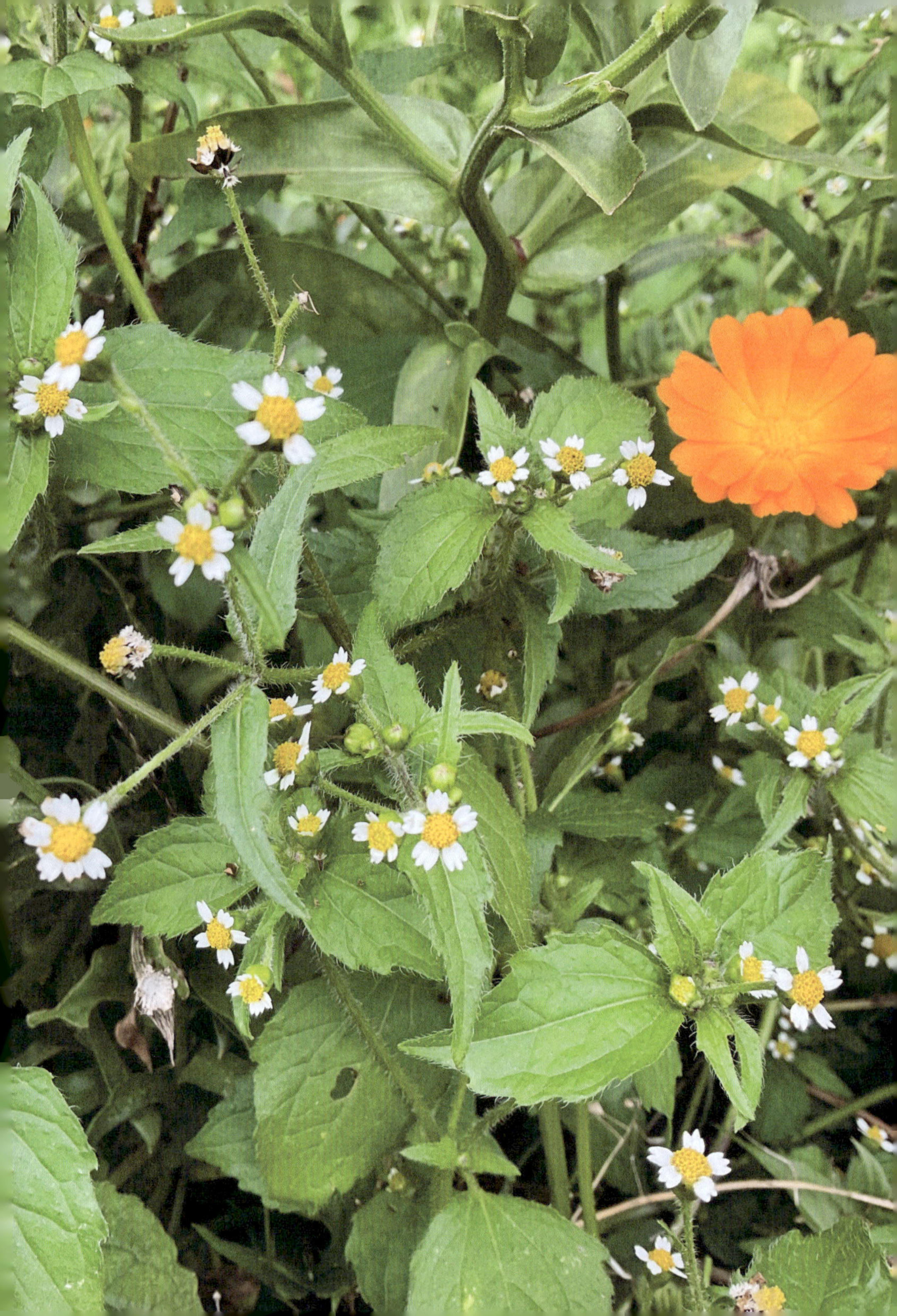

FRANZOSENKRAUT

(Galinsoga spec.)

GEHÖRT ZUR Familie der Korbblütler *(Asteraceae)*; erscheint in zwei Arten: Kleinblütiges Knopfkraut *(G. parviflora)*, Behaartes Knopfkraut *(G. ciliata)*

ANDERE NAMEN Knopfkraut, Soldatenkraut
STANDORT Wegränder, trockene, sonnige, nährstoffreiche, lehmige Böden, Gemüsegärten, Blumenbeete, Ackerböden
WAS WIRD GESAMMELT oberirdisches Kraut mit Blättern und Blüten
SAMMELZEIT Blätter und Triebe Mai–Oktober, Blüten Juni–Oktober

WIE KONSERVIEREN/VERWENDEN Kraut frisch oder getrocknet, in Salat, Smoothie, Pesto, Gemüse, als Gewürz, Tee

---

Das Franzosenkraut ist eine einjährige krautige Pflanze mit reich verzweigten Stängeln. Sie erreicht eine Höhe von 10 bis 60 Zentimetern. Ihre eiförmigen, spitz zulaufenden, leicht gezähnten Blätter stehen gegenständig an den Stielen. An den teilweise leicht behaarten Stängeln sitzen zarte, etwa 5 Millimeter große knopfartige Blütenkörbchen aus einer Vielzahl gelber Röhrenblüten, umstanden von 4–5 weißen Zungenblättern. Die weiß-gelben Blüten befinden sich an kleinen Stielen zwischen den Blattachsen und am Ende der Stängel. Die Samen sind winzig kleine schwarze Nüsschen.

UNKRAUT ODER WILDSALAT

In unseren Breiten finden wir zwei Arten der Knopfkräuter vor, die wir beide gleichermaßen in der Küche verwenden können: das Kleinblütige und das Behaarte Knopfkraut. Letzteres ist, wie der Name schon verrät, an Blättern und Stielen stärker behaart. Beide haben jedoch vergleichbare Inhaltsstoffe. Somit brauchen wir uns keine Sorgen zu machen, ob wir beim Sammeln das richtige Knopfkraut gefunden haben.

Auch dieses wunderbare Wildkraut ist eines der oft so ungeliebten »Unkräuter« der fleißigen Gartler, denn es breitet sich mit seinen vielen Samen rasend schnell in unseren Gärten aus, wenn man es nicht vor der Samenreife jätet. Eine einzige Pflanze kann bis zu 100 000 Samen hervorbringen, und aufgrund der enormen Wuchsfreudigkeit dieses Kräutleins erscheinen oft 4 Wochen nach der Keimung schon die nächsten Blüten. So schaffen es die Knopfkräuter, auch in unseren Breiten bis zu drei Generationen im Jahr zu erzeugen. Die Samen verteilen sich nicht nur durch den Wind, sie heften sich mit ihren feinen Häkchen auch an Tierfelle, ebenso wie an die Kleidung und die Gummistiefel der Gärtnerin, und werden so weiterverbreitet.

Die Samen sind in der Erde bis zu 10 Jahre keimfähig, was uns dennoch nicht gleich in Panik versetzen sollte, sobald wir die ersten Pflänzchen in unserem Garten sichten. Sie haben die Gabe, den Garten ohne unser Zutun schnell einzunehmen. Doch im Gegensatz zum Giersch, der lange, tiefe, schwer zu beseitigende Wurzeln besitzt, lässt sich die ganze Pflanze des Knopfkrauts mit ihrem relativ zarten und kompakten Wurzelsystem ganz leicht aus der Erde ziehen.

Doch warum ein Kraut bekämpfen, das eine so wertvolle Gemüsepflanze ist? Mild, aber mit einem ausgeprägten Eigenaroma, voller Vitalstoffe – wir sollten das Pflänzchen hegen und pflegen und regelmäßig ernten. Der ganze oberirdische Teil samt Blüten, kann in der Küche wie Salat und Spinat verwendet werden. Dieser Wildsalat wächst und gedeiht ganz von allein, er verträgt Hitze und Nässe, die Schnecken machen einen Bogen um ihn – was will man mehr? Am besten erntet man das Franzosenkraut regelmäßig frisch. Wer Gefallen an dem Gemüse findet, sollte nicht alles ausreißen, sondern jeweils nur die jungen Blätter samt Blüten abknipsen – die Pflanze treibt unermüdlich wieder aus, bis starker Frost ihr den Garaus macht.

Wer sich mit den Wildpflanzen in seinem Gemüsegarten anfreundet, vermeidet Ärger und unnötig aufgewendete Energie. Dass das Franzosenkraut, wie viele der in diesem Buch vorgestellten Wildkräuter, ein zu vernichtendes »Unkraut« ist, haben wir von unseren Eltern und Großeltern übernommen, die meist aus Unwissenheit handelten. Hätten sie gewusst, dass viele der Pflanzen, die sie hartnäckig bekämpften, gesunde, wohlschmeckende Gemüsepflanzen sind, wäre ihnen viel Arbeit – und dem Boden womöglich viel Chemie – erspart geblieben.

Mindestens 4 oder 5 Monate verbringe ich jedes Jahr auf der Alm, und so begegne ich manchen Pflanzen im Sommer nur selten, etwa dem Franzosenkraut. Im Tal verarbeite ich es sehr oft, einfach weil es in meinem Garten stets präsent ist. Von Ende Mai bis Ende Oktober sehe ich das Kraut nicht, weil es sich auf 1600 Metern Höhe leider nicht mehr wohl fühlt.

Als ich im letzten Jahr dann Ende Oktober vom Berg ins Tal zurückkam, stieg ich aus dem vollgepackten Auto aus und staunte erst einmal über die noch unglaublich üppige Vegetation. Nach den letzten herbstlichen Wochen auf der Alm, inmitten von ratzeputz abgeweideten Hängen und kargen Latschenkiefer- und Wacholderbeständen, war ich so viel Grün und Bunt nicht mehr gewöhnt: fette Brennnessel- und Gierschbestände, die schönen Herbstfarben der Laubbäume, reich blühende Gärten mit Astern und Dahlien. Rund um unser Haus gab es noch Polster der Vogelmiere, frischen Löwenzahn und Spitzwegerich, die nach der letzten Mahd wieder zart nachgewachsen waren, und große Knopfkräuter. Der Willkommenstrunk, den ich mir gleich zubereitete, war logischerweise ein wunderbarer Wildkräutersmoothie mit reichlich Knopfkraut.

HISTORISCHES

Das Franzosenkraut ist ein sogenannter Neophyt – übersetzt: »Neupflanze«. Ebenso wie Tomate, Kartoffel und Mais stammt es ursprünglich aus Südamerika und gelangte erst mit den spanischen Kolonialherren nach Europa. Der königliche Leibarzt mit dem Namen Galinsoga, Gründer des Botanischen Gartens in Madrid, soll der Erste gewesen sein, der sie Ende des 18. Jahrhunderts bewusst anbaute. Andere botanische Gärten folgten, etwa Kew Gardens in London, sodass das vermehrungsfreudige Pflänzchen an vielen Orten über den Zaun springen und sich im wahrsten Sinn des Wortes in Windeseile ausbreiten konnte. Das war zu Beginn des 19. Jahrhunderts, als napoleonische Truppen durch Europa zogen – auch nach Deutschland, und so schien das Knopfkraut mit Napoleon einmarschiert zu sein. Seither hat es seinen volkstümlichen Beinamen Franzosenkraut. Auch der Name Knopfkraut stammt wohl aus der Zeit: Die kleinen Blüten des Krauts erinnern an Knöpfe, etwa an die runden, golden glänzenden Metallknöpfe der soldatischen Uniformen.

SAMMELN UND VERWENDEN

Beide Franzosenkrautarten können gleichermaßen verwendet werden. Bei jungen Pflanzen kann man den gesamten oberirdischen Teil samt Blüten essen. Wie auch bei vielen anderen Wildkräutern pflückt man, wenn es in den Sommer hineingeht, dann nur noch Blätter, Blüten und Triebspitzen, da die Stängel härter und faseriger werden. Ernten lässt sich das wilde Kraut bis zum ersten Frost, diesen überstehen dann nur die vielen kleinen Samen, die im nächsten Jahr wieder reichlich junge Triebe hervorbringen.

Die ganz jungen Pflänzchen werden von Unerfahrenen allenfalls mit den Jungpflanzen der Sonnenblume verwechselt, doch nach kurzer Zeit, wenn sich die ersten Blütchen ausbilden, ist das Wildkraut unverwechselbar.

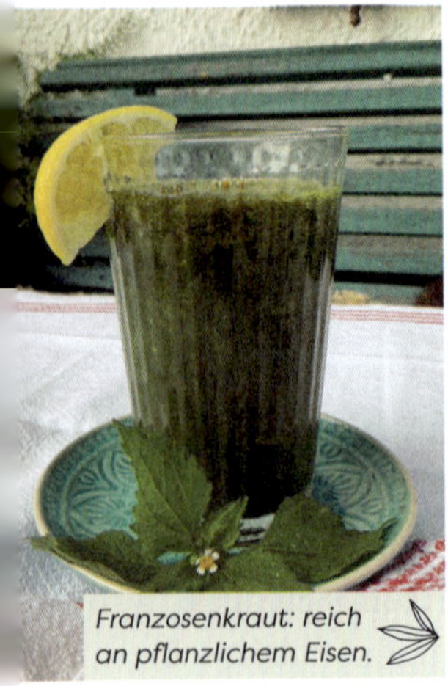

Franzosenkraut: reich an pflanzlichem Eisen.

Das Franzosenkraut ist sehr aromatisch, leicht würzig und zart wie junger Salat. Es eignet sich wunderbar für Rohkostsalate und Smoothies, kann aber auch wie Spinat als Gemüse gegart in Suppen, Aufläufen oder Aufstrichen verwendet werden. Reines Franzosenkrautpesto ist auf jeden Fall einen Versuch wert, aber auch einer Mischung mit anderen Wildpflanzen wie Giersch, Löwenzahn oder Vogelmiere verleiht das Kraut ein kräftiges Aroma.

Blätter und Blüten können auch gut getrocknet werden. Natürlich geht dabei ein Teil der Vitamine verloren, aber die Mineralstoffe bleiben auch in der Trockenware erhalten, sodass man den ganzen Winter über vom hohen Eisengehalt der Pflanze profitieren kann. Dazu ist es ratsam, die getrockneten Blätter zu Pulver zu zerreiben, das dann Suppen, Eintöpfe und Eierspeisen würzt oder morgens schon mit wertvollen Mineralstoffen zum Müsli beiträgt. Auch als Zutat zum Kräutersalz verwende ich es gerne.

GESUNDHEIT UND HEILEN

HAUPTWIRKSTOFFE
Provitamin A, Vitamin C, Kalium, Kalzium, Magnesium, Mangan, Phosphor, Eisen, Schleimstoffe und reichlich Eiweiß

HEILWIRKUNG
blutbildend, blutdruckregulierend, blutreinigend, blutstillend, leberunterstützend, verdauungsregulierend und wundheilend

Besonders der hohe Eisengehalt macht das als Unkraut verschriene Pflänzchen so wertvoll für die menschliche Ernährung – 14 Milligramm pro 100 Gramm, das kann sich sehen lassen. Rindfleisch dagegen bringt es lediglich auf 2,3 Milligramm, getrocknete Aprikosen auf 4,4 Milligramm, Haferflocken auf 4 Milligramm und Linsen auf rund 8 Milligramm. Der tägliche Eisenbedarf Erwachsener liegt bei etwa 10 bis 15 Milligramm. Wer ihn aus rein pflanzlichen Quellen decken will, muss wissen, dass es sich dabei im Gegensatz zu dem Mineralstoff aus tierischen Quellen wie Fleisch und Eigelb um sogenanntes zweiwertiges Eisen handelt, das im Vergleich zum dreiwertigen Eisen aus tierischen Quellen vom Körper weniger gut aufgenommen werden kann. Gerade Veganer sollten deshalb darauf achten, zusammen mit eisenreichen Lebensmitteln immer Vitamin C aufzunehmen, etwa mit einem Spritzer Zitronensaft im Salatdressing oder Smoothie. Es erhöht die Fähigkeit des Darms, den pflanzlichen Nährstoff zu resorbieren.[3]

Bemerkenswert ist jedoch, dass das in den Wildpflanzen – auch im Franzosenkraut – reichlich enthaltene Vitamin C ohnehin schon die Aufnahme des Eisens unterstützt. Die Natur denkt einfach mit!

Schwefelhaltige Lebensmittel wie Zwiebel und Knoblauch oder betacarotinhaltige Gemüsesorten wie Karotten und Süßkartoffeln fördern ebenfalls die Eisenaufnahme. Mit dem Espresso nach dem Essen sollte man dann allerdings eine Stunde warten, denn Kaffee hemmt die Eisenaufnahme im Dünndarm, ebenso wie schwarzer Tee.

Das im Franzosenkraut enthaltene Mangan ist ein Spurenelement, das wichtiger Bestandteil vieler Enzyme ist – unsere Katalysatoren im Körper. Sie sind wesentlich am Kohlenhydrat- und Fettstoffwechsel beteiligt. Mangan trägt in unseren Zellen zum Schutz vor oxidativem Stress bei, und es soll die Bildung des glücklich machenden Botenstoffes Dopamin unterstützen. Weitere gute Manganquellen sind übrigens gekeimter Buchweizen, Heidelbeeren, Haferflocken und Haselnüsse.

Da das Kraut in unseren Breiten im Vergleich zu vielen anderen Wildpflanzen noch nicht so lange heimisch ist, gibt es natürlich keine jahrhundertelang überlieferten Heilanwendungen. Allerdings können wir auch da wieder auf die Erfahrungen der südamerikanischen Indigenen blicken, die die Pflanze als Blutdrucksenker verzehren und bei Leberbeschwerden einen Tee (1 EL auf 250 ml Wasser) daraus bereiten. Das rohe Kraut wird – klein geschnitten und zu Brei gestampft – als blutstillende und wundheilende Auflage auf die Haut aufgebracht.

KÜCHE UND REZEPTE

Den Sommer über, wenn ich auf der Alm bin, komme ich an den meisten Tagen nicht zum Kochen und ernähre mich deshalb weitgehend von Brot, Käse, Butter, Milch und Pflanzenrohkost. Kräuter und Beeren pflücke ich nebenbei auf meinen langen Streifzügen durchs Almgebiet, wenn ich die Weidetiere zähle oder wieder einmal auf der Suche nach meinen ausgebüxten Ziegen bin. Dann stecke ich mal dieses, mal jenes Kräutlein in den Mund. Größere Mengen, mehrere Handvoll Kräuter, kommen in den Rucksack, den ich eigentlich immer dabeihabe. Die schneide ich abends klein und esse sie als Brotbelag oder vermische sie zu einem Pesto. Wenn ich großen Hunger oder Besuch habe, koche ich auch mal Nudeln – dann passt das Pesto als Sauce.

Wenn es im Oktober wieder ins Tal geht, muss ich meine Ernährungs- und Kochgewohnheiten erst einmal umstellen. Doch sobald die Temperaturen in den einstelligen Bereich sinken, tut eine warme Suppe richtig gut – oder auch nur ein Topf gekochter Kartoffeln. Denn Kartoffeln schleppen wir nicht auf die Alm, da gibt es an Kohlenhydraten in der Speisekammer nur einen Nudelvorrat und Getreide zum Brotbacken.

Pesto in jeder Form passt aber auch wunderbar zu Kartoffeln, finde ich, etwa zu Bratkartoffeln – ein sehr gesundes und einfach zuzubereitendes Gericht, das jeden satt und glücklich zurücklässt. In Ligurien kennt man einen gehaltvollen, lauwarmen Kartoffelsalat mit einem Kräuterdressing, den ich einmal mit grünen Bohnen gemischt serviert bekam, als wir eine Freundin zur Olivenernte besuchten. Ich habe mich davon inspirieren lassen, zu meinem Kartoffelsalat mit Franzosenkrautpesto, den inzwischen alle Besucherinnen lieben!

Warmer Kartoffelsalat mit Franzosenkrautpesto

Für 4 Portionen

1 kg vorwiegend festkochende Kartoffeln
400 g grüne Bohnen
2 Handvoll Franzosenkraut (oder gemischt mit Vogelmiere, Giersch)
2–4 Knoblauchzehen
80 g gemahlene Nüsse (z. B. Haselnüsse, Walnüsse, Mandeln)
Olivenöl
Salz
frisch gemahlener Pfeffer

1 Die Kartoffeln mit der Schale als Pellkartoffeln kochen, abgießen und kurz ausdampfen lassen.

2 Während die Kartoffeln kochen, die grünen Bohnen putzen, waschen und in mundgerechte Stücke schneiden. In wenig Wasser bissfest kochen und abgießen.

3 In der Zwischenzeit das Franzosenkraut verlesen, die Knoblauchzehen schälen. Beides fein hacken oder im Mixer pürieren. Die gemahlenen Nüsse untermischen und langsam so viel Olivenöl unterrühren, bis ein sämiges Pesto entstanden ist. Mit Salz und Pfeffer abschmecken.

4 Die Kartoffeln schälen und in Scheiben schneiden. In wenig Olivenöl knusprig braten, mit den grünen Bohnen vermischen, mit dem Pesto beträufeln und lauwarm servieren.

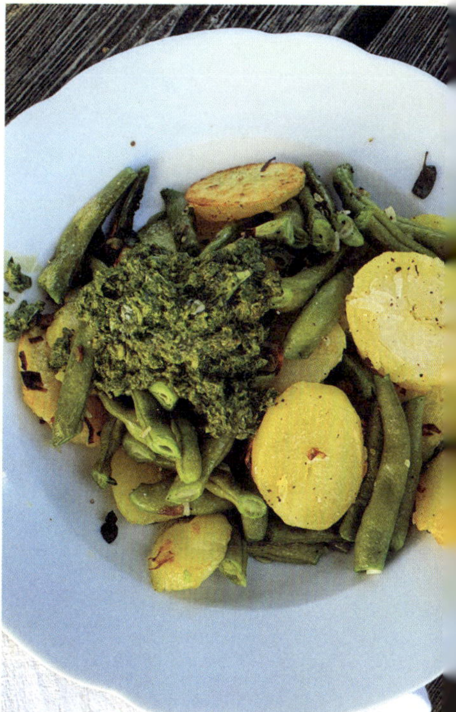

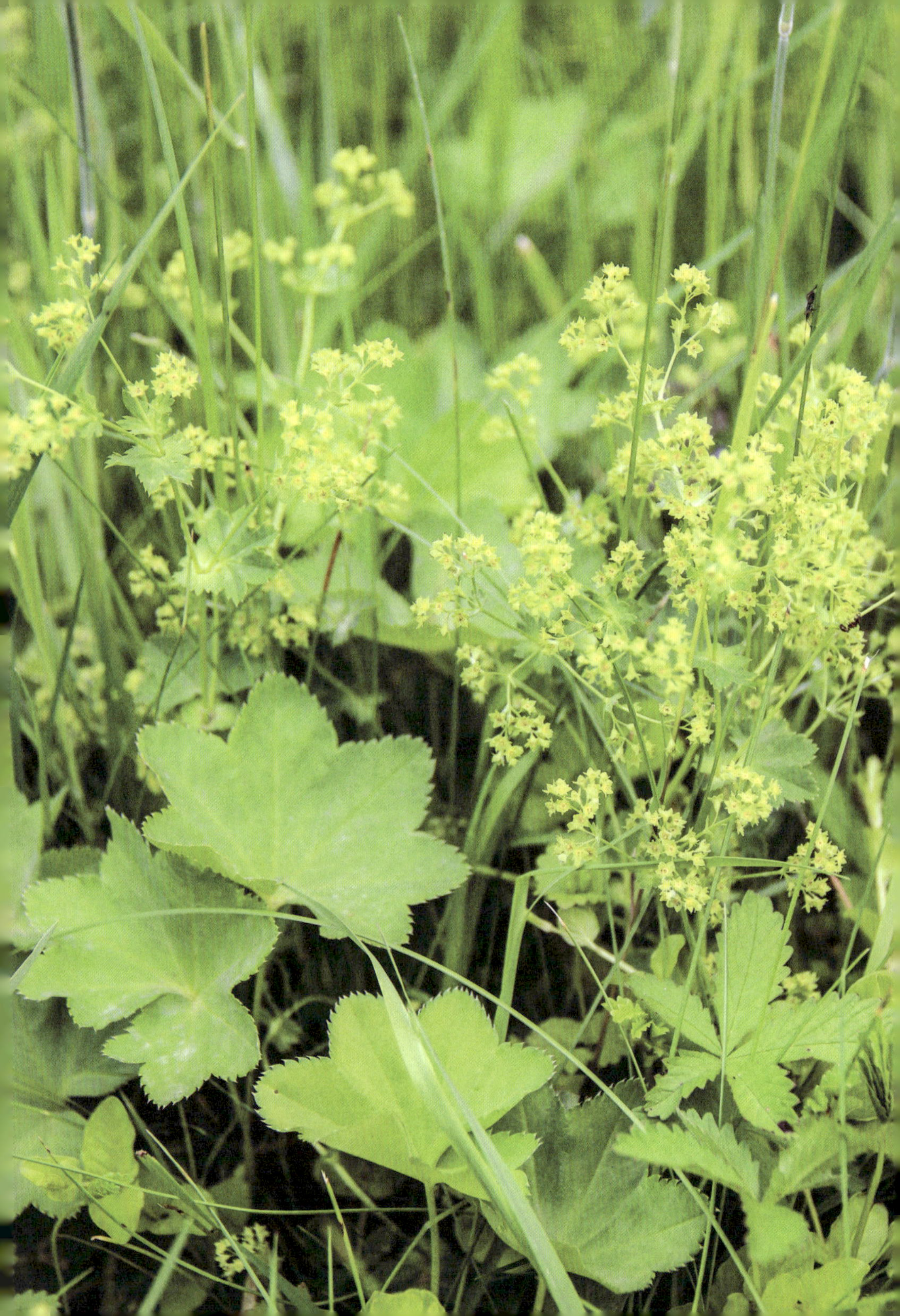

GEMEINER FRAUENMANTEL

(Alchemilla vulgaris)

GEHÖRT ZUR Familie der Rosengewächse *(Rosaceae)*

ANDERE NAMEN Marienmantel, Alchimistenkraut, Allerfrauenheil, Sinau, Taublatt

STANDORT Wiesen, lichte Wälder, unter Gebüschen, Gärten

WAS WIRD GESAMMELT blühendes Kraut und grundständige Blätter

SAMMELZEIT während der Blütezeit Mai–September

WIE KONSERVIEREN/VERWENDEN Kraut frisch oder getrocknet, als Tee, Tinktur, für Bäder

---

Die 30 bis 60 Zentimeter hohe mehrjährige, krautige Pflanze wächst oft in großen Polstern.

Ihre handförmigen Grundblätter stehen in einer Rosette, sind gezähnt und weisen fünf bis neun Lappen je Blatt auf. Unscheinbar wirken ihre hellgrünen, gelben Blüten.

Weltweit gibt es etwa 1000 Arten, allein der Gemeine Frauenmantel bringt etwa 20 Unterarten hervor. Man nimmt an, dass sie sich in ihrer Wirkungsweise ähneln.

Schon die weichen Blätter des Frauenmantels, die tatsächlich einem Umhang ähneln, wie ihn früher wohl die Frauen getragen haben, wirken beschützend, umhüllend. Ihre Form hat der ansonsten unscheinbaren Pflanze zu ihrem Namen verholfen.

Und die Form deutet, wie bei vielen Pflanzen, auch auf die Wirkung hin: Seit jeher wird der Frauenmantel vorwiegend in der Frauenheilkunde angewandt und gehörte früher in jeden Königinnengarten. Der Frauenmantel begleitet uns Frauen das gesamte Leben lang heilend und wohltuend für Körper und Seele. Auf der Alm wächst die *Alchemilla* auch in großen Mengen, wobei sie sich hier viel kleiner und zarter zeigt. Bis in den späten Herbst behalten ihre Blätter das satte Grün, und nicht einmal ein früher Schneeeinbruch setzt ihr zu. Neben dem Gemeinen Frauenmantel wächst in alpinen Regionen auch noch eine weitere Unterart, der Silbermantel. Ich nutze beide für meine morgendliche Kräuterteemischung.

Frauenmantel wächst auch gerne unter größeren Lärchenbeständen. Die Lärche ist eine sehr lichtvolle Pflanze und wirft im Herbst ja bekannterweise ihre Nadeln ab, die wiederum einen hervorragenden Dünger für den Frauenmantel darstellen – eine symbiotische Beziehung.

Was die Menschen seit jeher am Frauenmantel fasziniert, sind vor allem die wunderschönen »Wasserperlen«, die sich am Grund der Blätter sammeln. Besonders bei Sonnenschein glitzern diese Tropfen wie der kleine Schatz einer Muschel. Man nennt diese »Perlen« Guttationstropfen, das kommt aus dem Lateinischen: *gutta* heißt »Tropfen«. Damit bezeichnet man einen Vorgang, den man bei vielen Pflanzen und Pilzen beobachten kann, der aber beim Frauenmantel besonders auffällig ist: Die Pflanze scheidet – etwa in der Nacht und bei hoher Luftfeuchtigkeit – an ihren Blatträndern Wasser aus, das sich beim Frauenmantel in dem wie ein Gefäß geformten Blatt sammelt und morgens als ein einziger glitzernder Tropfen sichtbar ist. Dieser wirkt auf den ersten Blick wie ein Tautropfen – er besteht aus hochwertigem, gefiltertem und mit der Pflanzenenergie versehenem Pflanzenwasser. Als Kinder haben wir diese Tropfen gerne vorsichtig abgeleckt. Dieses Wasser soll, so die Volksmedizin, Schönheit verleihen, indem man es trinkt oder das Gesicht damit benetzt.

DIE KLEINE SCHWESTER – DER SILBERMANTEL

Der schon erwähnte Silbermantel *(Alchemilla alpina)* ist die kleine Schwester des Frauenmantels. Vor allem in alpinen Regionen zu Hause, besitzt er noch stärkere Heilkraft und antibiotische Wirkung als der Frauenmantel – was nicht verwunderlich ist, muss er doch den Widrigkeiten am Berg trotzen. Viele der begehrten Inhaltsstoffe dienen der Pflanze zum Schutz vor Fressfeinden, vor Kälte oder UV-Strahlung.

Erkennbar ist der Silbermantel an seinen einzeln stehenden Blättern, die rund um den Stängel angeordnet sind. Sie weisen einen silbernen Blattrand auf, und die Unterseite des Blattes ist ebenfalls silbrig behaart. Ihre wahre Schönheit erkennt man erst auf den zweiten Blick, wenn man sich dem Silbermantel liebevoll zuwendet. Er blüht zwischen Mai und Juli.

Der Silbermantel weist ähnliche Wirkstoffe auf wie der Gemeine Frauenmantel, enthält aber im Vergleich zu diesem mehr Bitterstoffe, die für die Anregung der Verdauung und des Stoffwechsels zuständig sind. Sein hoher Gerbstoffgehalt macht ihn für die Wundversorgung und bei Durchfall sehr interessant.

Der Silbermantel wird am Berg meist nur von Schafen gefressen, alle anderen Tiere meiden die gerbstoffreiche Pflanze.

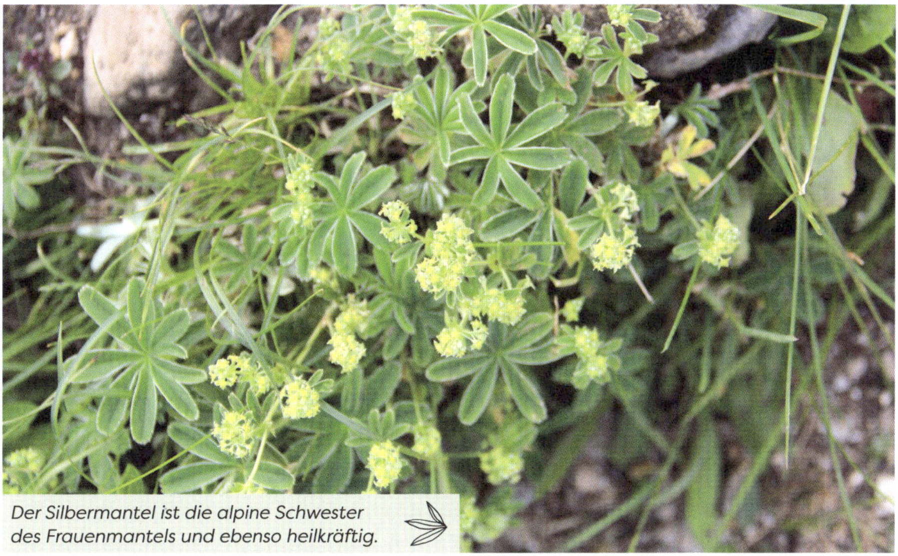

Der Silbermantel ist die alpine Schwester des Frauenmantels und ebenso heilkräftig.

Das Wildkraut braucht keine Fremdbestäubung, das kann man als Zeichen dafür deuten, dass er eine Pflanze für Frauen ist, die ihr Leben allein stemmen – oder, wie es Astrid Süßmuth ausdrückt: »Der Silbermantel ist eine Pflanze für Frauen, die allein auf der Welt stehen. Es sind alleinerziehende Mütter, alte Jungfern, Frauen in reinen Mutter-Tochter-Linien – oder Sennerinnen auf der Alm.«[4]

Mit seinen silbernen Blättern hat er einen großen Bezug zu unserer Seele und unserer Psyche. Silbermittel, wozu der Silbermantel zählt, werden aufgrund ihrer beruhigenden und regenerierenden Wirkung oft bei psychosomatischen Erkrankungen eingesetzt – wenn die Seele leidet.

HISTORISCHES

Die alte Bezeichnung »Liebfrauenmantel« erinnert daran, dass insbesondere der Mantel, den die Muttergottes auf mittelalterlichen Darstellungen als Schutzmantelmadonna trägt, namengebend für unsere Pflanze war. So brachte man die heilenden Inhaltsstoffe der Pflanze mit einem wahrhaft »himmlischen« Schutz von oben in Verbindung.

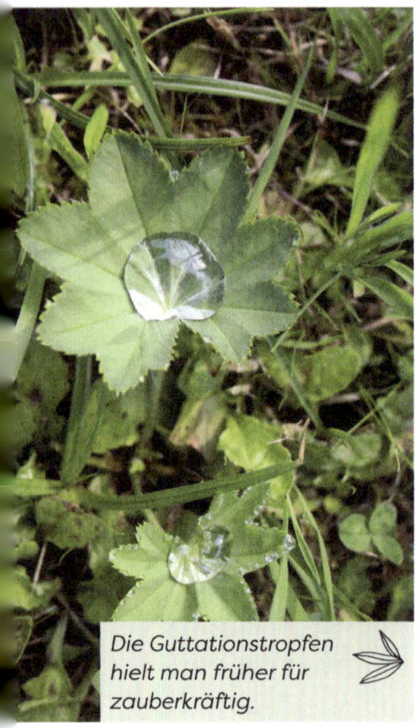

Die Guttationstropfen hielt man früher für zauberkräftig.

Und wenn der heilkundige Pfarrer Künzle über den Frauenmantel sagte: »Die Alten kannten die Heilkraft dieser Pflanze ganz wohl und gaben ihr den Namen Alchymilla (Zauberkraut)«, dann ist das nur die halbe Wahrheit. Vermutlich hat er recht damit, dass die Heilkraft des Frauenmantels altbekannt ist. Ausschlaggebend für den lateinischen Namen ist aber der Zusammenhang mit den Alchemisten des Mittelalters und der frühen Neuzeit. Die Versuche dieser frühen Chemiker und Forscher, Gold herzustellen, sind ja legendär. Es waren vor allem Mönche in den Klöstern, die auf der Suche nach dem »Stein der Weisen« waren und unter anderem glaubten, sie könnten unedle Metalle in Gold verwandeln, wenn sie nur die richtigen Hilfsstoffe dafür fänden. Dabei bedienten sie sich aller möglichen natürlichen Stoffe, unter anderem – angeblich – auch der Guttationstropfen des Frauenmantels, die ja wie von Zauberhand am frühen Morgen auf den Blättern erscheinen. Heute wissen wir, dass man Gold nicht künstlich herstellen kann. Bei den oft gefährlichen Experimenten »erfand« man immerhin das Porzellan, das »weiße Gold«, und das Schwarzpulver – beides Materialien, die es schon im alten China gegeben hatte und die in Europa quasi wiedererfunden wurden.

Zurück zum Frauenmantel. Erst im ausgehenden Mittelalter, 1485, wird er erstmals in einem Kräuterbuch erwähnt. In der Folge machte man sich vor allem die aufgrund der Gerbstoffe zusammenziehende Wirkung zunutze, als Wundkraut und gegen äußerliche und innerliche Entzündungen.

SAMMELN UND VERWENDEN

Gesammelt wird das blühende Kraut, also Blätter, Blüten und zarte Stängel. Ab Mai, wenn die ersten Blüten erscheinen, können wir die *Alchemilla* ernten und in Büscheln zum Trocknen aufhängen. Anschließend etwas zerkleinern und in Gläsern oder Papiertüten dunkel aufbewahren – und schon steht uns die geballte Frauenpower tagtäglich zur Verfügung.

Tee kann aus frischem oder getrocknetem Kraut zubereitet werden – je höher der Blütenanteil, desto feiner und schmackhafter wird der Tee. Schneidet man den Frauenmantel in der vollen Blüte ab, kann man ihn im Herbst nochmals ernten.

Neben Teeauszügen eignet sich der Frauenmantel auch für die Herstellung von Tinkturen, hierfür ist die beste Erntezeit Mai bis Juni.

GESUNDHEIT UND HEILEN

Zu den Hauptwirkstoffen im Frauenmantel zählen wie gesagt die Gerbstoffe, weshalb er den Gerbstoffdrogen zugeordnet wird. Im Vergleich zu vielen anderen Heilpflanzen mit diesem Bestandteil wird der Frauenmantel auch von empfindlicheren Menschen sehr gut vertragen.

Die Gerbstoffe sorgen mit ihrer zusammenziehenden und bakterienhemmenden Wirkung für einen schnellen Wundverschluss. Bakterien und Viren wird das Eindringen in die Wunde erschwert und Blutungen werden gestillt.

In Form von Sitzbädern hilft der Frauenmantel gut bei Hämorrhoiden und Entzündungen im Genitalbereich, bei Ausfluss oder Scheidenpilz.

Mundspülungen mit einem Absud von Frauenmantelkraut können bei Infektionen im Mund-Rachen-Bereich eingesetzt werden, etwa bei Zahnfleischentzündungen.

Wissenschaftlich belegt ist die Wirkung des Frauenmantels bei Durchfällen und Magen-Darm-Infektionen, was wiederum auf den hohen Anteil von Gerbstoffen und Flavonoiden zurückzuführen ist.

HAUPTWIRKSTOFFE
Bitterstoffe, Gerbstoffe, Flavonoide und Karotinoide, Chlorophyll, Kieselsäure und Salicylsäure, Eisen

HEILWIRKUNG
antimikrobiell, blutstillend, entzündungshemmend, hormonregulierend, krampflösend, schmerzlindernd, gefäßstärkend und wundheilend

Auch zur Unterstützung bei rheumatischen Erkrankungen wird Frauenmantel eingesetzt – zusätzlich wirkt er krampflösend, hormon- und blutungsregulierend sowie gefäßschützend.

Dieses große Spektrum an Heilkräften beim Frauenmantel erstaunt immer wieder. Es lässt sich aber nicht auf einzelne, isolierte Wirkstoffe zurückführen, sondern basiert auf der Kombination und Synergie der vielen komplexen Stoffe. Die Wissenschaft hat bis heute noch nicht endgültig herausgefunden, wie sich die Inhaltsstoffe in Pflanzen gegenseitig beeinflussen, unterstützen und potenzieren. Wir sollten daraus den Schluss ziehen, dass es immer besser ist, die gesamte Pflanze zu verwenden, als nur einen einzelnen Wirkstoff in einem Nahrungsergänzungsmittel zu konsumieren.

Die Volksmedizin versammelt jahrhundertelange Erfahrungen, und sie zählt den Frauenmantel zu den wichtigsten Frauenheilkräutern von der Menarche, der ersten Monatsblutung, über Schwangerschaft und Geburt bis in die Zeit der Menopause.

DIE HORMONPFLANZE

Alchemilla hat eine dem Progesteron ähnliche Wirkung. Sie unterstützt den weiblichen Körper bei der Bildung des Gelbkörperhormons in der zweiten Zyklushälfte, wodurch Beschwerden wie Stimmungsschwankungen, Krämpfen, Wassereinlagerungen oder Spannen in den Brüsten entgegengewirkt werden kann.

Progesteron gehört neben Östrogen zu den wichtigsten Sexualhormonen einer Frau und wird in den Geschlechtsdrüsen mit Hilfe des im Blut zirkulierenden Cholesterins gebildet. Progesteron wird auch gerne als unser »Chill-Hormon« bezeichnet. Es beruhigt, entspannt und macht uns stressresistenter. Ab dem dritten Lebensjahrzent kommt es aufgrund des Alters und äußerer Umstände immer häufiger zu einem Mangel dieses wichtigen Hormons.

Stress ist ein großer Faktor, der mit einem Hormonmangel und daraus folgenden Dysfunktionen in Zusammenhang gebracht wird. Interessant finde ich, dass Progesteron eine Vorstufe für die Synthese unserer wichtigen Geschlechtshormone Testosteron und Estradiol sowie des »Stresshormons« Cortisol ist. Bei längeren Stressphasen braucht der Körper neben Adrenalin und Noradrenalin sehr viel Cortisol und ist in der Lage, das körpereigene Progesteron dafür zu verwenden und es in das benötigte Stresshormon umzuwandeln. Dies kann auf der anderen Seite dazu führen, dass nicht mehr ausreichend Progesteron für einen normal funktionierenden Zyklus vorhanden ist. Dauerstress, heute an der Tagesordnung, hat große Auswirkungen auf unseren sensiblen Hormonhaushalt und kann uns Frauen schnell aus dem Gleichgewicht bringen.

So brauchen besonders wir Frauen einerseits einen ausgeglichenen Cholesterinspiegel, um die Herstellung von Progesteron von dieser Seite her zu unterstützen, und auf der anderen Seite ist es extrem wichtig, Stress zu reduzieren.

Werden uns die Zusammenhänge in unserem Körper klarer und erkennen wir, dass unsere Befindlichkeitsstörungen vielleicht mit einem Progesteronmangel in Zusammenhang stehen, wirkt das doch fast wie ein kleiner Befreiungsschlag. Dem prämenstruellen Syndrom mit seinem vielfältigen Beschwerdebild nicht ausgeliefert zu sein oder diesem nicht mit synthetischen Hormonen begegnen zu müssen macht uns unsere Kraft wieder bewusst und dass wir selbst etwas an unseren Beschwerden ändern können.

Das Thema weiter auszuweiten, würde den Rahmen dieses Buches sprengen. Für mich war es vor Jahren ein Segen, diese Zusammenhänge in meinem Körper zu verstehen und mit Hilfe unserer heimischen Heilpflanzen entsprechend handeln zu können. Blicke ich auf die Zeiten zurück, in denen ich mit meinem Zyklus, meiner Weiblichkeit zu kämpfen hatte, waren es stets Phasen mit viel Stress, Druck und großen Herausforderungen.

Gleichen wir unseren erhöhten Cortisolspiegel mit Entspannungsübungen, viel frischer Luft, Sport, pflanzenbetonter Ernährung und der Heilkraft der Kräuter wieder aus, kann unser Körper sein Progesteron vorrangig für einen ausgleichenden Hormonspiegel verwenden. Und genau hierbei unterstützt uns der Frauenmantel auf so wunderbare Art und Weise: Er kräftigt unsere Gebärmutter, wirkt stärkend auf unser Bindegewebe, unterstützt den Körper bei der Bildung des Gelbkörperhormons und gleicht so auch eine häufige Östrogendominanz, also ein Zuviel an Östrogen im Verhältnis zum Progesteron, aus. Zusätzlich fördert die Frauenheilpflanze in der ersten Zyklushälfte den Eisprung.

Frauenmantel wird bei den verschiedensten Menstruationsbeschwerden eingesetzt, da er generell ausgleichend und harmonisierend wirkt. Vor allem bei zu häufiger, zu starker und zu langer Blutung sowie Krämpfen hat er sich bewährt. Vor den »Tagen« fehlt uns oft die Ausgeglichenheit und Leichtigkeit im Leben. Stimmungsschwankungen, Gereiztheit, das Gefühl, »nahe am Wasser gebaut zu sein«, sind dabei oft an der Tagesordnung. Hier hilft uns der Frauenmantel, ins körperliche und seelische Gleichgewicht zu kommen.

Aufgrund der neben den Gerbstoffen enthaltenen Salicylsäure (Ausgangsstoff zur Herstellung von Aspirin), die schmerzlindernd und durchblutungsfördernd auf die Gebärmutter wirkt, wird die Pflanze bei Neigung zu Fehlgeburten eingesetzt, bei der Geburt und anschließend bei der Rückbildung. Auch für stillende Mütter ist der Frauenmantel förderlich, weil er die Milchbildung anregt.

Durch seine hormonregulierende Wirkung wird er auch bei Unfruchtbarkeit, Myomen und Zysten eingesetzt.

Auch im Klimakterium spielen Gefühle und Emotionen oft verrückt. Viele Frauen fühlen sich in der Phase der Wechseljahre, den Jahren des fühl- und sichtbaren Wandels, oft überfordert. Das hat Auswirkungen auf die seelische Befindlichkeit. Die *Alchemilla* legt hier beschützend und heilend ihren »Mantel« um uns Frauen und stärkt uns in allen Lebenslagen. Eine Anwendung mit *Alchemilla* verbessert ganz nebenbei auch das Hautbild und sorgt für eine »strahlende« Erscheinung – einerseits aufgrund ihrer hormonregulierenden Wirkung und andererseits mit ihren den Darm unterstützenden Wirkstoffen. Fäulnisprozesse werden vermindert, wodurch der Darm besser arbeiten und entgiften kann.

Äußerlich angewandt können Umschläge mit Frauenmanteltee bei Geschwüren, Ekzemen oder Hautausschlägen die Abheilung fördern.

Frauenmanteltee

2 TL frisches oder getrocknetes Kraut mit 250 ml kochendem Wasser überbrühen und 10 Min. abgedeckt ziehen lassen. Abseihen und auf Trinktemperatur abgekühlt schluckweise trinken.

★ Eine Teekur über 6–8 Wochen (3-mal täglich eine Tasse, 1–2 Wochen pausieren und wiederholen) kann über mehrere Monate angewandt werden.

★ Zur Regulierung der Menstruation, bei Krämpfen und prämenstruellem Syndrom empfehlen sich täglich zwei Tassen Frauenmanteltee ab der Zyklusmitte bis zum Einsetzen der Menstruation.

★ Für geschmacklich abgerundete Teemischungen eignen sich vor allem Rose, Schafgarbe und Melisse als Beigabe zum Frauenmantel.

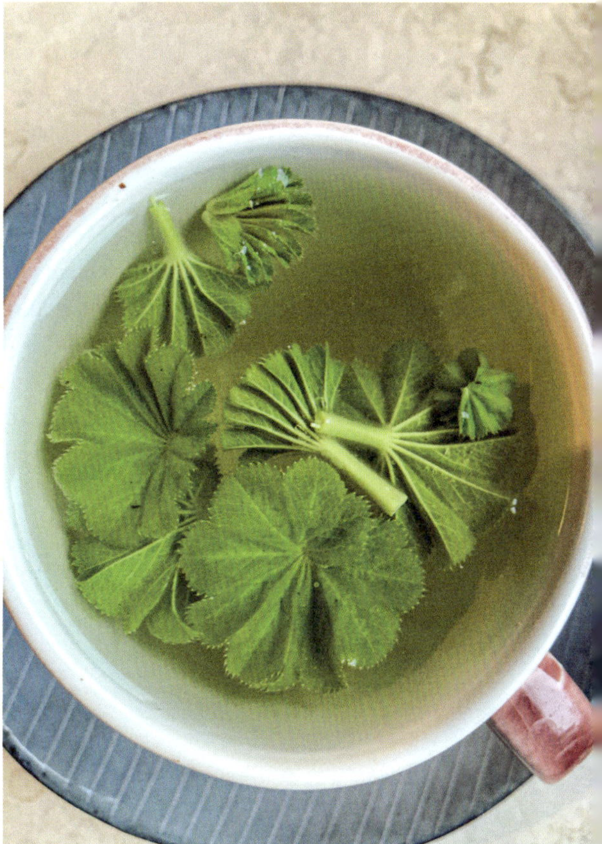

Frauenmanteltinktur

1 Frisches, blühendes Kraut klein schneiden, locker und randvoll in ein Schraubglas geben und mit einem 50%igen Alkohol-Wasser-Gemisch auffüllen, das heißt, Wasser und Alkohol zu gleichen Teilen mischen – dafür idealerweise einen 95%igen, reinen Alkohol aus der Apotheke verwenden und zur Hälfte mit Wasser verdünnen.
2 Das Glas fest verschließen und an einem dunklen Ort bei Zimmertemperatur 4–6 Wochen ziehen lassen. Dabei täglich einmal vorsichtig schütteln. Anschließend abseihen und in Braunflaschen füllen.

★ Regelmäßig 2- bis 3-mal täglich 15–20 Tropfen einnehmen, oder 1–2 TL in ein Glas Wasser geben und über den Tag verteilt trinken. In der Schwangerschaft empfiehlt die Heilpraktikerin und Pflanzenexpertin Margret Madejsky, die der *Alchemilla* ein ganzes Buch gewidmet hat, 3-mal täglich 10 Tropfen.[5]
★ Eine längerfristige Einnahme ist zu empfehlen bei Myomen und Zysten und unterstützend bei Endometriose.
★ Die Tinktur ist laut Margret Madejsky wirkungsvoller als der Teeauszug. Eine Kombination aus beiden ist natürlich auch möglich. Wie immer sollte man für sich selbst herausfinden, wo die individuellen Vorlieben sind und wie man die Einnahme am besten in den Alltag integrieren kann. Ich trinke morgens gerne eine Tasse Frauenmanteltee und habe meine alkoholische Tinktur in einem kleinen Fläschchen immer griffbereit. Bei Bedarf gönne ich mir über den Tag verteilt ein paar Tropfen.

Frauenmantelpflanzenwasser

In der Zeit der Blüte einige Triebe mit Blüten in eine Karaffe mit kaltem Wasser geben und über den Tag verteilt trinken. Ergänzend nach Belieben noch Rosenblüten, Schafgarbe (Kraut und Blüte) und beliebige andere Kräuter, etwa Giersch, Labkraut, Brennnessel oder auch Melisse, hinzugeben, um die Wirkung noch zu verstärken. Die Kräuter können dabei den ganzen Tag im Wasser bleiben.

So ein Pflanzenwasser kann von der ganzen Familie getrunken werden, es schmeckt prima, sieht ansprechend aus und tut uns allen einfach nur gut.

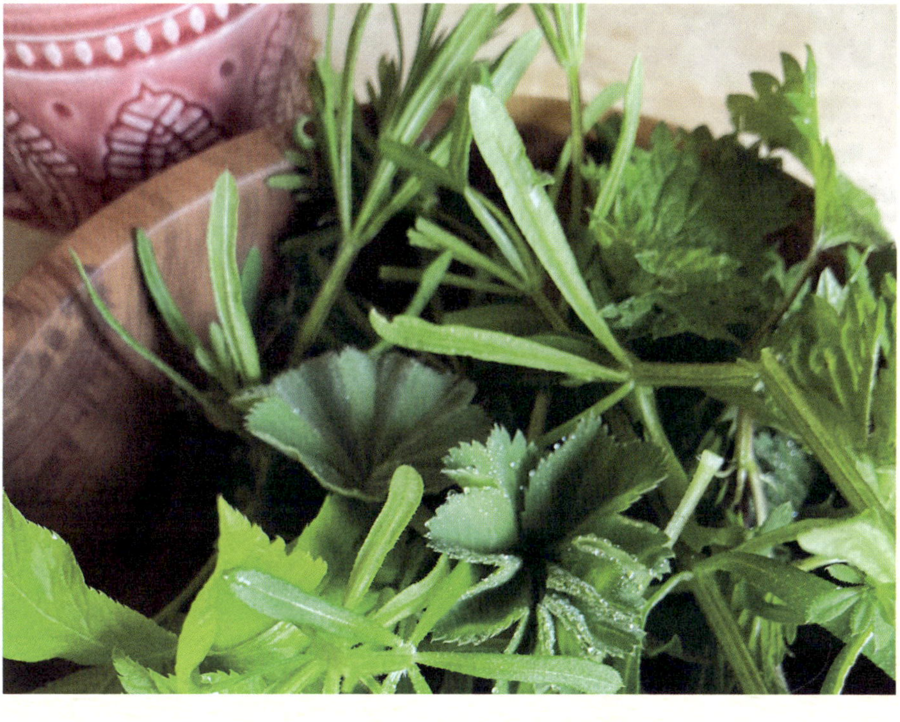

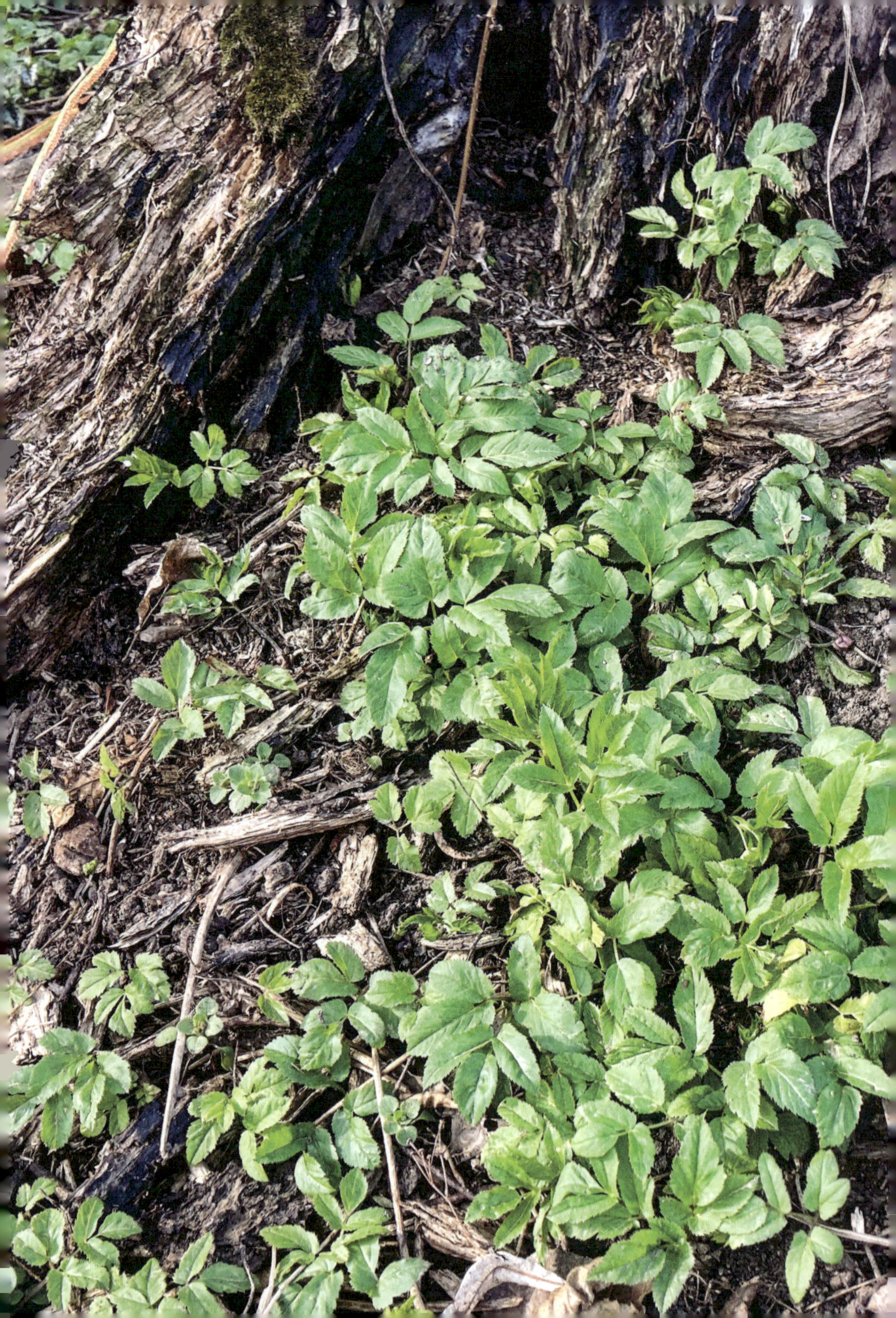

GIERSCH

(Aegopodium podagraria)

GEHÖRT ZUR Familie der Doldenblütengewächse *(Apiaceae)*

ANDERE NAMEN Geißfuß, Dreiblatt, Zipperleinkraut, Gichtkraut, Podagrakraut
STANDORT schattige, feuchte, nährstoffreiche Böden, unter Hecken, an Gartenzäunen, Laubwälder
WAS WIRD GESAMMELT Blatt mit Stängel, Blüten, Samen
SAMMELZEIT Blätter mit Stiel Februar–November, Blüten Juni–August, Früchte Juli–September

WIE KONSERVIEREN/VERWENDEN Kraut frisch oder getrocknet als Tee und in der Küche

---

Giersch ist eine mehrjährige und sehr robuste, krautige Pflanze, die eine Höhe von bis zu einem Meter erreichen kann und es bis in Höhenlagen von 1300 Metern schafft.

Die Zahl Drei ist in der Pflanze stets wiedererkennbar. Die Grundform der Blätter ist spitz, aber das Alleinstellungsmerkmal sind die dreiteiligen Blattgruppen, deren Blätter wiederum dreigeteilt sind. Die oberste Gruppierung jedes Blatttriebs hat drei Blätter, die unteren beiden können auch gelegentlich nur zwei Teilblätter aufweisen, was an einen Ziegenfuß erinnert. Auch die (unbehaarten) Stängel sind im Querschnitt nicht rund, sondern dreieckig und bis zu 20 Zentimeter lang. Die lanzettlichen Blätter weisen deutlich gezähnte Ränder auf und sind behaart.

Lediglich der Haupttrieb mit der Blüte ist im Querschnitt rund und meistens hohl. Die weißen, mitunter leicht rötlichen kleinen Blüten bilden eine flache, etwa 15 Zentimeter große Dolde, die einen an Petersilie erinnernden Duft verströmt. Die daraus entstehenden kleinen Samen erinnern in Geruch und Geschmack an Kümmel.

DER GIERSCH ALS LEHRMEISTER

Das Wort »Giersch« kann in uns ganz konträre Gefühle auslösen – je nachdem, welchen Hintergrund wir haben. Während Gartler mit dem Kraut auf Kriegsfuß stehen, schwärmen Wildkräuterfans in höchsten Tönen von diesem Doldenblütler. Wenn wir also alles, was uns im Leben so begegnet, immer aus verschiedenen Perspektiven betrachten würden, brächte das sicherlich viele Vorteile und einen ganzen Schwung Leichtigkeit in unser Leben.

Aber zurück zum Giersch. Dem ergeht es ähnlich wie dem Gundermann. Man hat diese Wildkräuter zum Unkraut erklärt und als Heilkraut oft verkannt. Ja, er unterminiert mit seinen weißen, sich weit verzweigenden Wurzeln die Gartenbeete, schlängelt sich unterirdisch in die Wurzelstöcke von Stauden und treibt Gärtner und Gärtnerinnen zum Wahnsinn. Jedes weiße Wurzelstückchen, das beim Jäten im Boden verbleibt, treibt in kürzester Zeit aus und wird zu einer neuen kräftigen Pflanze. Doch diese ungeheure Vitalität ist ein Geschenk, das die Natur uns zur Gesunderhaltung unseres Körpers anbietet.

Giersch wird nicht grundlos Zipperleinkraut genannt, und nicht umsonst wächst er gerne in der Nähe des Menschen. Auf die Pflanzen, die uns umgeben und gerne bei uns bleiben, sollten wir unser Augenmerk richten, denn es heißt, dass die Pflanzen bevorzugt da wachsen, wo sie gebraucht werden. Viele von ihnen sind heilkräftig – ob es nun die Brennnessel, der Gundermann, die Schafgarbe, der Frauenmantel oder eben der Giersch ist.

Heutzutage halten die meisten Menschen einen dauerhaften Stresspegel für »normal«. Stress ist jedoch einer der Faktoren, der unseren Körper übersäuern lässt. Dazu kommt unsere Ernährung mit einem Übermaß an tierischen und zuckerhaltigen Produkten, oft zu viel Kaffee, um auf Touren, und Alkohol, um wieder runterzukommen – weitere Verursacher von Übersäuerung. Da ist es doch einen Versuch wert, mit heimischen Pflanzen wieder ins Gleichgewicht zu kommen und den Körper beim Abbau des Harnsäureüberschusses zu unterstützen. Wir brauchen nur den Giersch in unseren Speiseplan zu integrieren.

Er ist nämlich ein schmackhaftes Wildgemüse, das wir in großen Mengen in unsere Ernährung einbauen können. Ich finde es genial, wenn ich mir von Februar bis teils in den November täglich mit einer Handvoll Blätter dieser heilkräftigen Pflanze meinen Salat oder den morgendlichen Smoothie aufpeppen kann. Der Giersch ist kein Würzkraut wie der Gundermann, den ich nur blättchenweise ins Essen gebe. Der Giersch steht uns, kraftvoll und reichlich, täglich in großen Mengen zur Verfügung. Ich muss ihn nicht wie unsere oft aufwendig kultivierten Blattsalate vor dem Angriff der gefräßigen Schnecken verteidigen, ihn auch nicht jedes Jahr neu anpflanzen.

Wenn er mir zu groß wird, sodass die Blätter fester und bitterer werden, mähe ich immer wieder einen Teil der Fläche ab, und in kürzester Zeit treiben frische, neue schmackhafte Triebe aus, die ich ernten kann – und das Ganze auch noch kostenlos und garantiert in Bioqualität.

HISTORISCHES

Der Name der Pflanzenart – *podagraria* – weist schon auf die in der Vergangenheit häufigste Anwendung hin: »Podagra« ist eine alte Bezeichnung für die Gicht. Eigentlich bedeutet das aus dem Griechischen kommende Wort »Fußfalle« und meint ursprünglich die Gicht der Großzehe – wenn sich also Harnsäurekristalle im Großzehengrundgelenk ablagern und schmerzhaft bemerkbar machen. Dann kann der Patient auch nur noch trippeln – daraus hat sich der Begriff »Zipperlein« entwickelt und die Benennung des Gierschs als »Zipperleinkraut«.

Die echte Gicht galt lange als Krankheit der Reichen – zu Recht. Da sie durch eine fleisch- und meeresfrüchtereiche Ernährung mit reichlich Alkohol stark befördert wird, war der Großteil der Bevölkerung, die ärmere Schicht, nicht so gefährdet. Fleisch kam da selten auf den Tisch. Erst seit sich die extrem fleischbetonte Ernährung in der breiten Bevölkerung durchgesetzt hat, tritt auch die Gicht nicht mehr schichtenspezifisch auf.

SAMMELN UND VERWENDEN

Giersch findet man an vielen halbschattigen Plätzen, auf Wiesen, unter Büschen und Hecken. Er breitet sich schnell teppichartig aus und wächst gerne in Gesellschaft von Brennnessel, Gundermann und Labkraut.

Ein gutes Erkennungsmerkmal zeigt dieser Spruch, der zugleich eine Eselsbrücke ist: »Drei, drei, drei, bist beim Giersch dabei.« Denn wie eingangs erwähnt, sitzen an jedem Gierschblatt drei Einzelblätter, die wiederum dreigeteilt sind, und die Blattstängel sind dreikantig. Die Blätter ähneln einem Ziegenfuß, besonders wenn sich die äußeren Blattteile noch nicht ganz getrennt haben. Der aus dem Griechischen kommende botanische Gattungsname *Aegopodium* bedeutet nichts anderes als »ziegenfüßig«. Verwenden kann man das gesamte oberirdische Kraut, Blätter mit Stängeln, Blüten und Samen.

Am besten schmecken die Blätter, wenn sie noch ganz frisch sind, sich gerade entfalten und leicht glänzen. Wir können sie samt der saftigen Stiele gleich an Ort und Stelle verspeisen. Ab Februar/März fängt der Giersch in der Regel zu sprießen an. Wer ihn aber das ganze Jahr über erntet oder abmäht, kommt bis zum ersten Frost in den Genuss junger Blätter.

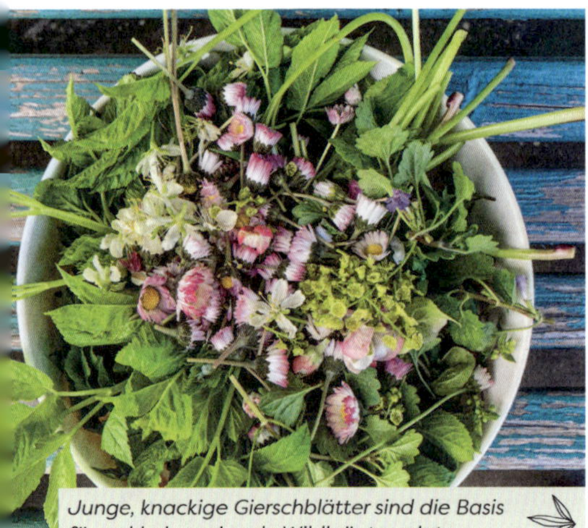

Junge, knackige Gierschblätter sind die Basis für wohlschmeckende Wildkräutersalate.

Beim Giersch im jungen Stadium bitte unbedingt die Blattstiele mitverwenden, da sie sehr knackig und saftig sind. Roh geknabbert schmecken sie, wie ich finde, sehr mineralisch. Ich habe das Gefühl, dass man den hohen Mineralstoffgehalt förmlich schmecken kann. Die jungen Blätter sind fast zu schade zum Kochen, ich gebe sie gerne roh in Salate und Dips. Sie sind weich, zart, schmecken nach Karotte und Petersilie, manche sagen auch nach Sellerie. Schon beim Zerreiben entsteht der Duft, der an Karotten erinnert.

Die Blätter können mit Blattsalaten gemischt werden, wobei ich reine Wildkräutersalate mit Giersch, Löwenzahnblättern und -blüten, Vogelmiere, Spitzwegerich und Gundelrebe viel aromatischer finde und bevorzuge. Auch im Kartoffelsalat, anstelle von Löwenzahn oder Petersilie, machen sich gehackte junge Gierschblätter hervorragend, ebenso in Omeletts, Kräuterquark und Wildkräuterpestos (pur oder gemischt).

Ältere Blätter werden derber und intensiver im Geschmack und sollten deshalb gegart werden, etwa gedünstet als Gemüse. Gierschblätter können genauso wie Spinat verwendet werden. Auch eine Dreierkombi aus Spinat, Mangold und Giersch ist möglich.

Die Blätter lassen sich auch gut trocknen und eignen sich im Winter wie Maggikraut zum Würzen von Eintöpfen, Aufläufen, Suppen, aber auch für Fisch- und Fleischgerichte.

Für Heilanwendungen etwa gegen Rheuma und Gicht werden Teeaufgüsse zubereitet, die wir beim Giersch sowohl aus frischen als auch aus getrockneten Blättern herstellen können.

Schneiden wir ihn nicht ab und lassen ihn blühen, können wir die mild-aromatischen Blüten in Salate und Gemüsegerichte aufnehmen. Die Dolden kann man aber auch in Ausbackteig tauchen und in Schmalz oder Öl ausbacken wie Holunderblütendolden.

Die Samen lassen sich frisch oder getrocknet als Gewürz verwenden. Sie schmecken würzig-scharf und erinnern an Kümmel und Fenchel. Am besten verreibt man sie im Mörser zu Pulver, das sich für Saucen, Suppen, Salate oder Eintöpfe eignet.

GESUNDHEIT UND HEILEN

Giersch ist, wie wir gesehen haben, eine außerordentlich durchsetzungskräftige, standhafte Pflanze. Diese starke Lebenskraft, sagt man, übergibt er an uns Menschen, wenn wir ihn im wahrsten Sinne des Wortes zu uns nehmen.

Das Heilkraut hat einen 15-mal höheren Vitamin-C-Gehalt als Kopfsalat und ist auch dem als so gesundheitsfördernd gehypten Grünkohl überlegen. Der Giersch wirkt unterstützend bei der Senkung der Harnsäurewerte im Körper, indem er die

Harnsäurekristalle löst und gleichzeitig über seine harntreibende Wirkung die Nieren dazu anregt, die Säuren auszuscheiden. Somit ist er ideal, um Gicht und rheumatischen Erkrankungen vorzubeugen oder sie unterstützend zu behandeln. Ich schaffe es auch nicht immer, mich jeden Tag hundertprozentig basenbetont zu ernähren. Ich liebe meine tägliche Tasse Kaffee, verschmähe auch nicht ein feines Stück Kuchen oder ein Gläschen Wein am Abend. Wichtig für mich ist, dass ich mit den stark basischen Wildkräutern meinen Säure-Basen-Haushalt wunderbar im Gleichgewicht halten kann, ohne mich völlig kasteien zu müssen. Und Vorbeugung ist nun mal die beste »Behandlung«.

HAUPTWIRKSTOFFE

Ätherische Öle, Provitamin A und Vitamin C, Kalium und Kalzium, Eiweiß (ca. 7 %), Eisen, Mangan, Kupfer und Zink, Chlorophyll und Flavonoide

HEILWIRKUNG

antibakteriell, antimykotisch (pilzhemmend), blutreinigend, entgiftend, entsäuernd, harntreibend, harnsäurelösend, antirheumatisch und entzündungshemmend

Mit seinem hohen Kaliumgehalt wirkt Giersch entwässernd und fördert wie gesagt die Ausscheidung von Harnsäure. Deshalb kann er auch gut bei Blasenentzündung eingesetzt werden.

Äußerlich angewendet, also auf die Haut aufgelegt, lindert das gequetschte Kraut Insektenstiche und Verbrennungen und unterstützt die innerliche Anwendung bei Rheuma, Gicht und Ischias.

Der hohe Vitamin-C-Gehalt und das enthaltene Zink stärken unsere Immunabwehr und unterstützen uns bei der Bekämpfung herannahender Erkältungskrankheiten bzw. entzündlichen Prozessen unserer Atemwege.

TIPP

Am besten legt man sich im Gemüsegarten eine wilde Ecke an, in der Giersch, Brennnessel, Taubnessel, Gundermann und alles, was sich sonst noch ansiedeln mag, einfach wachsen dürfen. Werden die sehr vitalen Pflanzen wie Brennnessel und Giersch zu groß, schneidet man sie einfach ab und regt so einen neuen Austrieb an. Das kann man 3- bis 4-mal jährlich wiederholen und erntet dann sogar noch im Oktober/November frischen, zarten Giersch.

Gierschtee

1-2 EL frische oder getrocknete Gierschblätter mit 250 ml kochendem Wasser übergießen, 10 Min. ziehen lassen. Als Kur drei Tassen täglich 3 Wochen lang trinken.

Entsäuerungsbad

500 g Gierschblätter in 2 l Wasser aufkochen, 15 Min. ziehen lassen, abseihen und ins Badewasser geben. Wirkt sehr unterstützend bei Ischialgien, Gicht, Rheuma, Hämorrhoiden. Badezeit mindestens 20–30 Min.

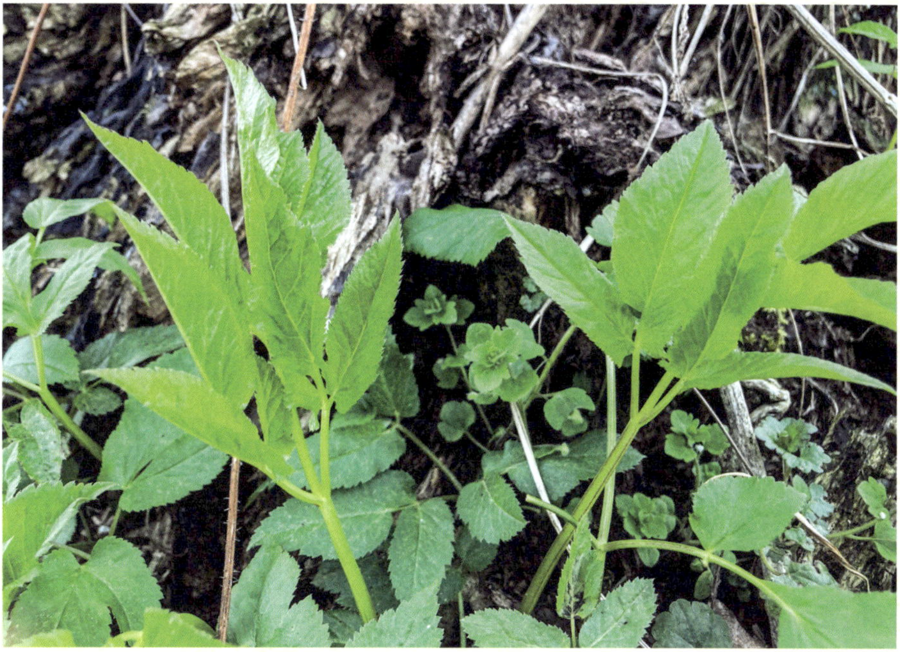

Grüner Smoothie

Für 4 Portionen à 250 ml

3–4 Handvoll Wildkräuter
(z. B. Giersch, Brennnessel, Kleines Labkraut, Löwenzahnblätter, Frauenmantel)
1 kleine Gurke
1 Apfel
1 etwa fingergroßes Stück Ingwer
6 Datteln ohne Stein
Fruchtfleisch von 1 Zitrone (ohne Schale)
100 ml Apfelsaft
½ TL Flohsamenschalen
½ l Quellwasser

---

1 Kräuter, Gurke und Apfel, wenn nötig, waschen, abtropfen lassen und grob schneiden. Ingwer nach Belieben schälen.
2 Alle Zutaten in einen Mixer geben und fein pürieren.

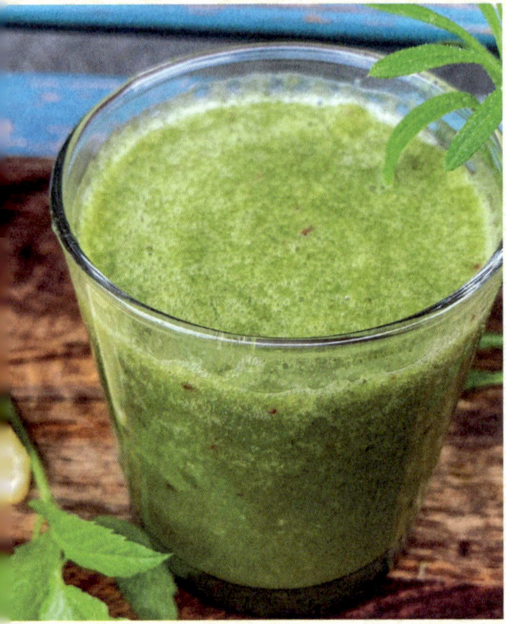

★ Der Smoothie ist im Kühlschrank etwa 2 Tage haltbar. Falls er etwas nachdickt, einfach mit Wasser oder Apfelsaft verdünnen.

★ Weitere empfehlenswerte Wildkräuter: Gänseblümchen, Vogelmiere, essbare Baumblätter, Taubnessel, Melissenblätter, Spitzwegerich und viele mehr.

★ Die Zutaten können natürlich nach Belieben verändert und ausgetauscht werden, ganz nach Gusto und Kräutersaison. Es macht Spaß, mit verschiedenen Kräuterkombinationen zu experimentieren und jeweils zu kosten, wie sich der Geschmack verändert.

Linsensalat mit Giersch

Für 4 Portionen

250 g gelbe Linsen
Currypulver
450 ml Gemüsebrühe
1 EL Tahin (Sesammus)
2–3 EL gehackter Giersch
1 EL Sesamsaat
4 EL Olivenöl
Zitronensaft, Salz
1 TL Agavensirup
frisch gemahlener schwarzer Pfeffer

---

1 Linsen mit Gemüsebrühe und etwas Currypulver weichkochen und kurz abkühlen lassen.

2 Restliche Zutaten unter die noch leicht warmen Linsen geben und den Salat mindestens 30 Min. durchziehen lassen.

★ Der Salat kann auch mit gekeimten Linsensprossen zubereitet werden, dann müssen die Linsen nicht gekocht werden.

★ Nach Belieben etwas Feta in Würfeln, ein gekochtes, fein geschnittenes Ei und ein paar klein geschnittene Cocktailtomaten mit hineingeben – eines meiner Lieblingsgerichte!

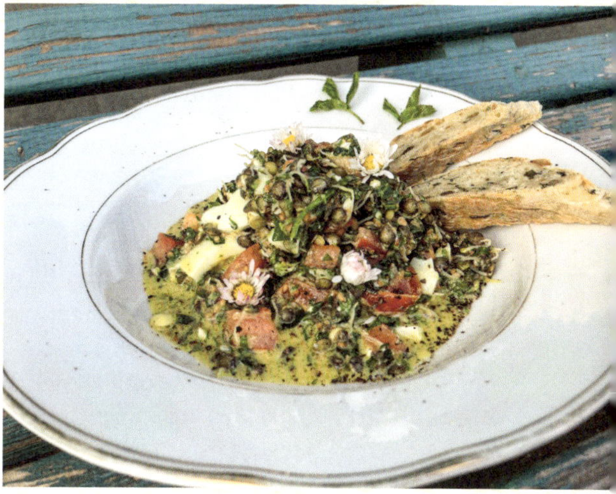

Giersch-Kartoffel-Pflanzerl

Für etwa 12 Stück

500 g Kartoffeln oder gekochte Pellkartoffeln vom Vortag
2–4 Handvoll Gierschblätter
1 Zwiebel
2 Knoblauchzehen
Kräutersalz, frisch gemahlener Pfeffer
50 g Rahmtopfen, trocken
1 Ei
1 EL Zitronensaft
2 EL feine Haferflocken
2 EL Vollkornmehl
50 g Feta
Sesamsamen
Olivenöl zum Braten

1 Kartoffeln mit Schale kochen und erkalten lassen. Dann schälen und auf der groben Reibe in eine Schüssel reiben.

2 Giersch, wenn nötig, waschen und abtropfen lassen.

3 Zwiebel und Knoblauch schälen, hacken und in etwas Olivenöl kurz andünsten.

4 Giersch in etwa ½ cm breite Streifen schneiden und zu den Zwiebeln geben. Andünsten, bis er zusammenfällt, mit Kräutersalz und Pfeffer würzen und abkühlen lassen.

5 Gierschgemüse, Topfen, Ei, Zitronensaft, Haferflocken und Mehl zugeben. Feta grob zerdrücken, ebenfalls zugeben und alles verkneten. Falls der Teig zu weich ist, noch Mehl oder Haferflocken zugeben.

6 Etwas Olivenöl in einer beschichteten Pfanne erhitzen und ein »Probepflanzerl« braten. Wenn es die richtige Konsistenz hat, die gesamte Masse portionsweise ausbraten.

7 Dafür jeweils 1 EL der Masse abnehmen, mit der Hand nachformen und in das heiße Öl setzen. Sobald das Pflanzerl auf der Unterseite gut gebraten ist und nicht mehr am Pfannenboden klebt, die Oberseite des Pflanzerls mit Sesam bestreuen, es wenden und die zweite Seite fertig backen.

MIT EINEM FRISCHEN WILDKRÄUTERSALAT WIRD EINE VOLLSTÄNDIGE MAHLZEIT DARAUS:

1 Dafür pro Person 2 Handvoll Kräuter mit Blüten (Giersch, Löwenzahn, Vogelmiere, Franzosenkraut, Taubnessel, Schafgarbe, Spitzwegerich, zur Deko: Blüten von Ringelblume, Gänseblümchen, Taubnessel, Malve, Gundermann) zupfen oder grob schneiden.

2 Für das Dressing folgende Zutaten in einem Schraubglas verschütteln: 4 EL Olivenöl, evtl. 2 EL Kürbiskernöl, 5 EL Obstessig, 2 EL beliebiger Sirup oder Agavendicksaft, 1 TL Kräutersalz, evtl. 1 EL Sesam- oder Mandelmus, frisch gemahlener Pfeffer.

3 Den Salat mit dem Dressing vermischen, nach Belieben mit rosa Pfefferbeeren und Blüten garnieren und/oder mit gerösteten Walnüssen oder Sonnenblumenkernen bestreuen.

★ Man kann die Pflanzerl auch erkaltet am nächsten Tag ins Büro oder zum Picknick mitnehmen.

★ Statt Giersch schmeckt in den Pflanzerl auch Schafgarbe, Franzosenkraut, Vogelmiere, Brennnessel oder eine Mischung aus verschiedenen Kräutern.

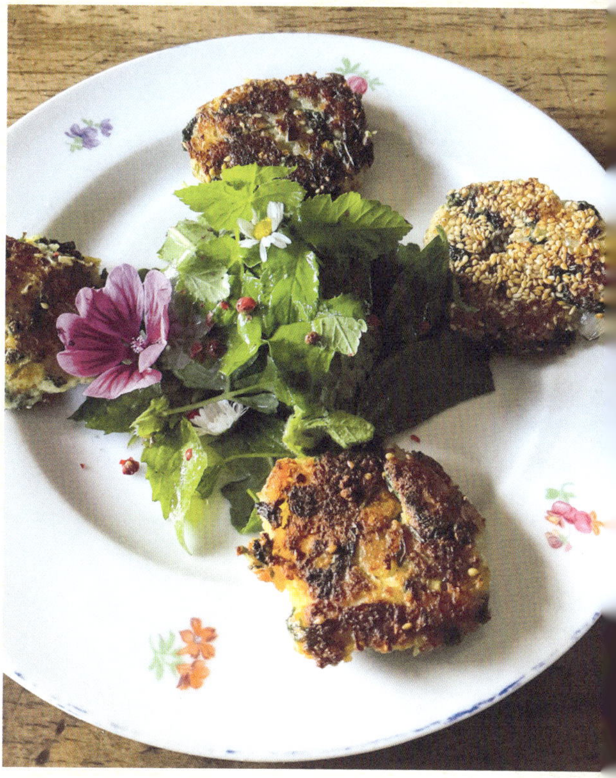

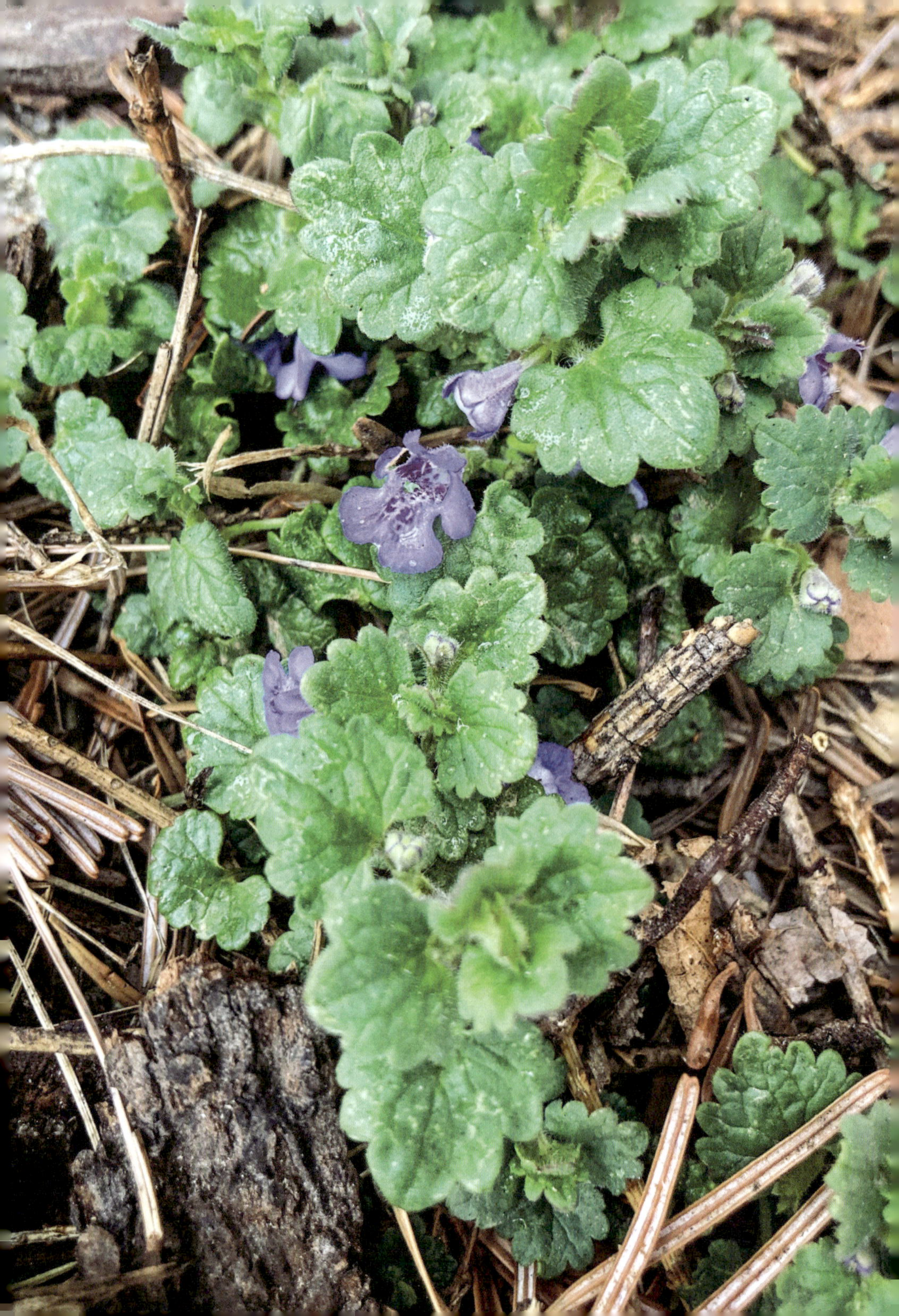

GUNDERMANN, GUNDELREBE

(Glechoma hederacea)

GEHÖRT ZUR Familie der Lippenblütler *(Lamiaceae)*

ANDERE NAMEN Soldatenkraut, Soldatenpetersilie, Gundram, Grundrebe
STANDORT feuchte Wiesen, an Waldrändern und Wegrändern, an Zäunen, auch im Unterwuchs von Gebüsch, in Beeten und Gärten
WAS WIRD GESAMMELT blühendes Kraut, Blätter, Blüten
SAMMELZEIT ganzjährig, Blütezeit April–Juli, höchste Wirkkraft März–Juli

WIE KONSERVIEREN/VERWENDEN Blätter und Blüten frisch, als Tee, Tinktur, Küchengewürz, in Dressings oder Kräutersalz

---

Der Gundermann ist eine ausdauernde, krautige Pflanze, die sogar den Winter über grün bleibt. Sie bildet kriechende Ausläufer, die an ihren Knoten wiederum feine Wurzeln schlagen und sich somit stark verzweigen, was das Kraut in unseren Gärten und Beeten schnell zum Bodendecker werden lässt, wenn man ihm nicht Einhalt gebietet. Im Frühling entwickelt der Gundermann dann kerzengerade gen Himmel wachsende Sprossen, an denen sich die Blüten bilden – als ob die Pflänzchen Bedenken hätten, dass die Bienen und Hummeln sie sonst nicht finden.

Die Laubblätter sind im jungen Stadium herzförmig, später nierenförmig und weisen kleine Kerben am Blattrand auf. Sie stehen kreuzgegenständig am vierkantigen Stängel, das heißt, jeweils zwei Blätter stehen sich gegenüber, das nächste Blattpaar um 90 Grad gedreht wieder gegenüber: Wenn man von oben auf den Stängel schaut, bilden zwei Paare also ein Kreuz. Die lippenförmigen blau-violetten Blüten haben einen feinen, süßlichen Geschmack. Beim Zerreiben der Blätter entsteht ein intensiver, würziger Geruch.

DIE AUSLEITUNGSEXPERTIN

Die Gundelrebe, ein heute weithin nicht mehr bekanntes Wildkraut, gilt den meisten Gärtnern und Gärtnerinnen lediglich als lästiges Unkraut, obwohl sie eine Heilpflanze mit jahrhunderte-, vielleicht sogar jahrtausendelanger Tradition ist. Schon ihr Name, in dem das althochdeutsche Wort »Gund« steckt, was so viel bedeutet wie »Eiter«, zeigt uns einen ihrer traditionellen Einsatzbereiche: schlecht heilende, eitrige Wunden. Daher wurde sie früher auch Soldatenkraut genannt.

Die Gundelrebe ist eine der stark wirksamen Heilpflanzen, die zu Unrecht fast völlig in Vergessenheit geraten sind.

In meiner Phyto- und Heilkräuterausbildung wurden wir eindringlich auf die Bedeutung und den sachten Umgang mit dieser Pflanze hingewiesen. »Verwendet die Gundelrebe regelmäßig, aber mit Bedacht und wohldosiert, denn sie hat die Fähigkeit, Schwermetalle, insbesondere Blei, aus dem Körper zu leiten. Gebt eurem Körper aber Zeit und überfordert ihn dabei nicht.« Dieser Aspekt hatte sofort mein Interesse an der Gundelrebe geweckt, weil ich davon überzeugt bin, dass wir alle über die allgegenwärtigen Umweltgifte, denen wir ausgesetzt sind, schädliche Schwermetalle in unseren Körpern ansammeln. Weil der Körper mit diesen Giften nichts anzufangen weiß und weil er sich vor ihnen schützen will, steckt er sie dorthin, wo sie vermeintlich am wenigsten Schaden anrichten – unter anderem in Gelenke, Muskeln sowie in Binde- und Fettgewebe –, allerdings leider trotzdem mit entsprechenden gesundheitlichen Auswirkungen.

Nach diesem wunderbaren Heilkraut muss man tatsächlich nicht lange suchen, denn es wächst buchstäblich vor der Haustür – und gut schmeckt es auch: sehr würzig, sehr eigen, etwas petersilig-minzig.

SAMMELN UND VERWENDEN

Die Gundelrebe ist eine Pflanze, die sich gerne in der Nähe der Menschen ansiedelt, sich uns fast schon aufdrängt, als ob wir sie in der heutigen Zeit besonders benötigen würden. Wenn wir an die Belastung unserer Körper mit Umweltgiften denken, ist sie die Pflanze, die uns dabei unterstützen kann, Giftstoffe regelmäßig auszuleiten und Entzündungen vorzubeugen oder sie zu kurieren. Natürlich bindet die Gundelrebe auch an ihren Standorten in der Natur diese Schwermetalle, weshalb wir unsere Sammelplätze mit Bedacht auswählen sollten.

Bei der Gundelrebe werden nur die frischen, wirkstarken Pflanzenteile verwendet. Durch das Trocknen verliert die Pflanze leider einen großen Teil ihrer Wirkkraft, weshalb man sie vorrangig, auch für Tee, frisch verwenden sollte. Aber da wir sie ja fast das ganze Jahr über von der Natur zur Verfügung gestellt bekommen, brauchen wir sie nicht in großen Mengen zu konservieren.

Verwenden können wir im jungen Stadium ab März bis in den Juli hinein die ganzen Triebe mit den Blüten. Im Laufe des Sommers und im Herbst zupfe ich mir lediglich einzelne Blätter ab, da die Stängel härter werden und sich die Ausläufer an ihren Knotenpunkten immer wieder stark mit dem Boden verwurzeln.

In der Küche ist der Gundermann ein schmackhaftes Würzkraut – mancherorts auch »wilde Petersilie« genannt und wie diese zu verwenden, allerdings viel sparsamer.

In der Wildkräuterküche erobert sich das Unkraut allmählich seinen würdigen Platz zurück. Die Gundelrebe verwendet man nicht in großen Mengen wie etwa Giersch oder Brennnesseln, da das Aroma viel zu intensiv wäre, sondern vielmehr fein dosiert.

TIPP

Wer keinen Garten hat, kann sich die Gundelrebe aus der Natur holen und in Balkonkästen oder Kübel pflanzen. Durch ihre »wurzelfreudige« Art wird sie sich schnell vermehren.

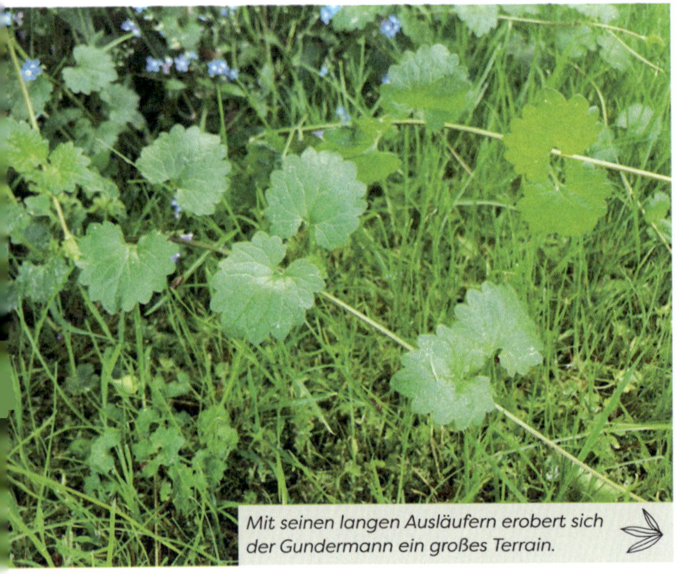

Mit seinen langen Ausläufern erobert sich der Gundermann ein großes Terrain.

Die Blüten schmecken weniger intensiv, angenehm mild und leicht süßlich. Mit ihnen lassen sich süße und herzhafte Gerichte dekorieren, sodass unsere Augen erfreut mitessen.

Kräutersalzen, Dips und Dressings verleiht die aromatische Gundelrebe einen besonderen Twist. Gundermannblätter können wir in Salaten, Dips, Gemüsegerichten, Suppen und Eierspeisen verwenden. Ich gebe auch immer wieder ein paar Blätter und Blüten in meinen Smoothie oder aufs Butterbrot – himmlisch!

Zu Heilzwecken können wir natürlich aus dem frischen Gundermannkraut einen Tee zubereiten – innerlich zum Trinken, aber auch äußerlich für Wundauflagen. Aber auch als Tinktur wird Gundermann in der Naturheilkunde eingesetzt.

HISTORISCHES

Nördlich der Alpen ist die Anwendung von Gundermann seit alter Zeit nachgewiesen. So hat man ihn in Milch gekocht und den Kranken eingegeben, wodurch, wie man heute weiß, eine Bindung der ätherischen Öle im Milchfett erfolgt und dieser Trank tatsächlich als Kräftigungsmittel in der Rekonvaleszenz gewirkt haben dürfte.

Auch Hildegard von Bingen empfahl den Gundermann, hauptsächlich gegen Kopfschmerzen, auch zu Kopfwaschungen bei Grind, bei Brust- und Lungenerkrankungen sowie Hautkrankheiten. Letztere bildeten eines der Hauptanwendungsgebiete dieses im Mittelalter hoch geschätzten Wundkrauts. Vor allem bei infizierten, eitrigen Wunden wurden wohl häufig die ganzen oder zerstampften Blätter direkt aufgelegt.

Die wichtigste magische Anwendung des Gundermanns erfolgte beim Milchzauber: Das Kraut sollte die »Behexung« der Milch und der milchgebenden Tiere aufheben. Wenn die Kühe im Frühling zum ersten Mal aus dem Stall getrieben werden, hieß es, solle man sie durch einen Kranz von Gundelreben hindurch melken. Und wenn es »mit der Milch nicht richtig ist«, wusch man das Milchgeschirr in Schwaben bis ins 19. Jahrhundert mit einem Gundelrebensud aus. Noch vor 100 Jahren hat man nachweislich in der Rheinpfalz Gundelrebe »in der ersten Mainacht« geschnitten, also der Walpurgisnacht, und hat das Kraut dann mit Salz und Hafer vermischt dem Vieh »gegen die Hexen« eingegeben. Wenn eine Gans brütete, hat man ihr Gundermannzweige ins Nest gelegt, damit sie vor Zauber geschützt sei und gesunde Jungen ausbrüte. Ebenfalls in der Walpurgisnacht gesammelten Gundermann sollte man sich am nächsten Tag als Kranz auf den Kopf setzen und konnte dann die Hexen im Dorf erkennen.[6]

Bei Berufsgruppen, die viel mit Blei zu hantieren hatten, wie Bleigießer oder Maler, gehörte eine regelmäßige Teekur mit Gundelrebe zum Pflichtprogramm, da dem Kraut schon damals die Fähigkeit zur Ausleitung von Schwermetallen, besonders Blei, nachgesagt wurde.

Als auffällige Frühlingspflanze ist der Gundermann natürlich auch ein wichtiger Bestandteil der traditionellen Gründonnerstagssuppe.

GESUNDHEIT UND HEILEN

Die Heilwirkungen, die der Gundelrebe nachgesagt werden, beruhen allesamt auf Erfahrungswerten der Volksmedizin – durch klassische, wissenschaftlich anerkannte medizinische Studien wurden diese bislang leider noch nicht untermauert. Doch ihre nachgewiesenen und belegten Inhalststoffe, wie Flavonoide, Gerbstoffe oder ätherische Öle lassen auch ohne Doppelblindstudien auf ihre Heilwirkung schließen.

Der Gundermann wird vor allem als Tee angewendet – bei Erkrankungen mit festem, zähem, gelbem Schleim, wie oft bei Atemwegserkrankungen, Bronchitis, Kehlkopf- und Nebenhöhlenentzündungen oder auch bei eitrigen Zahnfleischentzündungen.

Äußerlich bringen Umschläge mit einem starken Gundermannabsud bei schlecht heilenden Wunden und Geschwüren Erleichterung.

Auch bei Harnwegserkrankungen und Magen-Darm-Beschwerden mit Durchfall haben sich Teekuren mit Gundermann bewährt. Er unterstützt unsere Lymphtätigkeit, reinigt unser Blut und stärkt somit auch gleich unser Immunsystem.

Im Volksmund wird er immer wieder »Herr des Eiters« genannt, was auf seine antibiotische und wundheilende Wirkung hinweist. Neueren Erkenntnissen zufolge soll er auch in der Lage sein, neben Schwermetallen wie Blei und Quecksilber Antibiotikarückstände aus dem Körper zu leiten.[7]

> **HAUPTWIRKSTOFFE**
> *Ätherische Öle, Vitamin C, Kalium, Gerb- und Bitterstoffe, Flavonoide und Saponine*
>
> **HEILWIRKUNG**
> *antiviral, adstringierend, ausleitend und harntreibend, entzündungshemmend, schleimlösend und auswurffördernd, blutreinigend, stoffwechselanregend, immunstärkend und wundheilend*

Der Apotheker Manfried Pahlow fasst die Wirkkraft der Gundelrebe perfekt zusammen: »Gundelrebe in unsere tägliche Ernährung einzubauen, bewirkt eine sanfte Anregung fast all unserer Organfunktionen und steigert somit unser Wohlbefinden.«[8]

Um diese ermutigende Anregung in die Tat umzusetzen, können wir immer wieder Gundelrebenwasser trinken. Dafür aus der Heilpflanze, gerne auch mit anderen Pflanzen wie beispielsweise Melisse, Thymian oder Taubnessel gemischt, für einige Stunden einen Kaltauszug herstellen, das heißt, die Kräuterzweige etwas anquetschen und in einen Krug mit kaltem Wasser geben. Am besten 1 bis 2 Stunden ziehen lassen und über den Tag dann einfach trinken. Erfrischend und zudem heilend bzw. gesundheitsfördernd.

REZEPTE UND KÜCHE

Der Gundermann ist eine Pflanze, die wir viel stärker in unseren Speiseplan einbauen sollten. Schön wäre es, wenn diese wunderbare, oft verkannte Heilpflanze in unserer Küche einen ähnlichen Stellenwert wie etwa die Petersilie einnehmen dürfte: sparsam als vielseitig einsetzbares Würzkraut dosiert, da sie wie gesagt eine sehr intensive, aromatische Pflanze ist, aber dennoch regelmäßig in kleinen Mengen verwendet. Die Gundermannblätter schmecken leicht scharf, bitter und erinnern etwas an Minze. Die Blüten hingegen sind zart und süßlich – eine wunderbare Kombination, wie ich finde, die, wohldosiert, wieder einen festen Platz in unserer Ernährung einnehmen sollte.

Gundermanntee

1 1–2 TL frischen, klein geschnittenen Gundermann mit 250 ml siedendem Wasser aufgießen und 10 Min. abgedeckt ziehen lassen.

2 1–2 Tassen täglich bei Atemwegserkrankungen oder Magen-Darm-Beschwerden einnehmen, maximal 6 Wochen, dann 1–3 Wochen pausieren.

3 Bei eitrigen Prozessen und Entzündungen im Körper mehrmals täglich eine Tasse trinken, bis Besserung eintritt.

4 Um den Körper zu entgiften und Schwermetalle oder Antibiotika auszuleiten, ist eine Teekur von 4–6 Wochen empfehlenswert, täglich 3–4 Tassen.

★ Im Entgiftungstee ist Gundermann mit »Nierenpflanzen« kombiniert, damit die gelösten Giftstoffe auch wirklich aus unserem Körper hinausbefördert werden.

Entgiftungstee

3 Teile Gundermannblätter
2 Teile Brennnesselblätter
2 Teile Goldrutenkraut

optional noch Schafgarbenkraut, um auch die Leber, die ebenfalls ihren Teil zur Entgiftung beiträgt, zu unterstützen.

1 Pro Tasse 1 EL der getrockneten oder frischen Kräuter mit 250 ml kochendem Wasser überbrühen, zugedeckt 10 Min. ziehen lassen.

2 Um den Körper generell bei der Entgiftung zu unterstützen, 2–3 Tassen täglich 3–6 Wochen lang trinken.

3 Bei akuten Beschwerden wie bakterieller Blasenentzündung oder begleitend bei Nierenbeckenentzündung 4–5 Tassen täglich, bis Besserung eintritt.

Gundermannumschläge

Den Tee mit der doppelten Menge an Kraut zubereiten, Kompressen mit dem Tee tränken, abkühlen lassen, bis die Temperatur hautverträglich ist, und den Umschlag auf eitrige, entzündete Wunden legen.

Gundermannsalz

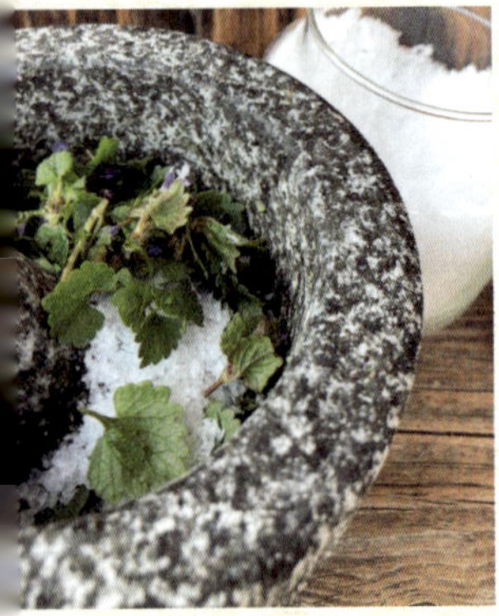

Frische Triebe im Mörser zerreiben, etwa im Verhältnis 1:1 (oder nach persönlichem Geschmack), gutes Salz hinzugeben und die Mischung fein reiben. Im feuchten Zustand in ein Schraubglas füllen und im Kühlschrank lagern. Das Salz konserviert so gut, dass nichts schimmelt. So lassen sich die Wirkstoffe erhalten, die etwa im getrockneten Zustand leider größtenteils verloren gehen würden.

Gundermannessig

Zum Konservieren der frischen Pflanze kann man einen Würzessig für Salatdressings herstellen, am besten mit dem blühenden Kraut: einfach einige Triebe in guten, naturtrüben Apfelessig geben und 3–4 Wochen bei Zimmertemperatur ziehen lassen, danach abseihen und genießen. Sehr gut schmeckt auch eine Kombination mit anderen aromatischen Kräutern wie Melisse, Oregano, Salbei, Taubnesselblüten. Eine Handvoll frische Kräuter reicht für ½ l Essig.

Wundkrauttinktur

1 Diese Tinktur sollte man in der Haupterntezeit von blühendem oder gerade verblühtem Gundermannkraut zubereiten, etwa Mai-Juni.
2 Ein Schraubglas mit Gundermannkraut füllen, etwas zusammendrücken und mit einem Deckel verschließen, damit die ätherischen Öle nicht entweichen. 4 Tage in die Sonne stellen und ziehen lassen.
3 Das Pflanzengut fängt an zu schwitzen, und am Boden des Glases sammelt sich eine heilkräftige hellbraune Flüssigkeit, das Öl der Pflanze. Nach 4 Tagen abseihen und die Blätter noch gut auspressen. Wir erhalten hierbei nur eine kleine Menge des Öls, das aber sehr wirkkräftig ist. Die Flüssigkeit in ein dunkles Fläschchen geben und kühl und trocken lagern.
4 Man kann es pur zur Behandlung von Wunden verwenden oder zur längeren Haltbarmachung mit Schnaps (40 %) 1 : 1 verdünnen.
5 Eitrige Wunden oder auch Aknepickel mehrmals täglich damit betupfen.

Gundermannmilch

als Kräftigungsmittel nach langwierigen Krankheiten

300 ml Kuh- oder Ziegenmilch – alternativ auch Hafermilch
1 Handvoll frisches Gundermannkraut
Honig nach Belieben

1 Die Milch mit dem Kraut kurz aufkochen und 15 Min. abgedeckt ziehen lassen.
2 Auf Trinktemperatur abkühlen lassen und nach Belieben mit Honig süßen.
3 Empfohlen wird eine Trinkmenge von etwa 300 ml täglich – solange es einem guttut.

Gundermann-Kräuter-Limonade

½ l naturtrüber Apfelsaft
1–2 Handvoll frische Kräuter (z. B. je ein paar Triebe von Gundermann, Schafgarbe, Brennnessel, Minze, Thymian oder Dost, einige Blüten von Taubnessel, Gänseblümchen, Rosmarin)
1 Biozitrone
½–1 l Mineralwasser (nach Belieben)

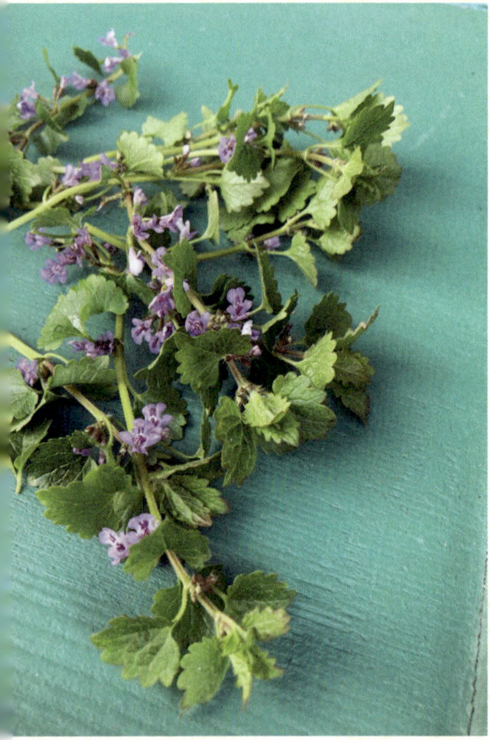

1 Den Apfelsaft in einen großen Krug füllen. Die Kräuter wenn nötig waschen, zusammenbinden und in den Apfelsaft hängen. Blüten ebenfalls zugeben. Zitrone waschen, in Scheiben schneiden und zugeben. Alles etwa 12 Stunden ziehen lassen.

2 Kräuter entfernen und das Getränk mit Mineralwasser auffüllen.

3 Zum Servieren mit einigen frischen Blüten dekorieren.

★ Ich gebe gerne noch ein paar frische Wildheidelbeeren oder Himbeeren mit in den Ansatz, was eine schöne Farbe ergibt – denn das Auge isst und trinkt ja bekannterweise mit.

Gründonnerstagssuppe

Für 4 Portionen

1 großes Bund Kräuter (z. B. Brennnessel, Vogelmiere, Giersch, Spitzwegerich, Bärlauch, junge Buchen- und Birkenblätter)
einige Gundermannblättchen
50 g Butter
1–2 EL Mehl
1 l Gemüsebrühe
100–200 g Sahne
Salz, frisch gemahlener schwarzer Pfeffer

1 Kräuter, wenn nötig, waschen und fein schneiden.
2 Butter in einem Topf zerlassen, Mehl einrühren und anschwitzen. Nach und nach unter Rühren mit Brühe und Sahne aufgießen und aufkochen lassen.
3 Kräuter einrühren und 5 Min. ziehen lassen.
4 Die Suppe mit Salz und Pfeffer würzen und servieren.

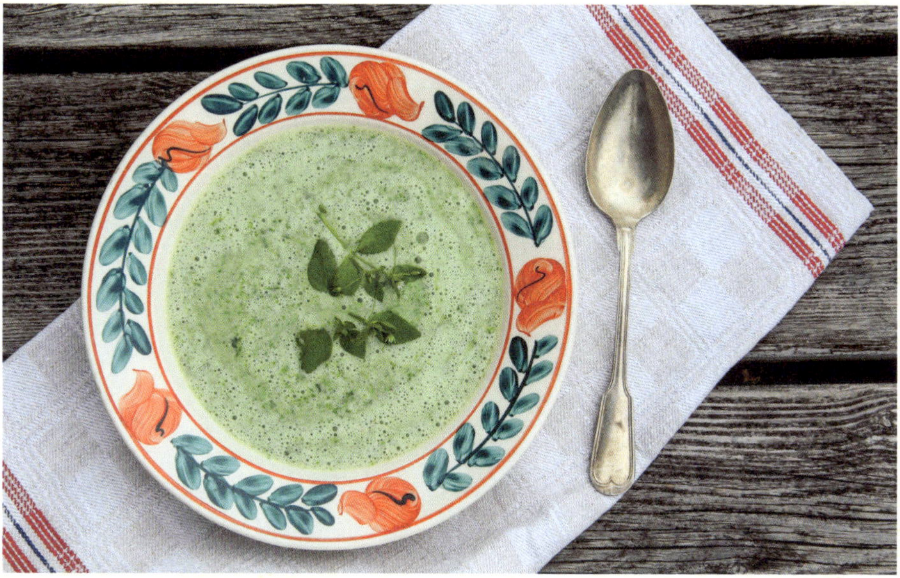

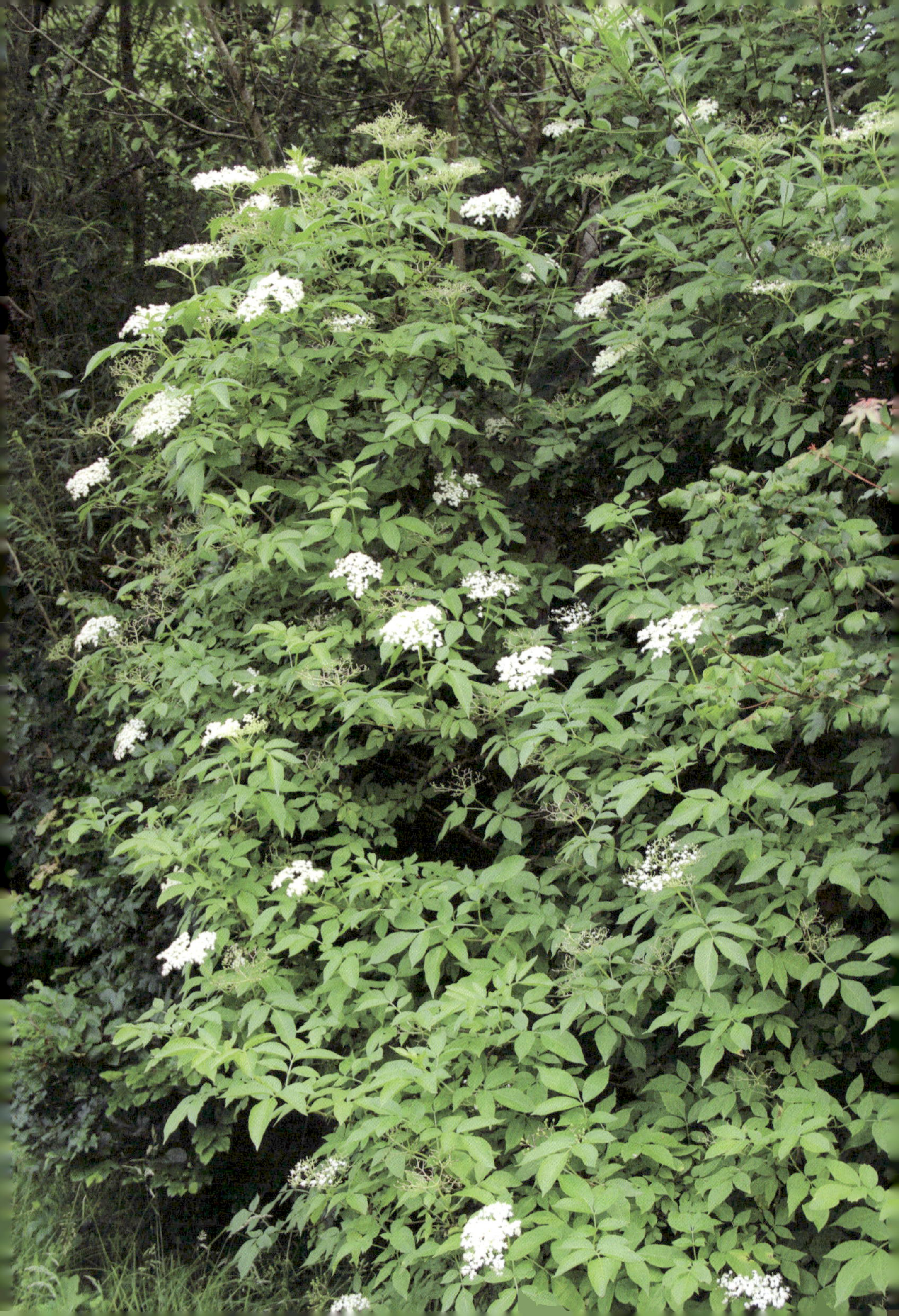

SCHWARZER HOLUNDER

(Sambucus nigra)

GEHÖRT ZUR Familie der Geißblattgewächse *(Caprifoliaceae)*, wird neuerdings aber den Moschuskrautgewächsen *(Adoxaceae)* zugeordnet

ANDERE NAMEN Holler, Holder, deutscher Flieder
STANDORT an Waldrändern, in der Nähe von menschlichen Siedlungen, anspruchslos, bevorzugt feuchte, humusreiche Böden und Halbschatten
WAS WIRD GESAMMELT vorrangig Blüten und Beeren
SAMMELZEIT Blüten Mai/Juni–Juli, Beeren August–September

WIE KONSERVIEREN/VERWENDEN Blüten und Beeren frisch oder getrocknet, als Tee, Tinktur, Sirup, Saft, Kompott, Marmelade/Gelee, Likör

Der Holunder ist ein 3 bis 7 Meter hoher Strauch oder Baum. Er besitzt fünf bis sieben unpaarig gefiederte dunkelgrüne Blätter. Diese sind länglich, zugespitzt und weisen einen gesägten Rand auf. Ihr Geruch ist eher etwas unangenehm – beim Zerreiben steigt er deutlich in die Nase. Die Zweige wirken oft überhängend, sind innen hohl und mit weißem Mark gefüllt.

Altes Holz besitzt eine auffallend borkige hellgraue Rinde. Die intensiv duftenden, zahlreichen weißen Einzelblüten mit ihren gelben Staubbeuteln stehen in großen Schirmrispen mit 10 bis 15 Zentimetern Durchmesser am Ende des Stängels. Die schwarz-violetten beerenartigen Steinfrüchte befinden sich hängend am Strauch. Holunder ist bis auf eine Höhe von 1500 Metern anzutreffen.

Die Gattung *Sambucus* ist weltweit verbreitet, in Mitteleuropa gibt es nur drei Arten: unseren Schwarzen Holunder, den Roten Holunder *(Sambucus racemosa)* und den giftigen Attich oder auch Zwergholunder.

DAS SUPERFOOD UNSERER GROSSELTERN

Der Holunder gehört zu den seit ältester Zeit verwendeten Heilpflanzen in der Volksmedizin. Zu neuen Ehren gekommen, wird er heute geradezu als Superfood gefeiert, dabei hat ihn schon meine Großmutter jedes Jahr gepflückt, eingemacht und uns beim ersten Halskratzen im Herbst mit Holundersaft vor Schlimmerem bewahrt.

Die Sträucher der Heilpflanze wuchsen bei uns zu Hause schon immer auf dem Hof, und nicht nur bei uns: kaum ein Bauernhof, kaum ein Stallgebäude, kaum ein Schuppen ohne Holunder. Keiner hatte die Sträucher angepflanzt. Sie siedeln sich gerne in der Nähe der Menschen und der Tierställe an. Weitere finden sich an den Waldrändern.

Ich kann mich noch gut erinnern: Wenn wir mit einem »heißen Kopf« nach Hause kamen, holte meine Mutter sofort den Holundersaft aus dem Keller. Leicht erwärmt und mit Honig gesüßt war er eine Medizin, die auch wir Kinder liebten.

Im Keller befanden sich auch noch Einweckgläser, die alten mit dem roten Einweckgummi, mit Holunderbeerkompott. Die gab es freitags zu einer Mehlspeise zum Mittagessen. Die Beeren wurden in einer Schüssel mit selbstgemachtem Apfelmus vermischt. Wir Kinder liebten diese Kombination!

Im Juni trocknete meine Mutter die Blüten für den winterlichen Fiebertee, und aus den frischen Blütendolden bereitete sie Holunderküchlein zu: eingetaucht in Bierteig, in Fett ausgebacken und mit Puderzucker bestäubt eine frühsommerliche Delikatesse.

HISTORISCHES

»Holunder wirkt Wunder«, das wusste früher jedes Kind. »Vor dem Holunder muss man den Hut ziehen«, sagten die Alten. In allen Teilen wurde der heilkräftige Strauch verwendet: Nicht nur Blüten und Beeren wurden heilkundlich eingesetzt – aus Blättern und Rinde erzeugte man abführende und Erbrechen verursachende Tees. Das kann man heute nicht mehr empfehlen, die Vergiftungsgefahr ist zu groß.

Den Hut zog man vor dem Strauch aber auch, weil man ihn als Sitz der guten Hausgeister betrachtete. Nicht umsonst erinnert sein Name an die Erdgöttin Frau Holle, die im Märchen die bestraft, die mit der Natur frevelhaft umgehen, und die Guten belohnt. Eine so wertvolle Pflanze, die sich in der Nähe der Menschen ansiedelt, aber so genügsam ist – die hielt man für zauberkräftig. Sie darf keinesfalls umgeschlagen werden, das würde Unglück bringen, glaubte man. Ein Holunderstrauch, hieß es, kann einem Menschen eine Krankheit abnehmen, wenn man die entsprechende Zauberformel kannte: »Holunder, ich hab die Gicht, und du hast sie nicht. Nimm sie mir ab, dass ich sie nicht hab.« Wer 3 Tage hintereinander vor Sonnenaufgang zu einem Holunderstrauch ging und diesen Vers sprach, sollte angeblich die Gicht los sein.

SAMMELN UND VERWENDEN

Alle Pflanzenteile mit Ausnahme der Blüten enthalten in unterschiedlicher Konzentration ein Blausäure freisetzendes Pflanzengift, das Glykosid Sambunigrin. Durch den Kochvorgang bei über 80 °C zerfällt das Glykosid jedoch, und so können wir die gesundheitlichen Vorzüge der Holunderbeeren nutzen.

Ein paar reife Beeren, die man roh verzehrt, sind zwar nicht tödlich, können jedoch zu Brechreiz, Durchfall und Verdauungsstörungen führen. Besonders viel Sambunigrin enthalten rohe unreife, also noch grünliche Früchte. Erst durch das volle Ausreifen der Beeren am Strauch baut sich der Großteil des Giftes ab, der Rest wird durch das Erhitzen zerstört.

Rohe **Blüten** kann man dagegen bedenkenlos verwenden. Streut man sie über den Salat, sollte man die grünen Stängel entfernen. Kleine Mengen der Doldenstiele bei Sirupansätzen und Teeaufgüssen sind dagegen unbedenklich.

Die intensiv duftenden Blütenstände werden von den gerade erblühten Doldenrispen geerntet und zum Trocknen für Tee auf Gitterhorden oder Tüchern ausge-

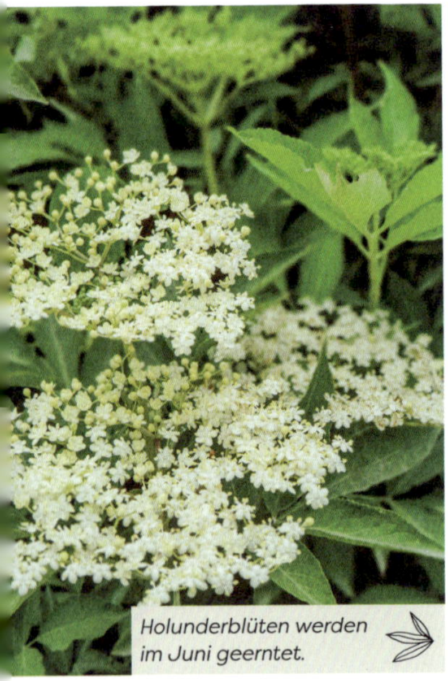

Holunderblüten werden im Juni geerntet.

legt, am besten an einem dunklen, luftigen Ort. Die getrockneten Blütenstände werden dann mit den Fingern abgerebelt und in gut verschließbaren Gefäßen dunkel gelagert, die Stiele sortiert man aus.

Aus den frischen Blüten bereitet man Sirup und natürlich die schmackhaften Hollerküchlein.

Die **Beeren** sollten bei der Ernte im August/September tiefblau, fast schwarz sein. Dann haben sie den höchsten Wirkstoffgehalt und den intensivsten Geschmack. Wer viele Holunderbeeren zu verarbeiten hat, sollte sie am besten entsaften. Dann entfällt das mühsame Abzupfen von den Stielen, das beim Einkochen von Kompott aus den Beeren nötig ist. Nach dem Entsaften füllt man den heißen Saft in sterilisierte Flaschen ab. Für die Haltbarkeit ist es nicht notwendig, den wertvollen Saft mit Zucker zu versetzen. Ungesüßter Saft ist pur zwar nicht die absolute Gaumenfreude – leicht bitter und säuerlich. Ich bevorzuge trotzdem ungesüßte Säfte, mische sie gerne in Smoothies, ins Müsli oder – als heilkräftigen Herbst- und Wintertrunk – mit unserem naturtrüben Apfelsaft. So gleiche ich die Säure mit natürlicher Süße aus Früchten aus und benötige keinen Zucker.

Einen Grippeanflug kann man oft mit einer Tasse warmem Hollersaft mit Honig abwehren.

Sehr beliebt sind Marmeladen oder Gelees aus Holunderbeeren, aber auch aus den Holunderblüten. Weitere Möglichkeiten der Konservierung: die Beeren mit einem Sud aus Gewürzen und Zucker einzuwecken oder sie mit Birnen zu Kompott kochen und in heiß ausgespülten Gläsern konservieren.

Holunder eignet sich vom Geschmack her auch gut zur Herstellung von Likören – was mich an die ersten Almsommer erinnert, als wir noch jungen Sennerinnen von den Großmüttern der Almbauern mit Hollerlikör versorgt wurden.

VERWECHSLUNGSMÖGLICHKEITEN

- **mit dem Roten oder Traubenholunder** *(Sambucus racemosa)*: Dieser weist eine ähnliche Wuchsform wie der Schwarze Holunder auf, man erkennt ihn aber schon an seinem üblen Geruch. Seine Blüten und Beeren stehen nicht in schirmartigen

Dolden, sondern gleichen eher einer Traube, und die reifen Früchte sind knallrot. Er blüht im April und Mai. Zwar ist er essbar, aber die Kerne der Beeren müssen nach dem Kochen entfernt werden, sie erzeugen Übelkeit und Brechreiz.

- **mit dem Attich oder Zwergholunder** *(Sambucus ebulus)*: Alles am Attich ist stark giftig und ungenießbar, er enthält in allen Pflanzenteilen Blausäureglykosid. Eine Verwechslung ist aber kaum möglich, denn der ganze Strauch riecht sehr unangenehm, seine Beerendolden stehen aufrecht. Sie schmecken auch wirklich scheußlich und würden sofort zu Erbrechen und Durchfall führen.

GESUNDHEIT UND HEILEN

> **HAUPTWIRKSTOFFE**
> *Ätherische Öle, schweißtreibende Glykoside, Schleimstoffe, Flavonoide, Gerbstoffe, Kalium; Früchte noch zusätzlich Fruchtsäuren, Anthocyane, Bitterstoffe, Vitamine B_1 und B_2 sowie Vitamin C*
>
> **HEILWIRKUNG**
> *Antioxidativ, antibakteriell und antiviral, blutreinigend, entzündungshemmend, harntreibend, fiebersenkend, schweißtreibend, sekretfördernd, schmerzlindernd*

Die **Blüten** wirken stark schweißtreibend und fiebersenkend bei Erkältungskrankheiten. Dadurch erhöht sich die Körpertemperatur, was wie ein künstlich angeregtes Fieber wirkt, sodass der Körper Viren bekämpfen und einen Ausbruch der Infektion oft verhindern kann.

Aufgrund der sekretfördernden Wirkung können Teeauszüge aus Holunderblüten hartnäckigen Schleim in Bronchien und Nasennebenhöhlen lösen, was ein Abhusten erleichtert. Der Tee empfiehlt sich daher besonders bei Atemwegserkrankungen und auch als Schwitzkur bei beginnender Erkältung. Dafür kann man Holunderblüten übrigens mit ebenfalls schweißtreibenden Lindenblüten mischen.

Die Blüten des Holunders enthalten viel Kalium, was für den harntreibenden Effekt verantwortlich ist. Seine Flavonoide sind entzündungshemmend, und im Zusammenspiel seiner Wirkstoffe wird die Pflanze auch zur Blutreinigung eingesetzt, sodass die Blüten oft Bestandteil in Rheuma-Teemischungen sind.

Die **Beeren** wirken durch ihren roten Farbstoff (Anthocyane) antioxidativ und zellschützend. Sie stärken unser Immunsystem, unterstützen die Leberfunktion und die Verdauung. Die Volksmedizin setzt sie wegen ihrer schmerzlindernden und leicht entzündungshemmenden Wirkung bei Ischialgien und neuralgischen Schmerzen ein.

Holunderblütentee

1 2 TL frische oder getrocknete Holunderblüten mit 250 ml heißem Wasser überbrühen, 10 Min. zugedeckt ziehen lassen.
2 2–4 Tassen täglich bei beginnender oder bestehender Erkältung möglichst heiß trinken.

Holunderblütenbad

1 2 Handvoll frische oder getrocknete Holunderblüten in ein Mulltuch binden und ins einlaufende heiße Badewasser legen.
2 15 Min. darin baden, gegen unreine Haut am Körper, besonders am Rücken.

Holundersekt

6–10 Holunderblütendolden
125 g Zucker
2 Zitronen, 1 Vanilleschote
2 EL Apfelessig

1 Holunderblüten ohne die dicken Stiele in eine weite Flasche geben.
2 2 l Wasser mit Zucker aufkochen und abkühlen lassen. Mit Zitronenscheiben, aufgeschlitzter Vanilleschote und Essig zu den Blüten gießen.
3 Abgedeckt 1 Woche an einem sonnigen Ort ziehen lassen. Abseihen und gekühlt genießen – durch den natürlichen Gärungsprozess ein fein prickelnder Aperitif.

Hollerkompott mit Zwetschgen und Birnen

500 g reife Holunderbeeren
1 Handvoll Zwetschgen oder Pflaumen nach Belieben
2–3 Birnen
1 Zimtstange
Zucker oder Honig nach Belieben

---

1 Die Beeren von den Stielen abzupfen. Zwetschgen und Birnen waschen, die Zwetschgen entsteinen und halbieren, die Birnen schälen, vom Kerngehäuse befreien und in Spalten schneiden.
2 Beeren und Früchte mit Zimtstange und 125 ml Wasser zum Kochen bringen und bei schwacher Hitze garen, bis die Beeren aufplatzen.
3 Zimtstange entfernen und das Kompott nach Belieben süßen.
4 In sterilisierte Gläser füllen (für den Vorrat) oder gleich servieren.
5 Schmeckt gut zu Mehlspeisen oder als Dessert, gleichzeitig immunstärkend.

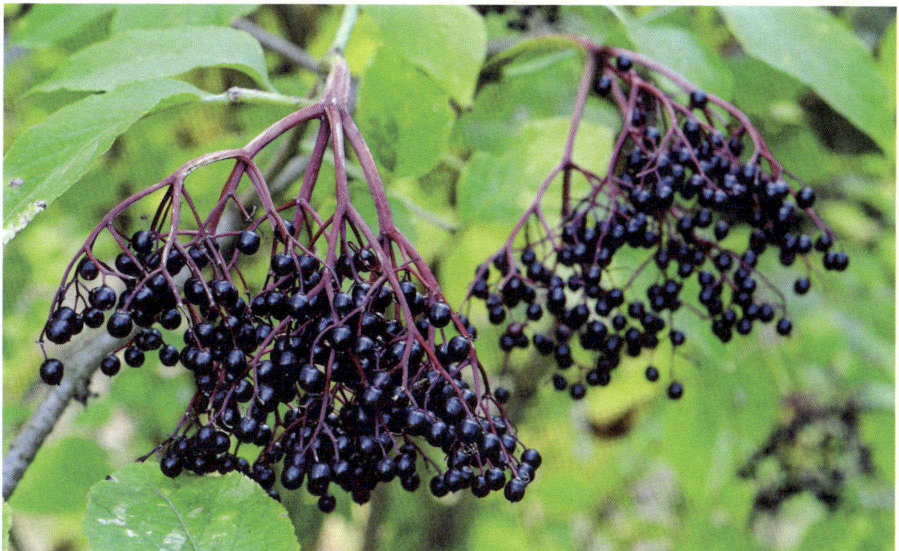

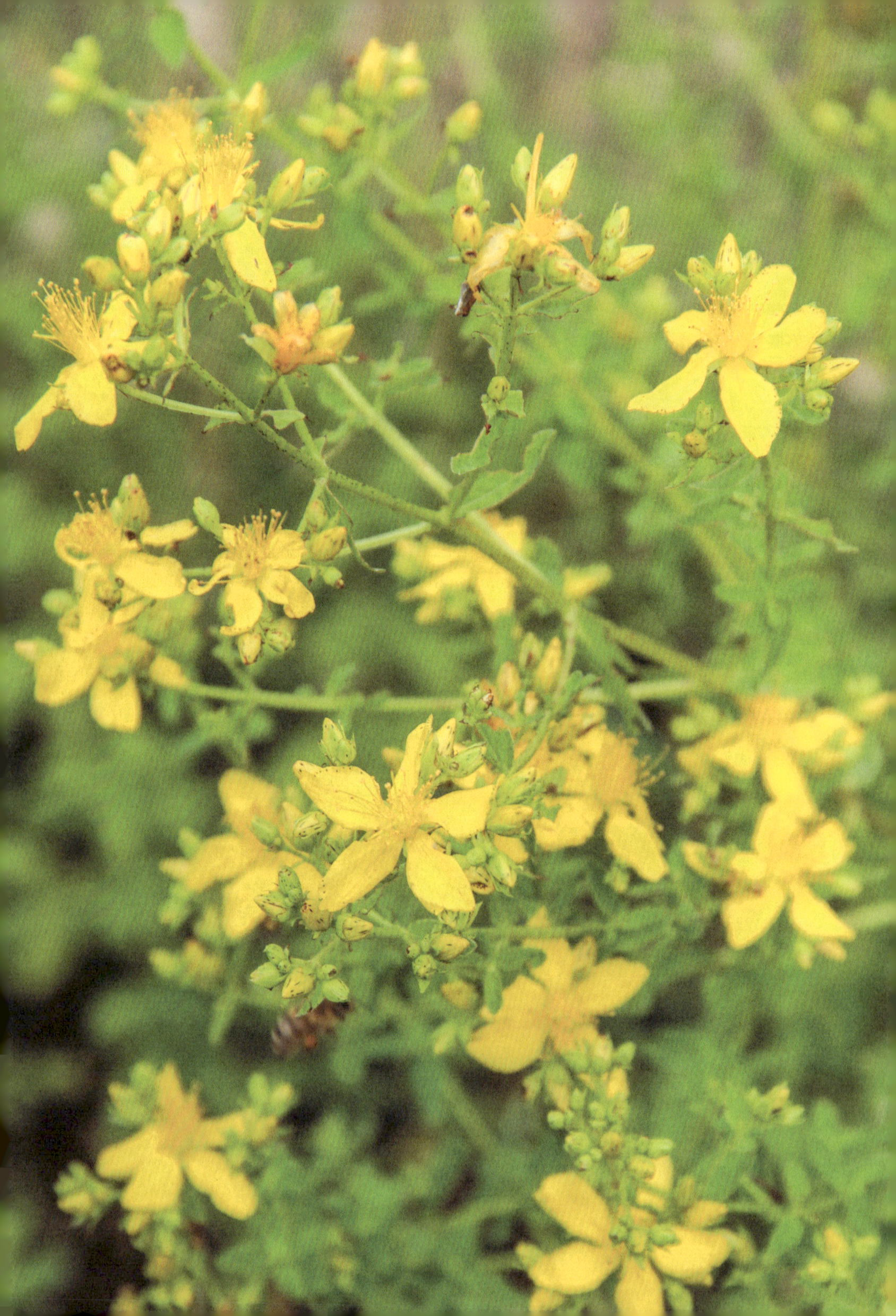

ECHTES JOHANNISKRAUT

(Hypericum perforatum)

GEHÖRT ZUR Familie der Johanniskrautgewächse, früher auch Hartheugewächse genannt *(Hypericaceae)*

ANDERE NAMEN Tüpfel-Johanniskraut, Tausendlöcherkraut, Herrgottsblut, Tüpfelhartheu, Hartheu
STANDORT Wegränder, Waldlichtungen, Böschungen; lichte, trockene Böden
WAS WIRD GESAMMELT blühendes Kraut, Blätter, Blüten, Knospen
SAMMELZEIT junge Triebe April–Juli, blühendes Kraut um Johanni (24. Juni), Blätter, Knospen und Blüten Ende Juni–August

WIE KONSERVIEREN/VERWENDEN Kraut frisch oder getrocknet, als Tee, Tinktur, Öl

Das Johanniskraut ist eine ausdauernde krautige Pflanze, die eine Größe von 20 bis 100 Zentimetern erreicht und auch in Höhenlagen bis zu 1600 Metern zu finden ist. Ihr Hauptstängel weist im unteren Teil eine rötliche Färbung auf und ist im Gegensatz zu den anderen Johanniskräutern, deren Stängel hohl sind, mit Mark gefüllt. Eine Besonderheit der Gattung sind die beiden gut fühlbaren Seitenleisten am Stängel. Dieser weist im oberen Teil reichlich Verästelungen auf. Die etwa 1 bis 2 Zentimeter langen, eiförmig-länglichen Blätter sind kreuzweise gegenständig angeordnet und besitzen einen glatten Rand. Auf der Blattoberfläche befinden sich sichtbare weiße Perforierungen, die wie kleine Punkte aussehen. Das sind winzige Behälter, die ein helles Sekret aus ätherischen Ölen und Harz enthalten. Die schwarzen Punkte am Blattrand enthalten dagegen das Hypericin, einen blutroten Farbstoff.

Jede der leuchtend gelben Blüten mit ihren strahlenartigen Staubblättern besitzt fünf Blütenblätter und enthält ebenfalls Hypericin, so auch die Knospen.

Weltweit gibt es ca. 200 Arten, in Mitteleuropa sind inzwischen etwa 13 Arten heimisch, wobei hier die Meinungen der Experten etwas auseinandergehen.

Die Vermehrung erfolgt durch Samen und die Wurzelausläufer der Pflanze.

DIE SEELENSTREICHLERIN

Dem Echten Johanniskraut, einer kräftigen Heilpflanze, wird nachgesagt, es speichere pures Sonnenlicht in seinen Blüten und Blättern – kein Wunder, beginnt seine Hauptblütezeit doch um die Sommersonnwende –, also die Jahreszeit mit den längsten Tagen und kürzesten Nächten. Und tatsächlich vermag es das Johanniskraut, das menschliche Gemüt zu erhellen, unser Nervensystem auf wunderbare Weise zu entspannen und unsere äußere »Schutzhülle«, die Haut, zu heilen. Es erwärmt mit seiner Fülle an Sonnenkraft lichtvoll unsere Seele. Nicht umsonst wird es auch als »Arnika der Nerven« bezeichnet.

Unser Nervensystem ist leicht aus dem Takt zu bringen, sodass sich viele Redewendungen entwickelt haben, die darauf Bezug nehmen: »Das geht mir auf die Nerven«, »Ich habe keinen Nerv dafür«, »Meine Nerven liegen blank«. Doch wir können uns auch einen Nerv einklemmen, Nerven durch Unfälle verletzten, oder unsere Nerven können sich entzünden. Starke Heilpflanzen an der Hand zu haben ist da ein großer Segen. Das Johanniskraut wirkt zum einen auf unsere Psyche, ich nenne die schöne Blume daher auch gerne »Seelenstreichlerin«. Sie unterstützt uns aber nicht nur auf seelischer Ebene, sondern auch bei Haut- und Nervenentzündungen und -verletzungen körperlicher Art.

Seit über 2000 Jahren rühmen die naturheilkundlichen Ärzte das Johanniskraut – schon die berühmten Heiler der Antike, Dioskurides und Plinius, beschreiben *Hypericum.* Das Johanniskraut kann uns unterstützen, durch düstere, kummervolle Stunden gut hindurchzukommen. Auch wenn im Herbst die Tage kürzer und damit tatsächlich dunkler werden, wir oft zu viel Zeit in geschlossenen Räumen verbringen, bringt uns das Johanniskraut wieder in Verbindung mit der Natur. Viele Arbeitsplätze bieten heute keinerlei natürliche Umgebung mehr: Man kann kein Fenster öffnen, es sind vielleicht überhaupt keine Fenster vorhanden, wir arbeiten ausschließlich unter Kunstlicht und in künstlich klimatisieren Räumen – da besteht keine Möglichkeit, das Büro mit ungefiltertem Sonnenlicht und frischer Luft zu beleben. Dazu kommen vollgepackte Tage mit wenig Zeit für und mit sich selbst. Zeit, um zu entspannen, um in der Natur aufzutanken. Da ist es nicht verwunderlich, wenn der Punkt kommt, an dem unsere Nerven sprichwörtlich blank liegen.

Das Johanniskraut wirkt mit seiner Kraft stimmungsaufhellend, beruhigend und unterstützt bei leichten depressiven Verstimmungen und Unruhezuständen.

In diesen Fällen ist es eine zusätzliche Hilfe, ein kleines Zahnrad, das uns wieder in eine stabile körperliche und seelische Konstitution bringen kann. Es trägt dazu bei, wieder mehr Schwung und Zuversicht zu gewinnen, das Leben positiver zu sehen, vielleicht auch Neues anzupacken. Lang anhaltende schwerere Formen einer Depression bedürfen aber der professionellen Hilfe und können nicht allein mit Johanniskraut geheilt werden.

Wer unter depressiven Verstimmungen leidet, sollte sich so viel wie möglich in der Natur aufhalten. Seinen Körper durch die Bewegung wieder intensiv spüren zu lernen und alle Körperfunktionen in Schwung zu bringen erfreut auch die Psyche. Dazu muss man keine sportlichen Höchstleistungen vollbringen – regelmäßiges zügiges Spazierengehen ist schon ein guter Anfang. Wir Menschen sind nicht dafür geschaffen, 10 Stunden und mehr in geschlossenen Räumen an Bildschirmen zu sitzen. Auf Dauer, ohne ausreichenden Ausgleich, wird unser System »Körper« über kurz oder lang seelisch und körperlich rebellieren.

Wir sollten versuchen, täglich nach draußen zu gehen, und wenn es nur eine halbe Stunde ist. Genau diese Zeit für sich zu reservieren und bewusst zu genießen macht oft den Unterschied aus.

Auch wenn die Sonne nicht scheint, erlebe ich es während der sommerlichen Almsaison täglich, wie es mich erfüllt, stundenlang draußen zu sein. In der Natur, meinen zu Körper spüren, mich zu sortieren, meinen Gedanken einfach freien Lauf, ja »Auslauf« zu gewähren – Kälte und Hitze, Wind und Regen auf der Haut zu fühlen –, ich bezeichne es gerne als »die Elemente spüren«. Das belebt unseren Körper und wirkt sich positiv auf unsere Stimmung aus. Eine Kombination aus lichtvollen Heilpflanzen und dem Aufenthalt in freier Natur kann uns dabei helfen, die Stabilität im Körper wiederherzustellen und uns ins Gleichgewicht zu bringen. Es gibt bei mir selten einen Tag, an dem ich nicht mindestens eine halbe Stunde nach draußen an die frische Luft gehe, auch wenn es vielleicht erst spätabends ist und ich mich statt am Sonnenschein am Sternenhimmel erfreue.

Einen kleinen Teil Johanniskraut trockne ich für meine Wintervorräte, gebe es auch gerne in meine Teemischungen. Den größten Teil des Heilkrautes verarbeite ich jedoch zu einem guten Muskel- und Wundöl, dem bekannten Rotöl, mit dem ich immer wieder aufs Neue gute Erfahrungen bei Prellungen, Zerrungen und Muskelverhärtungen mache. In den 4 Monaten Almsommer passiert es nicht selten, dass ich mich verletze. Stecke ich nicht gerade in schweren Bergschuhen, laufe ich, sooft es geht, barfuß durch die Gegend. Den Boden mit meinen Füßen zu spüren wirkt wie eine kleine Massage, und nebenbei trainiere ich meine Fußmuskulatur. Doch das barfüßige Gehen hat so seine Tücken: Ich stoße an Felskanten oder Holzstufen, und nicht selten tritt mir eine Ziege auf den Fuß. Bisher versorgte ich meine geschundenen Körperteile mit der Arnikatinktur, die ich jedes Jahr ansetze, bis ich einmal auf Empfehlung einer Freundin das Rotöl dafür verwendete. Nachdem wieder einmal ein Stück Fels meinem Fuß im Weg war und ich mit voller Wucht dagegen geknallt war, versorgte ich den betroffenen Zeh sofort mit einem in Rotöl getränkten Verband. Ich spürte, wie der Fuß schmerzhaft pulsierte und anschwoll. Doch nach kurzer Zeit war der Schmerz plötzlich weg, und ich konnte mit meinem bandagierten Zeh weiter meine Arbeiten erledigen. Abends waren weder Bluterguss noch Schwellung zu sehen, und ich kam sogar problemlos wieder in meine Bergschuhe. So eine schnelle Wirkung hatte ich mit anderen Hausmitteln noch nicht erreicht.

Das Johanniskrautöl nehme ich auch gerne zum Einreiben meiner strapazierten Muskulatur. Nach schweren Arbeiten oder stundenlangem Umherstreifen im Almgebiet auf der Suche nach verlorenen Kälbchen oder Ziegen wirkt eine Massage mit dem Öl sehr wohltuend. Die Muskulatur wird durchblutet und mit den Wirkstoffen des Johanniskrautes kann sie sich sehr gut regenerieren. Auch bei Muskelverspannungen am Rücken leistet mir das Öl gute Dienste.

HISTORISCHES

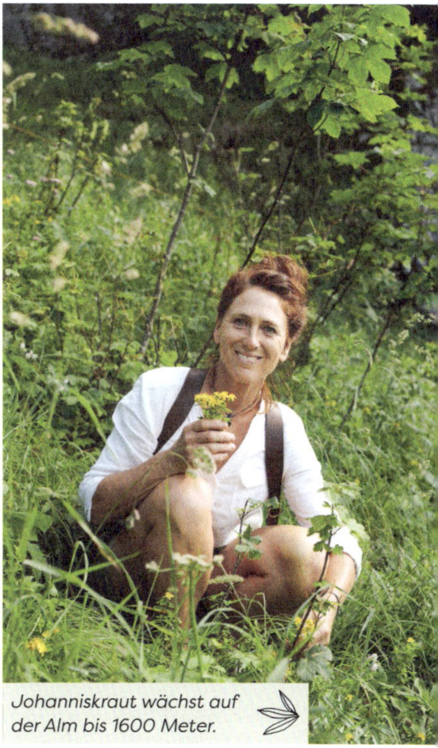

Johanniskraut wächst auf der Alm bis 1600 Meter.

Das Johanniskraut, »gewöhnlich Hartheu genannt, besitzt eine Kraft gegen Zauberei und gegen den Teufel, wie sonst kaum ein anderes Kraut«, ist in den »Deutschen Pflanzensagen« von 1864 zu lesen.

Seinen Namen hat das Kraut von Johannes dem Täufer, dessen Gedenktag die Kirche auf den 24. Juni gelegt hat. Seit vorchristlichen Zeiten wurde um diese Zeit die Sommersonnenwende gefeiert, mit Sonnwendfeuern und allerlei magischen Handlungen, welche nach der Festsetzung des Johannistages auf diese Zeit zunehmend auf die Person Johannes des Täufers bezogen wurden. Unsere Heilpflanze steht in diesen Tagen in voller Blüte. Es soll einer Legende zufolge sogar aus dem Blut des Johannes entstanden sein: Als Herodias des enthaupteten Märtyrers Zunge mit Nadeln durchbohrte, soll aus dem zur Erde getropften Blut die Pflanze gewachsen sein. In anderer Form erzählte man sich die Legende im bayerischen Inntal: Da weinten die gelben Blüten, als Johannes zum Märtyrertod geführt wurde, und der Heilige vermachte ihnen zum Dank dafür sein Blut auf ewige Zeiten. Beide Legenden fußen auf der Beobachtung, dass aus den zerquetschten Blütenblättern roter Saft fließt. Die eigenartigen Pünktchen auf den Blüten, die Öldrüsen, die gegen das Licht sichtbar sind, erklärte man sich mit folgender Sage: Der Teufel sei so erbost gewesen über die starke Abwehrwirkung der Pflanze, dass er vor Wut die Blätter mit einer Nadel durchstochen habe. Diese Tüpfel haben auch zu dem Namen »Tüpfelhartheu« für die Pflanze geführt, man nennt sie auch Jageteufel, Teufelsflucht, Teufelsfuchtel, Elfenblut.

Am Johannistag gesammelt, sei das Johanniskraut mit echter Zauberkraft aufgeladen, hieß es. Mit sechs oder acht weiteren Kräutern band man es zu Kränzen oder Büscheln, die Teufel, Hexen und alles Böse vom Haus fernhalten sollten. Noch

Mitte des 20. Jahrhunderts habe man in Berchtesgaden einen Kranz aus Margeriten, Johanniskraut und Klee unter das Kopfkissen gelegt, als Heilmittel gegen allerlei Krankheiten, berichtet der Volkskundler Rudolf Kriß.

Früher glaubte man, das Johanniskraut sei wegen seines roten Saftes wirksam gegen alles, was mit Blut zu tun hat: Blutarmut, Hämorrhoiden, Gebärmutterblutungen. Die wie durchstochen aussehenden Blätter gaben Anlass zu der Vermutung, die Pflanze helfe bei Hieb- und Stichwunden.

Interessant finde ich, dass das Rotöl von jeher auch als Wurmmittel in der Tiermedizin verwendet wird und auch heute immer noch seine Anwendung findet. Hunden gibt man an mehreren aufeinanderfolgenden Tagen täglich einen oder zwei Teelöffel, je nach Gewicht, mit ins Futter. Bei Katzen reicht es, das Fell zu bestreichen, das die Tiere dann automatisch mit der Zunge ablecken.

SAMMELN UND VERWENDEN

Das Echte Johanniskraut hat die stärkste Heilwirkung aller Johanniskräuter. Die augenfälligsten Kennzeichen sind die perforiert wirkenden Laubblätter und der rote »Blutfarbstoff«, der beim Zerreiben von Knospen und Blüten entsteht. Die Finger färben sich sofort blau-rot. Hält man die voll erblühten Blütenblätter gegen das Licht, sehen die Öldrüsen wie kleine Löcher oder Punkte aus.

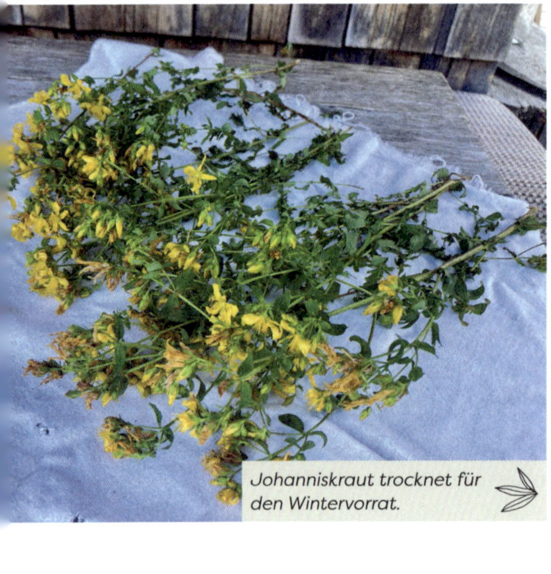

Johanniskraut trocknet für den Wintervorrat.

Verwechseln kann man das Johanniskraut eigentlich nicht – allenfalls mit der Goldrute oder dem Gilbweiderich, die jedoch beide weder Punkte noch Öldrüsen auf ihren Blüten besitzen. Spätestens beim Zerdrücken der Blütenknospen wird klar, ob man das Echte Johanniskraut vor sich hat – auch die perforiert wirkenden Laubblätter unterscheiden es eindeutig.

Beim Ernten dieser Sonnenpflanze ist es am besten, erst ein, zwei Sonnentage abzuwarten und dann um die Mittagszeit zu sammeln, weil sie dann den höchsten Wirkstoffgehalt besitzt. Das Kraut am besten mit Schere oder Messer über dem Boden abschneiden. Da die Stängel hart und schlecht abzupflücken sind, zieht man ansonsten den Wurzelstock heraus, aus dem die Pflanze wieder austreiben würde.

Zum Trocknen an einem schattigen, luftigen Platz in kleinen Büscheln aufhängen oder auf einem Gitter ausbreiten. Nach dem Trocknen so bald wie möglich von Stängeln befreien und abfüllen, um die wertvollen ätherischen Öle zu erhalten.

Auch wenn das Wildkraut gerne an Bahndämmen und auf Schutthalden wächst – diese Plätze aufgrund der womöglich hohen Schadstoffbelastung unbedingt meiden!

Blätter, Knospen und Blüten können frisch und getrocknet für Tee verwendet werden. Für Tinktur und Rotöl werden die frischen, blühenden Triebspitzen benutzt. Vor allem in den jüngeren Blättern, Blüten und Knospen befindet sich das wertvolle ätherische Öl.

GESUNDHEIT UND HEILEN

JOHANNISKRAUTÖL (ROTÖL)

HAUPTWIRKSTOFFE
ätherische Öle, Flavonoide, Hypericin und Hyperforin, Gerbstoffe, Harze

HEILWIRKUNG
antibakteriell und antiviral, blutbildend, blutreinigend, entzündungshemmend, beruhigend, stimmungsaufhellend und nervenstärkend, schmerzlindernd und wundheilend

Äußerlich

Bei Sonnenbrand, Verbrennungen, als natürliches Antibiotikum bei Wunden, Akne, Schuppenflechte, bei trockener Haut, Neurodermitis, besonders bei Schmerzen, an denen auch die Nerven beteiligt sind, wie Ischialgien, Neuralgien, Gürtelrose, Zahnentzündungen, bei Verletzungen nervenreicher Körperteile, wie Schnittwunden, Zerrungen und Quetschungen, nach Operationen zur Narbenpflege, rheumatischen Gelenkentzündungen sowie Dammpflege nach einer Entbindung und/oder als Vorbereitung darauf, nach langen Berg-/Wander-/Skitouren, allgemein bei Muskelschmerzen.

Innerlich

Bei Verdauungsstörungen, Menstruationsbeschwerden, gallefördernd, anregend auf den gesamten Kreislauf.

Bei Angina und Halsentzündung: abends einen Teelöffel Öl im Mund einspeicheln und schlucken und ohne Nachspülen ins Bett gehen.

Bei Magenbeschwerden wie überreiztem, nervösem Magen empfiehlt es sich, zweimal täglich einen Teelöffel Öl einzunehmen.

Johanniskraut ist auch ein wirksames Erste-Hilfe-Mittel bei Migräne, wobei hier zumeist hochdosierte standardisierte pflanzliche Präparate aus der Apotheke empfohlen werden. Laut Margret Madejsky wird der Schmerz dadurch direkt an den Schmerzzentren im Gehirn zentral bekämpft.[9]

Dabei werden zu Beginn einer Migräneattacke zum Beispiel vier Esbericum-Dragees (entspricht ca. 1000 Milligramm Trockenextrakt) mit Wasser eingenommen. In der Folge ca. 500 Milligramm (also zwei Dragees) pro Tag.

Zur Stimmungsaufhellung kann das Öl ebenfalls angewandt werden, die Dosierung ist dreimal täglich ein bis drei Teelöffel vor dem Essen.

JOHANNISKRAUTPRÄPARATE UND JOHANNISKRAUTTEE

Psyche

Das Heilkraut ist auch ein pflanzliches Antidepressivum, zur Unterstützung der Behandlung bei leichten und mittelschweren Depressionen. Johanniskraut wirkt dabei schlaffördernd, beruhigend und stimmungsaufhellend, ohne müde zu machen. Es löst Angstzustände, Prüfungsangst und beruhigt bei leichteren nervösen Störungen.

Die Schwellendosis – also wie viel des Extrakts eingenommen werden muss, damit eine antidepressive Wirkung erzielt wird – liegt bei 300 Milligramm, von Ärzten und Apothekern werden täglich 500 bis 1000 Milligramm Extrakt empfohlen.

Teekuren aus selbstgesammelten oder gekauften getrockneten Pflanzen können antidepressiv wirken, aber wegen des eventuell geringen, jedenfalls nicht messbaren Wirkstoffgehalts eher bei leichten Beschwerden. Wenn die erwünschte Wirkung nicht eintritt, sollte man zur Unterstützung die Einnahme von verschreibungspflichtigen Präparaten mit Johanniskrautextrakten in Erwägung ziehen, es jedoch mit erfahrenen Ärzten und Heilpraktikern vorher abklären.

Johanniskraut ist normalerweise gut verträglich, es können dennoch Wechselwirkungen mit verschiedenen Arzneimitteln auftreten. Besonders Fertigpräparate mit einem hohen Wirkstoffgehalt, etwa von 900 Milligramm, können beispielsweise die Wirkung von Antibabypille, Gerinnungshemmern (Antikoagulanzien) und blutdrucksenkenden Mitteln beeinträchtigen.

Meyer und Straub schreiben in *Die magischen 11 der heilenden Pflanzen*: »In der Therapie hat die Sonnenpflanze die Fähigkeit, das Licht dorthin zu bringen, wo der kranke Mensch im seelischen Dunkel (der Depression) lebt, und ihn innerlich wieder zu ›beleuchten‹. Das Licht wirkt als essenzielle Energiequelle für die Nerven – die Schnittstellen zwischen Körper und Seele.«[10]

Das Johanniskraut speichert, da es an den längsten Tagen des Jahres blüht, metaphorisch gesprochen, das Sonnenlicht für die dunklen Tage im Winter, aber auch für Tage, an denen sich das Gemüt verdunkelt.

Besonders empfehlenswert ist es auch für Frauen in den Wechseljahren, in der die Hormone den Gefühlshaushalt schon mal ordentlich durcheinanderbringen können. Dabei hilft das Johanniskraut mit seiner ausgleichenden, beruhigenden Wirkung – fast als wollte es uns sagen: »Du beschreitest gerade neue, wunderbare Wege. Ich begleite und unterstütze dich dabei.«

WICHTIG

Das Johanniskraut kann die Sensibilität für Licht erhöhen, weshalb oft empfohlen wird, starke UV-Bestrahlung, etwa Höhensonne und Solarium, zu vermeiden. Da hellhäutige Menschen stärker davon betroffen sein können und jeder Mensch dennoch anders reagiert, ist es empfehlenswert, sich langsam an die Menge der Sonneneinstrahlung heranzutasten, der man sich aussetzt. Pauschale Empfehlungen, dass man während der Einnahme von Johanniskraut nicht mehr in die Sonne gehen darf, sind sicher zu wenig differenziert. Es macht einfach einen Unterschied, ob ich täglich eine Tasse Johanniskrauttee trinke und meine kleinen Blessuren mit etwas Öl behandle oder ein hochdosiertes Pflanzenpräparat über längere Zeit einnehme, ob meine Haut an die Sonne gewöhnt ist und welche Jahreszeit gerade herrscht: Im Sommer hat die Sonne natürlich mehr Kraft als im Winterhalbjahr.

Für die Psyche ist es nicht förderlich, Präparate mit Johanniskraut einzunehmen und sich dann, um die »gefährliche« Sonne zu meiden, in dunkle Räume zu verziehen. Es ist wichtig zu wissen, dass eine gewisse Fotosensibilisierung möglich ist, dass aber derartige Hautreaktionen bislang nur bei unbehaarten Weidetieren, die Johanniskraut in großen Mengen gefressen hatten, und bei Menschen, die 30- bis 50-mal größere Dosen eingenommen hatten als empfohlen, beobachtet werden konnten. Daher während einer Johanniskrauttherapie vorsichtshalber bei Sonnenschein stets Sonnenschutzmittel mit hohem Lichtschutzfaktor verwenden.

Johanniskrautöl kann, äußerlich angewandt, sehr hilfreich bei Hautreizungen nach Bestrahlungen oder Chemotherapien sein. Dabei ist zu beachten, dass erst nach der Behandlung mit der Anwendung begonnen wird, da hier ansonsten wirklich die Gefahr einer erhöhten Lichtempfindlichkeit bestünde und die negativen Auswirkungen der Bestrahlungen dadurch verstärkt werden können.

Die Anwendung braucht etwas Zeit, so wie auch die Verstimmungen meist nicht über Nacht gekommen sind. Nach 2 bis 4 Wochen Behandlung sollte eine deutliche aufhellende Wirkung zu spüren sein.

Die Wirksamkeit von hochdosierten Extrakten bei depressiven Verstimmungen wurde in vielen Studien nachgewiesen und dabei eine gute Verträglichkeit im Vergleich zu vielen anderen Antidepressiva festgestellt. Es gab Forschungen über lange Zeit dazu, welcher Inhaltsstoff dafür wohl verantwortlich ist, und die Meinungen wurden dabei auch immer wieder revidiert. Man geht mittlerweile davon aus, dass, wie so oft in der Pflanzenwelt, das Zusammenwirken der vielen in dem Heilkraut enthaltenen Einzelstoffe – also das »Gesamtpaket« – dafür verantwortlich ist. Durch hohe Dosen von Einzelsubstanzen, wie Hypericin und Hyperforin, konnten nicht die Erfolge erzielt werden, die man bei Extrakten aus dem gesamten Kraut erzielte, deren Dosis im Vergleich sogar geringer war. Daher empfiehlt es sich, ausschließlich Arzneimittel mit Gesamtextrakten zu verwenden. Aufgrund seiner sehr ausführlich untersuchten Heilwirkung steht das Johanniskraut in Deutschland auf der Liste der am meisten verwendeten Heilkräuter auf Platz zwei.

KÜCHE UND REZEPTE

Der therapeutische Einsatz von Johanniskraut erfolgt meist in Form von Tee, Rotöl oder einer Tinktur. Doch wir können im zeitigen Frühjahr die stoffwechselanregende Wirkung der Pflanze auch für unsere Wildkräuterküche nutzen.

Blätter und Triebspitzen mit ihrem herb-aromatischen Geschmack passen zwischen März und Mai auch in Salate, Dips oder Kräuterbutter.

Johanniskrauttinktur

1 Herstellung wie beim Johanniskrautöl, aber statt in Öl in 38%igem Schnaps 3–6 Wochen an einem hellen Platz bei Zimmertemperatur ziehen lassen, jedoch nicht in der prallen Sonne.
2 Abseihen und nach Bedarf 3-mal 15–20 Tropfen in Wasser einnehmen.
3 Wirkt wie der Tee entspannend bei nervlicher und seelischer Belastung, bei Unruhe und nervösen Magen-Darm-Beschwerden, bei Neuralgien, stimmungsaufhellend. entzündungshemmend.
4 Bei Schlafstörungen 30 Tropfen mit wenig Wasser einnehmen, vor dem Schlafengehen.
5 Vorteil der Tinktur: steht immer zur Verfügung, in ein kleines Fläschchen abgefüllt auch unterwegs.

Johanniskrauttee

1 2 TL Johanniskraut (frisch oder getrocknet) mit 250 ml kochendem Wasser übergießen, 10 Min. zugedeckt ziehen lassen und abseihen.
2 2- bis 3-mal täglich eine Tasse Tee unterstützt dabei, dem »Winterblues« die Stirn zu bieten.
3 Solo oder gemischt mit Melisse und Baldrian ist Johanniskraut ein heilkräftiger Nerventee.

Johanniskrautöl

1 Vor allem das Kraut mit einem hohen Anteil an ungeöffneten Blüten verwenden, wobei meist mehrere Entwicklungsstadien von Blüten und Knospen an einem Stängel vorzufinden sind. Den harten Stiel entfernen, Blüten und Blätter mit dem Messer klein hacken und im Mörser leicht quetschen.

2 Ein Schraubglas zu ⅔ mit geschnittenem Kraut befüllen, mit Olivenöl auffüllen und den Deckel aufschrauben; das Glas nicht randvoll füllen, damit die Feuchtigkeit aus dem Pflanzenmaterial entweichen kann.

3 Das befüllte Glas am besten nach draußen in die Sonne oder innen auf ein besonntes Fensterbrett stellen, bis sich das Öl nach etwa 3 Wochen, je nach Intensität der Sonne, komplett rot färbt. Ist es nach der Zeit noch nicht rot, kann man es bis zu 6 Wochen ziehen lassen.

4 Die ersten Tage täglich einmal leicht umrühren und die Feuchtigkeit, die sich auf der Innenseite des Deckels gebildet hat, mit einem sauberen Tuch abwischen.

5 Nach spätestens 6 Wochen das Öl abseihen und am besten in dunklen Flaschen an einem dunklen Ort aufbewahren. Hält sich etwa 1 Jahr.

★ Öle immer auf die feuchte Haut einmassieren – also am besten direkt nach dem Duschen oder Baden, sonst klebt das wertvolle Gut anschließend auf der Kleidung oder Bettwäsche, da trockene Haut das Öl nur unzureichend aufnehmen kann.

★ Das Johanniskrautöl kann auch innerlich angewandt werden und daher auch in der »grünen« Küche. Ich gebe gerne ein paar Tropfen des Öls in meine Salatdressings. Damit habe ich fast das Gefühl, besonders in den dunklen kalten Wintertagen mit dem »gespeicherten Sonnenlicht« mein Essen zu beleben.

★ Gelegentlich kommt es vor, dass der Ölauszug nicht tiefrot wird. Ursächlich kann sein, dass das Kraut zu spät geerntet wurde, also zu wenige junge Blüten vorhanden waren, oder dass die Wärmezufuhr beim Auszug nicht ausreichte. Möglicherweise hat man auch nicht das Echte Johanniskraut geerntet, sondern eine der vielen Unterarten, deren Hypericingehalt geringer ist. Generell gilt daher: Je stärker die Rotfärbung des Ölauszugs, desto höher natürlich seine Heilwirkung.

★ Das Öl riecht im Grunde sehr »gesund«, nicht unangenehm, und doch können wir es mit ein paar Tropfen ätherischen Öls unseres Lieblingsdufts in ein wunderbares Aromamassageöl mit durchblutungsfördernder, schmerzlindernder Wirkung verwandeln. Oder auch einfach die Hände zwischendurch immer wieder mal mit etwas Johanniskrautöl einreiben – Balsam für Körper und Seele. Das Rotöl in ein kleines Fläschchen abfüllen und den entsprechenden »Duft« mit ins Gefäß geben – auch eine wunderbare Geschenkidee.

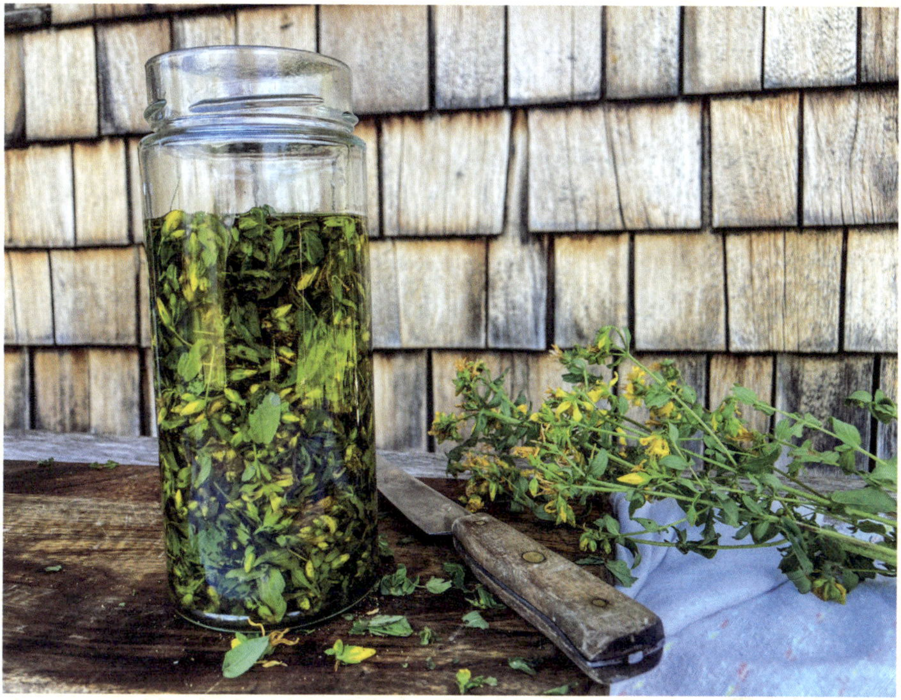

LAUBBÄUME

Zur Erweiterung unseres Wildkräuterbüfetts bietet uns Mutter Natur noch eine Gruppe von feinen Blättern an, die oft übersehen wird: essbare Baumblätter und -blüten. Nicht alles verwendbare Grün wächst auf dem Boden. Hier müssen wir uns nicht bücken – wir dürfen uns aufrichten und das reichhaltige Angebot der Bäume entdecken.

In diesem Buch geht es mir wie gesagt nicht vorrangig um Heilpflanzen, mit denen wir unsere kleinen und größeren Zipperlein behandeln können. Mir geht es darum, den Schatz der essbaren Wildpflanzen, die teils schon in der Vergangenheit zum Speiseplan unserer Vorfahren gehörten, wieder in unser Leben zurückzuholen – und das am besten vorbeugend.

Ob zarte Spitzahornblüten oder süßliche Lindenblätter – Baumblätter und -blüten eröffnen uns eine breite Palette an Aromen. Uns steht eine Reihe an essbaren Laubbäumen zur Verfügung, die wir alle zu frischen Blattsalaten, Pestos, Smoothies oder wie Gemüse zubereiten können. Deshalb fasse ich die Laubbäume in diesem Kapitel zusammen, erwähne aber im Folgenden die wichtigsten Unterschiede und Besonderheiten.

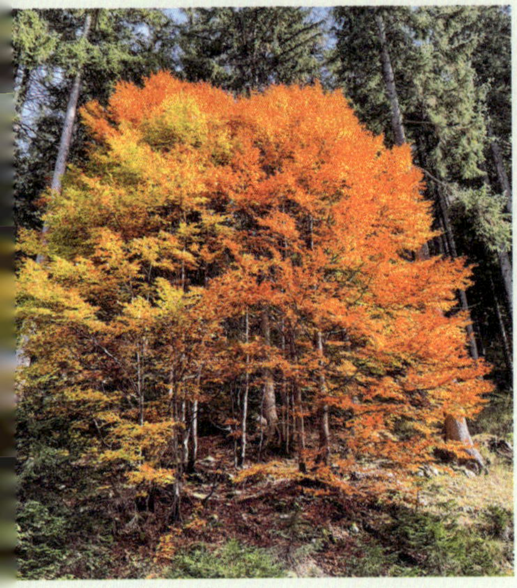

Meine Favoriten sind Ahorn, Birke, Buche und die rundherum wohltuende Linde, die jeder durch ihre heilsamen Blüten für den Lindenblütentee kennt.

Bei der Ernte der Baumblätter ist der Zeitpunkt enorm wichtig. Sie sind am feinsten im jungen, zarten Stadium. Werden die Blätter älter, schmecken sie zäh, ledrig und bitter, da der Gerbstoffgehalt zunimmt.

Die Blätter mancher Bäume, etwa die der ohnehin sehr gerbstoffhaltigen Walnuss, enthalten allerdings schon als Knospen so viele Bitter- und Gerbstoffe, dass sie roh ungenießbar sind. Giftig sind sie aber nicht. Am besten, man probiert es einfach mal aus und kaut eine kleine Walnussknospe oder ein frisches junges Walnussblatt. Die adstringierende, also zusammenziehende Wirkung der Gerbstoffe lässt sich hier wunderbar erleben und erschmecken.

Baumblätter kommen also hauptsächlich für die Frühjahrsernte von März bis Juni in Frage.

Besonders frisch ausgetriebene Blätter, am besten sogar die erst sich zaghaft öffnenden Knospen sind eine Delikatesse. Mit den Blättern bekommen wir viele Nährstoffe und vor allem viel gesundes Chlorophyll, den grünen Pflanzenfarbstoff, mitgeliefert.

Neben den angeführten Baumarten kann man auch die frischen, zarten Knospen und Blätter folgender Bäume und Sträucher für Salat und Smoothie nutzen: Esche, Obstbäume, Kirsche, Brombeere, Himbeere, Haselnuss. Sie schmecken aber etwas bitterer als meine Favoriten, deshalb am besten nur kleine Mengen untermischen.

SAMMELN UND VERWENDEN

Beim Sammeln sollten wir darauf achten, dass wir von einem Baum nur so viele Blätter und Blüten pflücken, dass er dadurch keinen Schaden nimmt. Am besten von verschiedenen größeren Ästen/Zweigen und verschiedenen Bäumen sammeln. Auch die starken Austriebe am Stamm einer Linde sind eine wunderbare Sammelstation, da direkt unter einem Lindenbaum kein zweiter Platz findet.

Der Verzehr von Baumblättern ist auch für Allergiker meist gut verträglich. Ein langsames Herantasten ist aber auf jeden Fall empfehlenswert, um zu schauen, wie der Körper reagiert. Am besten mit einzelnen Blättern beginnen und langsam die Menge erhöhen.

Eine kulinarische Besonderheit unter den Laubbäumen sind die jungen Keimlinge von Buche und Ahorn. Ihre Ernte beginnt im März/April. Unter großen, alten Bäumen findet man, vor allem in den Mastjahren, reichlich frische Pflänzchen, nur wenige Zentimeter hoch.

Eine Buche muss etwa 40 bis 80 Jahre, ein Ahorn 15 bis 20 Jahre alt werden, bis sie Blüten und Früchte bilden und dann auch Keimlinge hervorbringen können. Am besten schmecken diese, wenn nur die beiden schmalen Keimblätter zu sehen sind. Später werden sie, wie die Baumblätter, herber und bitterer. Die Ahornkeimlinge sind samt Wurzeln essbar. Bei denen der Buche werden die festen Wurzeln gerne entfernt. Gründlich waschen, um sie von Erd- und Laubresten zu befreien, und ab in den Salat oder in die Pfanne.

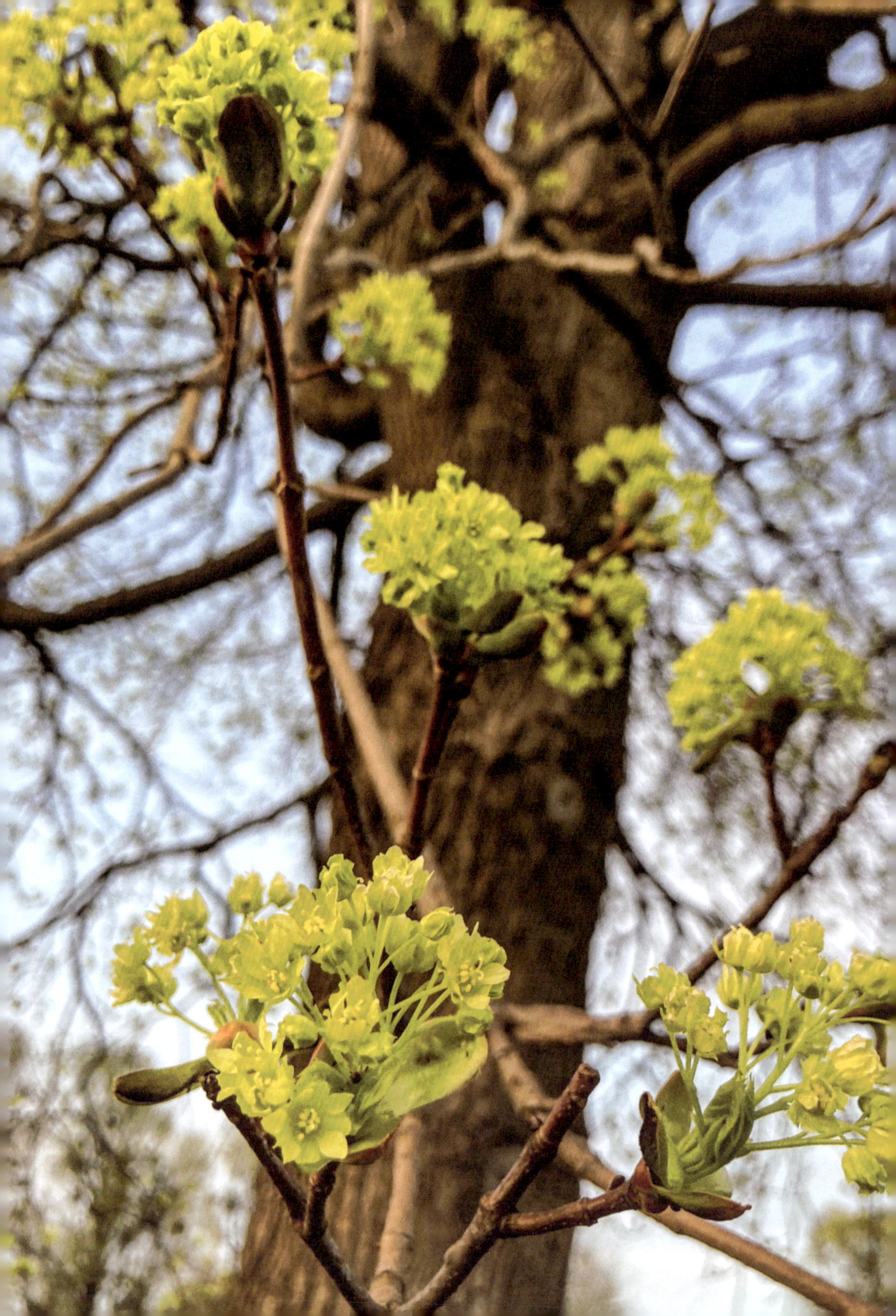

SPITZAHORN

(Acer platanoides)

GEHÖRT ZUR Familie der Ahorngewächse *(Aceraceae)* (in neuester Zeit werden sie bei den Seifenbaumgewächsen, den *Sapindaceae*, geführt)

STANDORT Laubwälder, feuchte nährstoffreiche Böden
WAS WIRD GESAMMELT Blätter, Blüten, Keimlinge
SAMMELZEIT Keimlinge März, Blüten April, Blätter März-Mai, junge Früchte bis Ende Mai

WIE KONSERVIEREN/VERWENDEN Blätter, Blüten, Keimlinge frisch in Smoothies, Salaten, Sirup, Gemüse, Kräutersalz

---

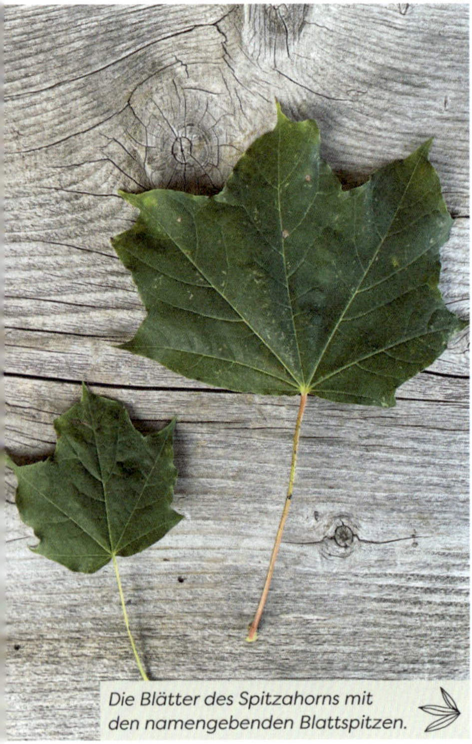
Die Blätter des Spitzahorns mit den namengebenden Blattspitzen.

Weltweit gibt es etwa 150 Arten von Ahornen, wobei im deutschsprachigen Raum drei Arten beheimatet sind: Spitz-, Feld- und Bergahorn, die an der Form ihrer Blätter leicht zu unterscheiden sind. Ich konzentriere mich in diesem Buch auf den Spitzahorn, weil er die feinsten und wohlschmeckendsten Blätter und Blüten besitzt. Im Grunde können wir aber auch die beiden anderen Arten verwenden. Am besten einfach jeweils die jungen Blätter kosten und selbst entscheiden, welche man bevorzugt.

Übrigens: Ahornsirup, den wir aus dem Handel kennen, wird aus dem Stamm des Zuckerahorns *(Acer saccharum),* vereinzelt auch aus Schwarz- und Rotahorn gewonnen und kommt meist aus Kanada. Für einen Liter Ahornsirup mit 60 Prozent Zuckeranteil benötigt man 40 bis 50 Liter frisch gezapftes Ahornwasser. Bis vor etwa 200 Jahren wurde aber auch bei uns der süße Saft vom Bergahorn gezapft.

Der Spitzahorn kann bis zu 30 Meter hoch werden und kommt in einer Höhe von bis zu 1000 Metern vor. Er erreicht ein Alter von maximal 150 Jahren. Ab März/April sind die gelbgrünen aufrecht stehenden Blütentrauben mit süßlichem Duft zu sehen. Der Baum zeigt sich allerdings nur wenige Tage in voller Blütenpracht, bald schon kommen die fünflappigen Blätter. Auch sie haben noch eine gewisse Süße. Die Blattunterseite ist glänzend, die Ränder sind glatt. Markant sind die langen Blattspitzen, die dem Baum seinen Namen gegeben haben. Im Herbst verfärben sie sich leuchtend orange-gelb. Die Früchte mit ihren Flügeln fallen erst im Winter ab und werden durch den Wind verbreitet.

UNTERSCHIEDE ZU DEN ANDEREN BEIDEN AHORNARTEN

Der Bergahorn *(Acer pseudoplatanus)* kann 25 bis 30 Meter hoch werden und ein biblisches Alter von 500 Jahren erreichen. Er wächst bis zur Baumgrenze und liebt die Gesellschaft der Vogelbeere. Die Blätter sind ebenfalls fünflappig, haben aber nicht so lange Spitzen wie die des Spitzahorns. Seine Blattränder sind im Unterschied zu den beiden anderen Arten gesägt und treiben mit den Blüten im Mai aus. Die Buchten zwischen den Lappen sind spitz. Die eher unauffälligen Blüten haben eine gelbgrüne Färbung und hängen im Gegensatz zu denen des Spitzahorns traubenförmig an den Ästen. Die Früchte mit ihren Fruchtflügeln werden im Herbst gebildet. Im Gegensatz zu den anderen beiden Ahornarten bildet der Bergahorn keinen Milchsaft in den Blättern. Auch er entwickelt eine intensiv goldgelbe Herbstfärbung,

Der Feldahorn *(Acer campestre)* erreicht eine Höhe von bis zu 15 Metern und ein Alter von maximal 200 Jahren. Meist jedoch wächst er als Strauch und ist nur bis in Höhen von 800 Metern anzutreffen. Die Blätter sind drei- bis fünflappig, die Blattränder glatt, die Unterseite samtig. Die Form ist durch abgerundete Lappen gekennzeichnet. Seine Blüten sind ebenfalls gelbgrün, und der Austrieb erfolgt wie beim Bergahorn etwa im Mai. Der Blütenstand steht aufrecht, die Früchte werden im September gebildet. Ältere Bäume haben eine stark geschuppte Borke. Der Feldahorn hat das härteste Holz im Vergleich zu den anderen Arten.

GESUNDHEIT UND HEILEN

Ahorn ist keine klassische Heilpflanze. In der Volksmedizin gelten seine Blätter, äußerlich angewendet, als probates Mittel bei »schweren« Beinen, Schwellungen, Mückenstichen, Zerrungen und Gelenkerkrankungen. Die Blätter werden dafür mit den Händen geknetet oder mit dem Nudelholz gewalkt, bis Saft austritt, und dann auf die betroffenen Stellen gelegt und mit einer Binde fixiert.

Der Ahorn schenkt uns Gelassenheit und Leichtigkeit und lässt unsere Lebensenergie wieder fließen. Ahornbäume helfen uns, Altes loszulassen, und sorgen für die harmonische Vereinigung von Gegensätzen. Pendeln wir zwischen Extremen, soll der Ahorn eine ausgleichende Wirkung aufweisen. Ahorn gilt generell als Symbol für Ganzheit, Harmonie und starken Willen nach Freiheit.

KÜCHE UND REZEPTE

Blätter, Blüten, Keimlinge und Knospen des Spitzahorns sind essbar.

Spitzahornblütensirup

6–7 Handvoll junge Spitzahornblüten
1 kg Zucker
1 Biozitrone

---

1 Blüten ausschütteln, damit eventuell vorhandene Insekten herausfallen.

2 1 l Wasser mit dem Zucker erhitzen, bis sich dieser aufgelöst hat. Zitrone heiß abwaschen. Blüten und in Scheiben geschnittene Zitrone zugeben und 48 Stunden zugedeckt ziehen lassen.

3 Abseihen, den Sirup nochmals 5 Min. kochen lassen und in sterilisierte Flaschen abfüllen.

★ Nach diesem Siruprezept kann man auch andere Blütensirupe zubereiten, etwa mit Holunder- oder Löwenzahnblüten

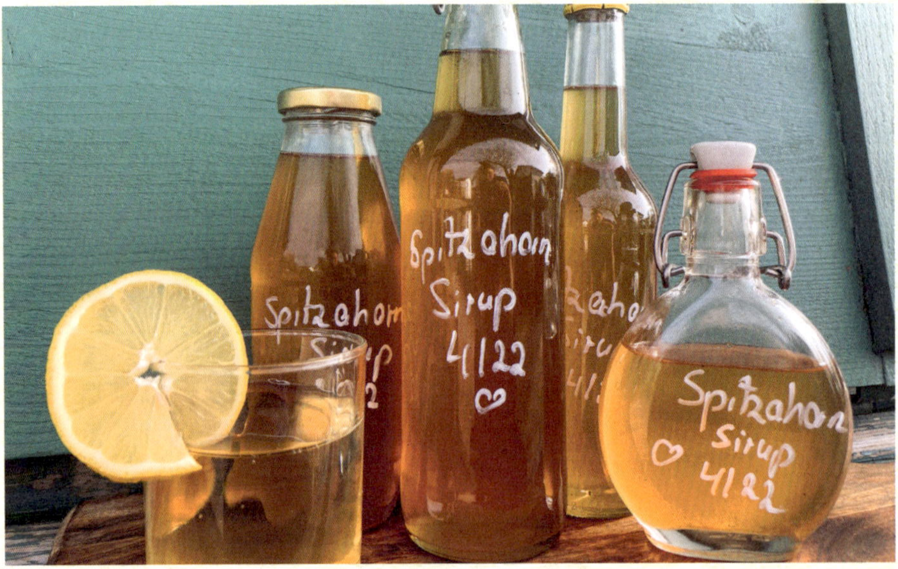

Spitzahornsalat

4 Handvoll Spitzahornblüten
Für das Dressing:
4 EL kaltgepresstes Olivenöl
3 EL weißer Balsamicoessig
1 TL scharfer Senf
2 TL Spitzahornblütensirup (siehe oben; alternativ Honig oder Ahornsirup)
Stein- oder Meersalz
frisch gemahlener Pfeffer

Die Dolden der Ahornblüten ausschütteln, etwas kleiner zupfen und mit dem Dressing vermengen.

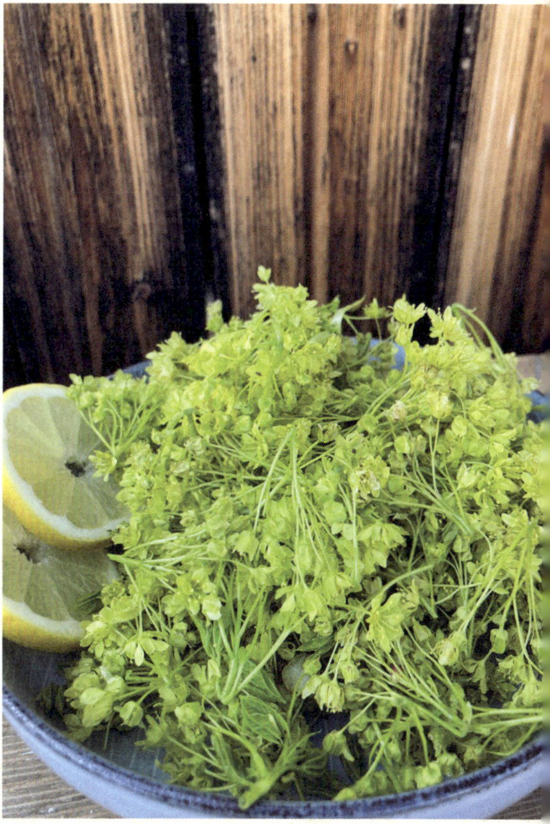

★ Das Dressing ist für alle Wildkräutersalate geeignet und kann nach Belieben abgewandelt werden, etwa mit Joghurt verschiedener Fettstufen, diversen Nussölen oder Zitronensaft.

★ Zu Blatt- und Blütensalaten gebe ich auch sehr gerne angeröstete Sonnenblumenkerne, Walnüsse oder Hanfsaat. Auch rosa Pfefferbeeren fehlen auf meinen Salaten selten – sie geben ein süß-fruchtig-pfeffriges Aroma und einen schönen Farbklecks.

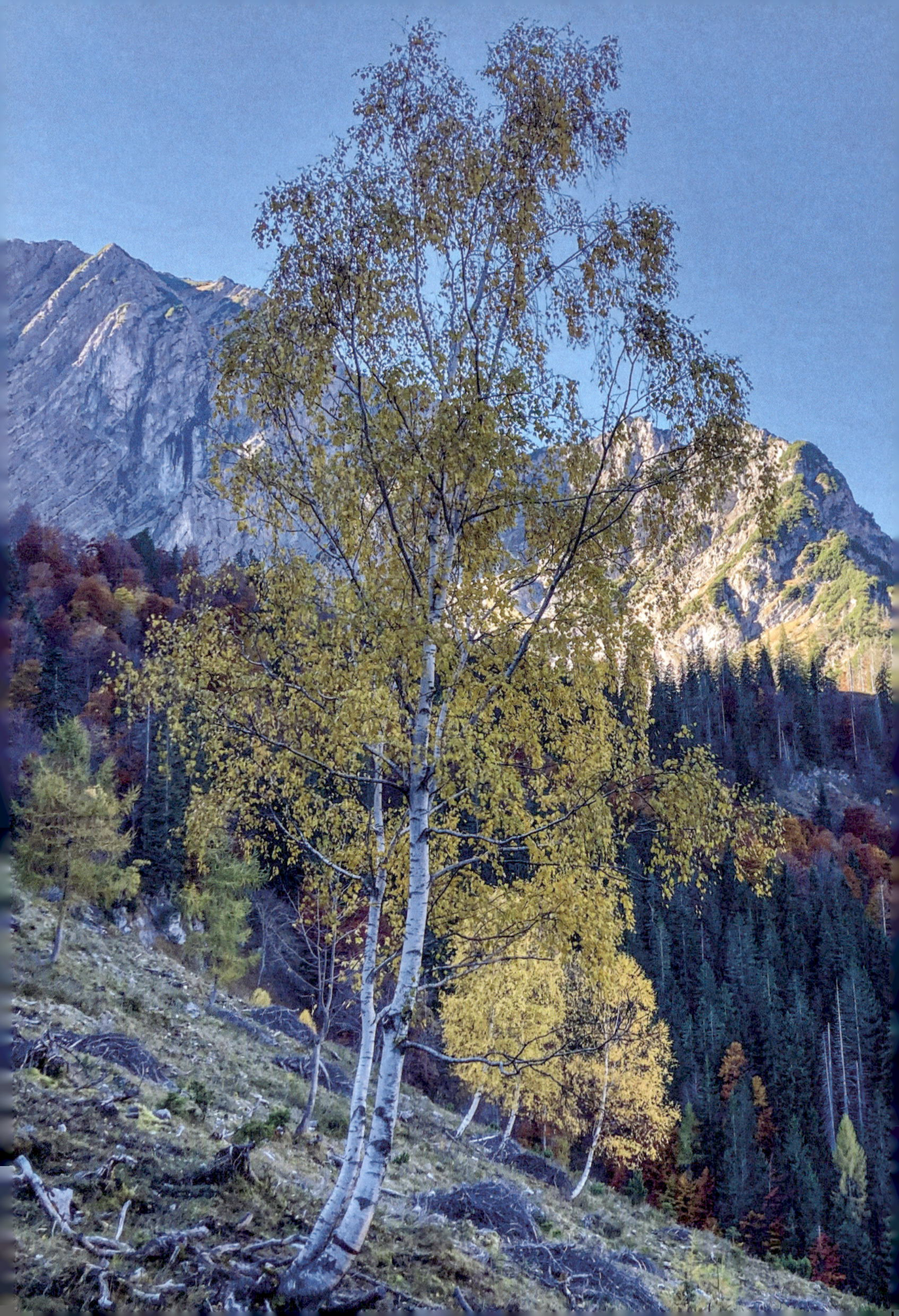

BIRKE

(Betula)

GEHÖRT ZUR Familie der Birkengewächse *(Betulaceae)*

STANDORT lichte Laub- und Nadel- bzw. Mischwälder, Moore (Moorbirke), aber auch wasserdurchlässige trockene Böden (Sandbirke)
WAS WIRD GESAMMELT Blätter und Blüten, Birkenwasser
SAMMELZEIT weibliche Knospen Mai, Blätter April - Mai, Birkenwasser Februar - April

WIE KONSERVIEREN/VERWENDEN junge Blätter, Knospen für Salate, Tee, abgezapftes Birkenwasser

---

Die Birke ist einer der Bäume, die von den meisten Menschen sicher erkannt werden. Mit ihrer weißen lichten Rinde und den hellgrünen Blättern ist sie der Inbegriff von Frühling und Leichtigkeit.

Birken können Höhen von 20, 30 Metern erreichen und werden bis zu 100 Jahre alt. Es gibt etwa 50 verschiedene Birkenarten, wobei die Moorbirke *(Betula pubescens)* und die Hänge- oder auch Sandbirke *(Betula pendula)* die in unseren Breiten am häufigsten vorkommenden Arten sind. Die Moorbirke liebt es feucht, sie wächst in Mooren und Auwäldern. Die Hängebirke mit ihren herabhängenden Zweigen bevorzugt trockene, wasserdurchlässige Böden. Die Birke ist ein schnell wachsendes Gehölz, das sehr viel Wasser aufnehmen und über die Blätter wieder verdunsten kann. Von daher ist der Baum für das Zapfen von Birkenwasser im Frühjahr gut geeignet.

Die Blätter der Birken sind oval bis leicht rautenförmig und weisen einen teils stark gesägten Rand auf, wobei das Laub der Moorbirke im Gegensatz zu dem der Hängebirke eine leichte Behaarung aufweist. Die jungen Blätter beider Arten sondern ein Harz ab und sind deshalb leicht klebrig.

BIRKENSAFT/-WASSER

Im zeitigen Frühjahr, etwa ab März, wenn die Temperaturen nachts nicht mehr so tief unter den Gefrierpunkt fallen, beginnen die Säfte des neuen Jahres in den Birken emporzufließen. »Wenn sich Sankt Walpurgis zeigt, der Birkensaft nach oben steigt«, heißt es im Volksmund. Gemeint ist der 25. Februar, der Namenstag der heiligen Walpurga. Dann kann man das gesunde Birkenwasser literweise aus dem Stamm zapfen und trinken. Sobald der Blattaustrieb beginnt, wird das Wasser jedoch komplett für die Laubbildung benötigt und zentriert sich wieder mehr im Kern des Stammes.

Birkenwasser darf man natürlich nur von eigenen Bäumen zapfen oder wenn man um Erlaubnis gebeten hat. Wir suchen uns in unserem Wald zum Birkenwasserzapfen jedes Jahr einen anderen Baum aus. Er muss schon älter sein und 30 bis 40 Zentimeter Stammdurchmesser haben. Mit einem Bohrer wird ein Loch in den Stamm gebohrt, dann steckt man ein Stück Gartenschlauch hinein, befestigt einen Fünf-Liter-Kanister am anderen Ende des Schlauchs und den Kanister selbst mit einer Schnur am Baum, sodass das Birkenwasser hineinfließen kann. Dann heißt es warten, aber nach einem halben Tag ist das Behältnis oft schon voll. Zweimal täglich holen wir uns das frische Birkenwasser, das uns schon nach ein paar Tagen den Winter aus den Knochen treibt. Wir fühlen uns zusehends gestärkt. Sobald kein Wasser mehr läuft – wenn die Blätter austreiben –, befreien wir die Birke von Schlauch und Kanister, schließen das

Bohrloch mit einem kleinen Birkenzweig und bedanken uns bei dem Baum. Innerhalb von wenigen Tagen hat die Birke die Wunde mit ihrem eigenen Harz versiegelt.

BLÄTTER

Die jungen Birkenblätter sind frisch-säuerlich und leicht bitter im Geschmack. Die Knospen und sehr jungen Blätter eignen sich besonders zur Beimischung in Salaten und klein geschnitten in Kräutertopfen (= Kräuterquark) oder aufs Brot.

Für den Tee verwendet man auch die jungen, noch klebrigen Blätter, die man aber auch gut trocknen kann.

GESUNDHEIT UND HEILEN

Die Birke wirkt heilend auf Haut, Haare und Niere. Sie leitet Harnsäure aus, ohne die Nieren zu reizen, kann daher auch über einen längeren Zeitraum bei chronischen Nierenerkrankungen eingenommen werden.

Durch den ausleitenden Effekt können Schadstoffe ausgeschieden werden, was zur Linderung verschiedener Hauterkrankungen beiträgt.

Die Birke regt den Stoffwechsel an, wirkt entzündungshemmend und wird daher gerne bei Stoffwechselbeschwerden wie Rheuma und Gicht eingesetzt. Für den Tee 2 TL getrocknete oder frische Birkenblätter mit 250 ml siedendem Wasser übergießen, 10 Min. zugedeckt ziehen lassen, abseihen und 3-mal täglich je eine Tasse trinken.

Dieser Baum steht für Jugendlichkeit, Frühjahr und Neubeginn. Seine Inhaltsstoffe wirken belebend, erfrischend und vitalisierend. Sie unterstützen uns dabei, unser Leben leichter und beschwingter zu nehmen.

KÜCHE UND REZEPTE

Birkenblätter schmecken frisch-säuerlich mit leicht bitterer Note, die Blattknospen noch nussig. Beides passt gut als Zugabe zu Salaten.

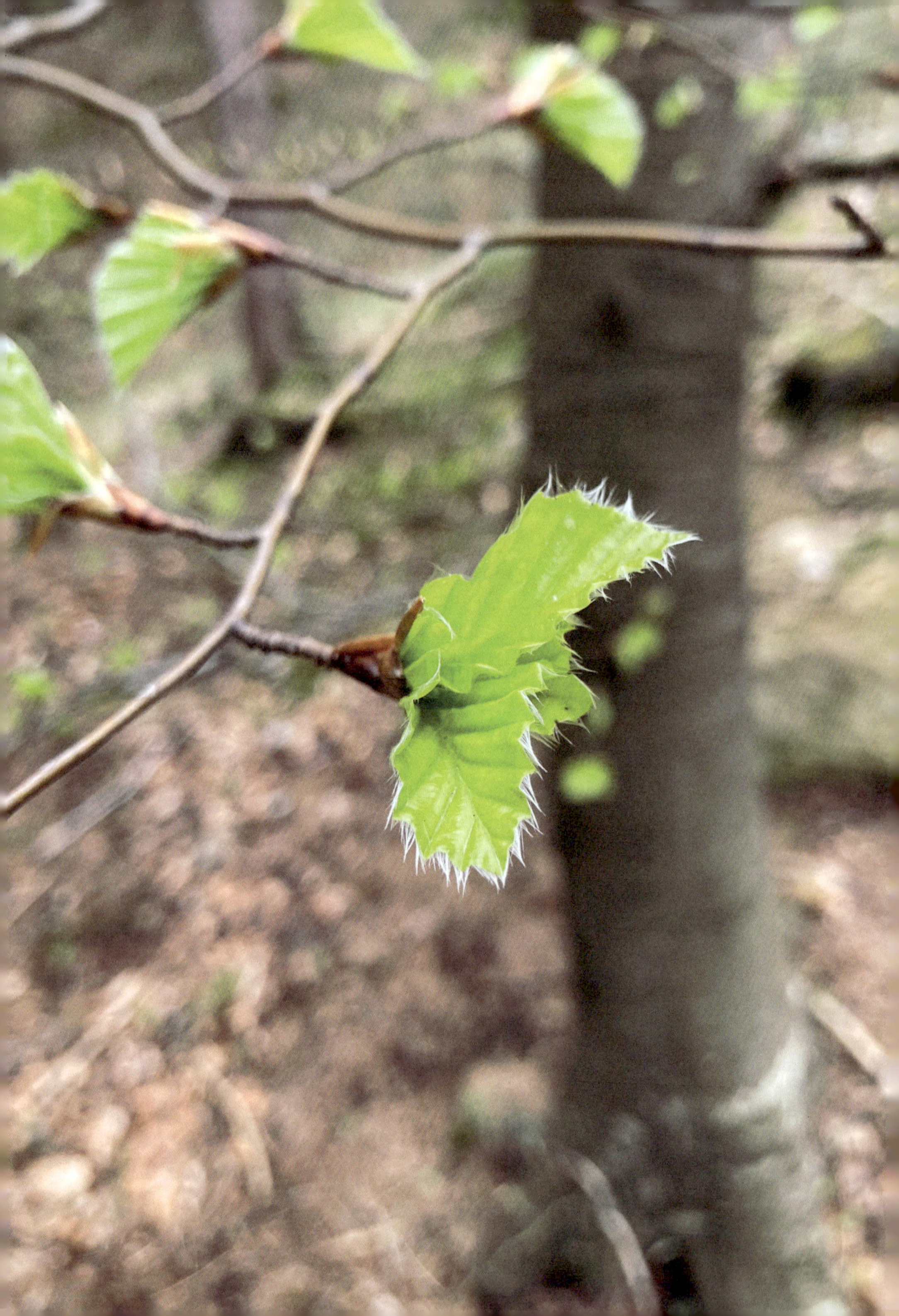

BUCHE

(Fagus sylvatica)

GEHÖRT ZUR Familie der Buchengewächse *(Fagaceae)*

ANDERE NAMEN Rotbuche, Mastbuche
STANDORT Laub- und Mischwälder, saure, kalkhaltige, nicht zu feuchte Böden
WAS WIRD GESAMMELT Blätter, Nüsse, Keimlinge
SAMMELZEIT Knospen April, junge zarte Blätter und Keimlinge April - Anfang Mai, Nussfrüchte (Bucheckern): Mitte September - November

WIE KONSERVIEREN/VERWENDEN Blätter und Knospen frisch knabbern, Blätter, Knospen, Keimlinge roh in Salaten, Gemüse, Pesto, Smoothie; Bucheckern erhitzt, geröstet, gemahlen

---

Die Buche wird bis zu 30 Meter hoch und 300 Jahre alt. Markant ist ihre silbergraue glatte Rinde, die sie deutlich von anderen Bäumen unterscheidet. Ihre blätterdichte Krone lässt wenig Licht auf den Waldboden, wodurch die Baumkonkurrenz völlig ausgeschaltet wird. Die Blätter der Rotbuche sind eiförmig mit ebener Oberfläche und glattem, leicht welligem Rand, der anfangs seidig behaart ist.

Die Buche zählt zu den alten »Speisebäumen«. Früher wurden die Blätter sogar getrocknet und gemahlen, um Mehl aus Getreide damit zu strecken.

BLÄTTER

Die jungen hellgrünen Laubblätter erntet man ab April, sie schmecken säuerlich-frisch und erinnern an Sauerklee und Sauerampfer.

Ich versuche immer, die sich gerade öffnenden Knospen und – direkt nach dem Austrieb – die jungen hellgrünen Blätter zu erwischen. Sie sind dann noch zart und weich, werden aber schon nach 2 bis 3 Wochen hart und zäh, dann sind sie auf dem Teller kein Vergnügen mehr.

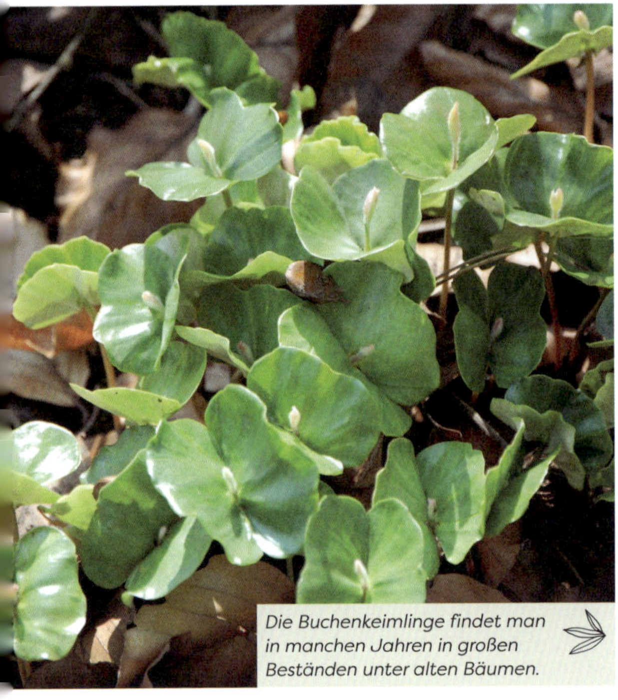

Die Buchenkeimlinge findet man in manchen Jahren in großen Beständen unter alten Bäumen.

BUCHECKERN

Die Samen der Buche wachsen in einer mit Stacheln besetzten Fruchtschale, die zwei dreieckige Nüsschen enthält. Diese schmecken fein nussig, fast wie Mandeln.

Bucheckern sind gesunde kleine Nährstoffbomben. Sie enthalten reichlich Vitamin C, B-Vitamine, Eisen, Kalzium und Stärke. Bucheckern weisen bis zu 25 Prozent hochwertiges pflanzliches Eiweiß und 45 Prozent ungesättigte Fettsäuren (Ölsäure, Linol- und Linolensäure) auf. Kein Wunder also, dass auch Wildtiere ihre Fettreserven mit diesen Knabbereien auffüllen.

WICHTIG
Rohe Bucheckern enthalten Oxalsäure, das leicht giftige Alkaloid Trimethylamin (auch Fagin genannt) und etwas Blausäure, die aber alle drei durch kurzes Erhitzen – Kochen oder Rösten – unschädlich gemacht werden. Ein paar wenige Bucheckern werden auch roh einem gesunden Menschen nicht schaden. Würde man aber eine ganze Handvoll roher Nüsschen essen, könnten Magenreizungen und leichte Vergiftungserscheinungen auftreten. Kurz erhitzt werden sie zu einer gesunden, nahrhaften Delikatesse.

Buchen sind bekannt für ihre Mastjahre, in denen die großen, älteren Bäume alle 5 bis 7 Jahre reichlich Früchte tragen und in anderen Jahren nur wenige bis gar keine. Besonders reiche Ernte erhält man nach den Herbststürmen. Dann fallen die Fruchtkapseln auf den Boden, diese springen auf und geben ihre Schätze frei: zwei Nüsschen, die noch mit einer dünnen braunen Schale umgeben sind. Die Nüsse selbst sind weiß.

BUCHENKEIMLINGE

Die Keimlinge der Buche findet man ab März unter den alten Bäumen, in manchen Jahren, den Mastjahren, unzählige, in anderen Jahren sucht man vergebens danach. Die Keimlinge sind, solange sie jung sind, das heißt nicht mehr als ihre zwei Keimblätter aufweisen, schmackhaft, leicht nussig, mit knackiger fester Konsistenz. Als Salatbeigabe, gedünstet als Gemüse oder Antipasti sowie zu Omeletts.

GESUNDHEIT UND HEILEN

Der Teeaufguss aus Buchenblättern ist leber- und gallenstärkend, abschwellend, entzündungshemmend.

Die Buche, die »Mutter des Waldes«, unterstützt uns beim Klären unserer Gedanken und hilft uns, Hektik und Stress abzulegen. Sie bestärkt uns darin, zu uns selbst zu stehen, unser eigenes Potenzial zu leben und Klarheit zu erlangen. Weiter unterstützt uns das Wesen der Buche beim Lernen, beim Erlangen von Wissen und Weisheit.

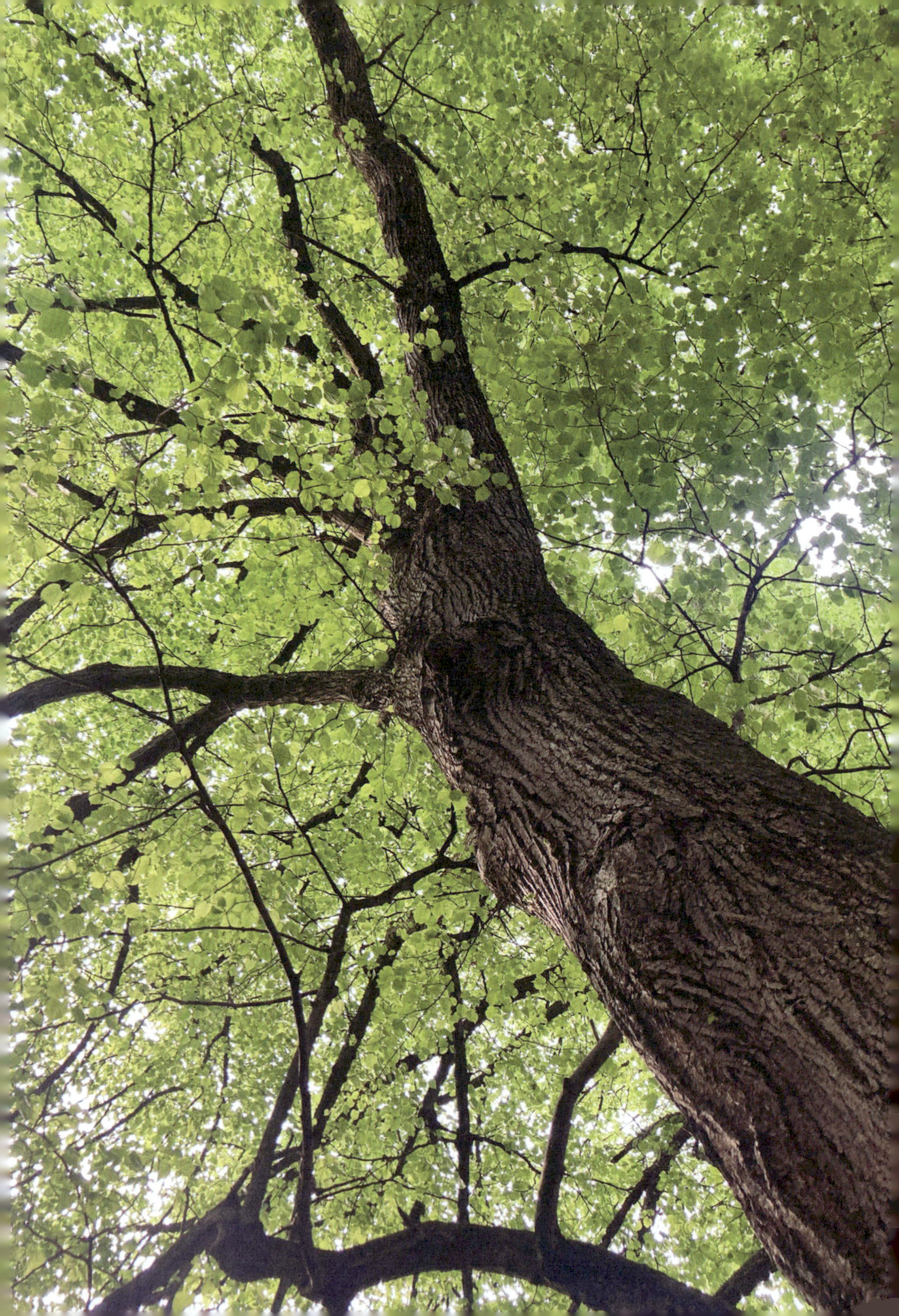

LINDE

(Tilia)

GEHÖRT ZUR Familie der Malvengewächse *(Malvaceae)*

STANDORT helle und vollsonnige Plätze in Laub- und Mischwäldern, nährstoffreiche und gut wasserversorgte Böden
SOMMERLINDE Blattgröße 8–12 cm, mit samtiger, behaarter Blattober- und -unterseite; Blattunterseite weiße Haarbüschel
WINTERLINDE Blattgröße 4–7 cm, glänzende, glatte Blätter, Blattunterseite braune Haarbüschel
WAS WIRD GESAMMELT Blätter, Blüten
SAMMELZEIT Blüten Juni-Juli; Blätter April-September

WIE KONSERVIEREN/VERWENDEN Blätter und Knospen frisch in Salaten, Pesto, Smoothie, Blüten frisch oder getrocknet als Tee, Badezusatz

---

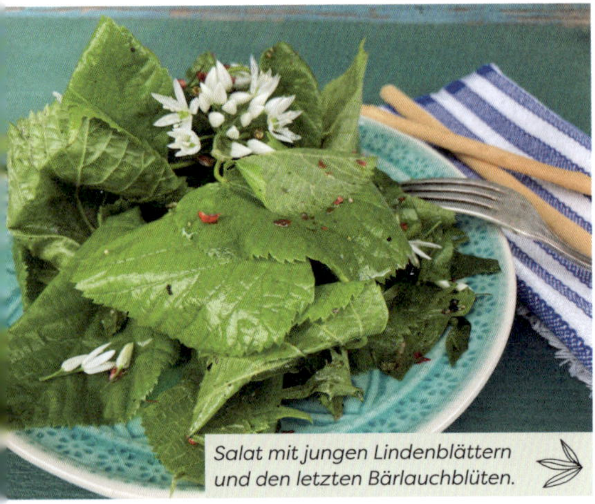

Salat mit jungen Lindenblättern und den letzten Bärlauchblüten.

Linden werden bis zu 35 Meter hoch und können ein Methusalem-Alter erreichen. Berühmt sind die sogenannten 1000-jährigen Linden. Man sagt über die Linde: »300 Jahre kommt sie, 300 Jahre steht sie, und 300 Jahre vergeht sie.«

Ihr Laub ist auch in kulinarischer Hinsicht die Crème de la Crème unter den Baumblättern und besonders auch für Kinder und Wildkräuterneulinge sehr empfehlenswert.

In unseren Breiten sind vor allem die Winter- und Sommerlinde vertreten, man kann aber alle Arten verwenden, etwa die Holländische Linde, die Krim-Linde und die Silberlinde. Die Sommerlinde ist in der Wildkräuterküche allerdings am beliebtesten, da ihre Blätter weich und zart sind und deshalb für Wildkräutersalate die bessere Wahl darstellen.

Lindenblätter schmecken ganz mild, leicht süßlich und sehr aromatisch. Vor allem die im März/April frisch austreibenden zarten Blätter sind sehr eiweißreich und eignen sich gut für Blattsalate. Auch die Knospen sind monatelang eine wunderbar ergiebige Eiweißquelle. Im Mai übernehmen dann die jungen, zarten Blütenknospen samt ihren weichen Flügeln, ab Ende Juni die kleinen Samen, die nur kurze Zeit weich sind und als »falsche Kapern« verwendet werden können. Ab August bis September kann man die Samen schälen und knabbern.

Alle Pflanzenteile sind angenehm mild und beim Kauen samtig, geschmeidig, was auf die reichlich enthaltenen Schleimstoffe in der Pflanze zurückzuführen ist.

Allgemein bekannt sind die **Lindenblüten**, die wir frisch oder getrocknet im Tee nützen können. Aufgrund ihres Gehalts an Schleim- und Gerbstoffen wirkt der Lindenblütentee beruhigend und reizmildernd bei Erkältungskrankheiten und stärkt zudem unsere Immunkraft. Nicht umsonst geht das Wort »Linderung« auf den heilenden Lindenbaum zurück.

Die beste Zeit, um den Lindenblütenvorrat für den Winter zu ernten, sind die Tage kurz nach dem Aufblühen. Dabei verströmen die Blüten einen intensiven, aromatischen Duft, und ihre Wirkkraft ist dann am Höhepunkt. Das wissen auch die Bienen und tummeln sich in diesen paar Tagen mit großem Gesumme in den Bäumen – auch für uns ein untrügliches Zeichen, dass es Zeit ist zu sammeln. Man pflückt am besten die Blüte samt dem pergamentartigen Hochblatt. Die Blüten an einem luftigen, schattigen Platz zum Trocknen auslegen, mit den Händen rebeln und in Schraubgläser füllen.

GESUNDHEIT UND HEILEN

Lindenblüten wirken schweißtreibend, reizlindernd, entzündungshemmend, schmerzlindernd, harntreibend, beruhigend bei Magen-Darm-Beschwerden; aufgrund ihrer Schleimstoffe ist die Linde eine altbewährte Heilpflanze bei Erkältungskrankheiten und Hustenreiz. Wer bei beginnender Erkältung einen heißen Lindenblütentee trinkt und sich anschließend warm eingepackt ins Bett legt, kann eine Erkältung schnell im Keim ersticken.

Die Linde unterstützt uns auch wunderbar bei Nervosität und Schlafstörungen. Ihre beruhigende Wirkung kann durch ein Vollbad mit einem Lindenblütenaufguss unterstützt werden.

Die Herzform der Blätter weist auf ihre besänftigende Art hin. Die Linde berührt und umhüllt uns, stärkt angespannte Nerven und kann Ängste lösen. Sie lädt uns ein zu Geselligkeit, Kommunikation und Freude. Nicht umsonst ist die Linde ein Gemeinschaftsbaum, der in der Mitte vieler Dörfer steht und das mütterliche Prinzip der Zusammenkunft widerspiegelt. Die Linde ist der Baum der Liebe, des Friedens, des Schutzes. Sie lehrt uns, die Liebe mehr in unser Leben zu bringen – die Liebe zu uns selbst, zu unseren Mitmenschen, zur Natur und zum Leben an sich.

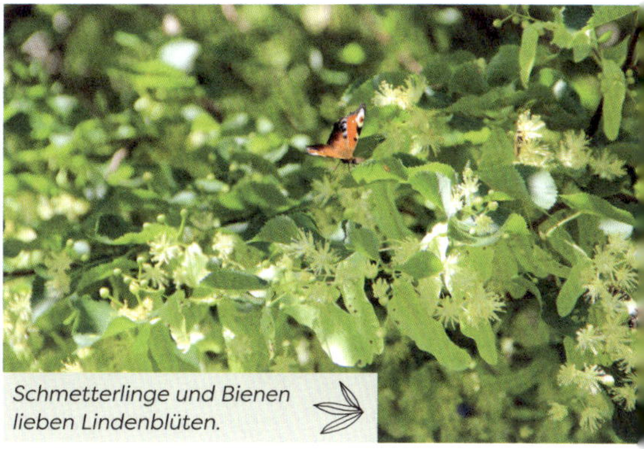

Schmetterlinge und Bienen lieben Lindenblüten.

KÜCHE UND REZEPTE

Lindenblätter (besonders die der Sommerlinde) als Salat und in Smoothies oder Pestos. Sie schmecken süßlich-mild, grasig bis nussig.

Lindenblütentee

2 TL Lindenblüten mit 250 ml siedendem Wasser übergießen und 10 Min. zugedeckt ziehen lassen. Abseihen und auf Trinktemperatur abkühlen lassen.

★ Bei beginnender oder vorhandener Erkältung, schweißtreibend, entzündungshemmend, angenehmer Geschmack.

Lindenblütenbad

1 2 Handvoll Lindenblüten mit 2 l kochendem Wasser übergießen und 10 Min. zugedeckt ziehen lassen. Abseihen und den Aufguss ins Badewasser gießen.
2 Am besten während des Bades noch eine Tasse Lindenblütentee trinken. Anschließend warm einpacken und den Körper so richtig »gesundschwitzen« lassen.

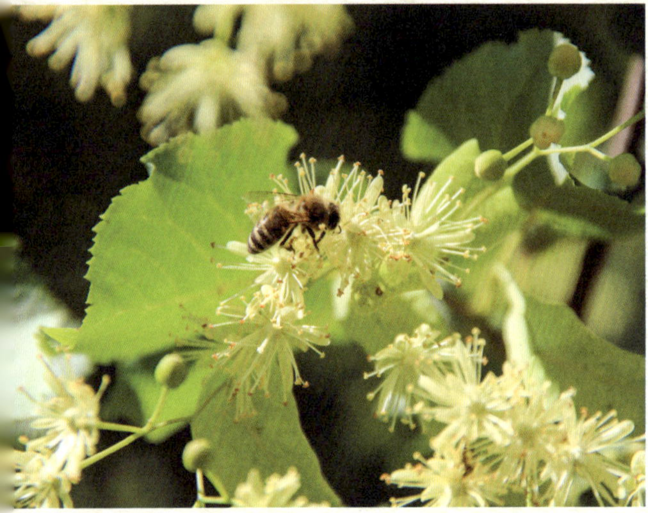

★ Bei beginnender oder vorhandener Erkältung, schweißtreibend, entzündungshemmend.

Pesto mit Lindenblättern

Für 3 Gläser à 180 ml

1 Handvoll junge Lindenblätter + -knospen (40 g)
1 große Handvoll Bärlauchblüten (100 g)
1 große Handvoll Gierschblätter mit Stängel (100 g)
1 kleine Handvoll Gundermann (10 g)
100 g Nüsse nach Belieben
70 g Parmesan
200 g Olivenöl + etwas für die Ölschicht
2 EL Zitronensaft
einige Tropfen Agavendicksaft
Salz
frisch gemahlener Pfeffer
nach Belieben etwas Chili

---

1 Wildkräuter klein schneiden, Bärlauchblüten vom Stängel abzupfen. Die Nüsse trocken anrösten und hacken, den Parmesan fein reiben.

2 Alle Zutaten im Mixer oder im Mörser pürieren, evtl. 2 EL Wasser zugeben.

3 In Gläschen füllen und mit einer Schicht Öl bedecken. Im Kühlschrank einige Tage haltbar.

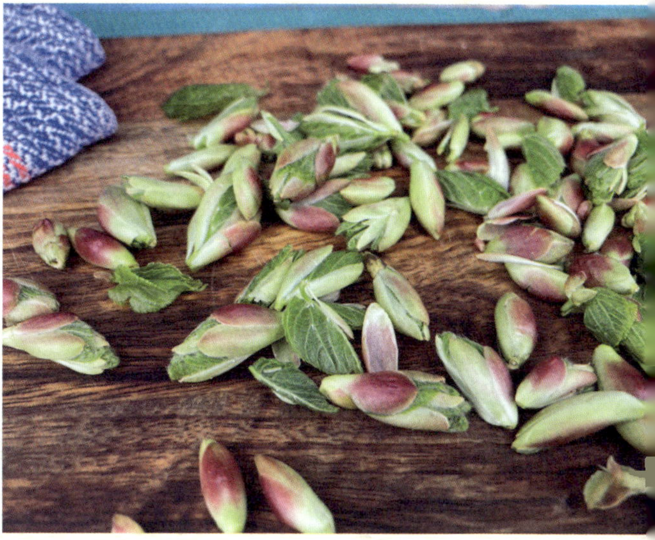

BAUMKNOSPEN

»Baumknospen enthalten das gesamte genetische Material der Pflanze. Sie greifen in unseren Stoffwechsel und den ganzen Organismus belebend und vitalisierend ein. Unsere Zellerneuerung und Regeneration werden dabei aktiv unterstützt.«[11]

In der Knospe steckt die ganze Lebenskraft, das ganze Potenzial des jeweiligen Baumes oder Strauches – die ganze Erbinformation. Knospen sind reich an embryonalem Gewebe und enthalten das nötige Nährstoffpaket, aus denen später Blüten und Blätter entstehen, die sie für ihr Wachstum benötigen. Spezielle Schuppen, ummantelt mit einem klebrigen Harz, schützen die Knospe vor Austrocknung und Frost.

Es befinden sich an Bäumen und Sträuchern immer Blatt- und Blütenknospen, die sich aber nicht bei allen Pflanzen gleichzeitig entwickeln. Bei den Frühblühern wie Schlehe oder Wildkirsche öffnen sich im frühen Frühjahr zuerst die Blüten, dann erst entfalten sich die Blätter. Beim Apfelbaum kommt beides zur gleichen Zeit. Die Knospen selbst werden, von uns zumeist völlig unbemerkt, schon im Herbst am Baum angelegt. Erst wenn es um Mariä Lichtmess (2. Februar) herum langsam wieder wärmer wird, nehmen die Bäume über die Wurzeln wieder mehr Wasser auf. Die Knospen fangen wieder an zu wachsen, werden größer und satter. Das ist die Zeit, in der wir sie auch geschmacklich als feiner und milder empfinden. Wir können sowohl die Knospen als auch die schon leicht geöffneten Blatt- und Blütenaustriebe verwenden.

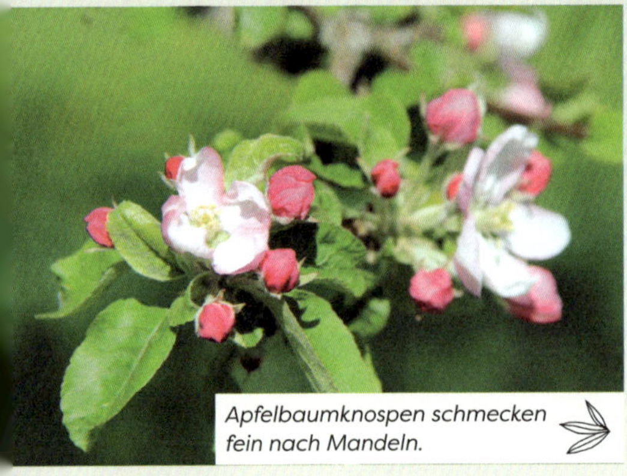

Apfelbaumknospen schmecken fein nach Mandeln.

WUNDERWERKE DER NATUR

Sind die Knospen im Winter noch klein, braun und hart, kann man ihnen in den Monaten Februar und März förmlich beim Wachsen zusehen. Jede Baumart und jeder Strauch entfaltet sich zu seiner Zeit. Ganz langsam öffnen sie an den ersten warmen

Tagen ihre zarten Knospen – geballte Vitalstoffe in Knospenform. Täglich knabbere ich bei meinen Laufrunden von dem einen oder anderen Baum oder Strauch, und oft kann ich sogar das Aroma der werdenden Frucht erschmecken. Knospen sind kleine Kraftpakete, wieder mal ein heimisches Superfood mit großer Vitalität, das uns die Natur einfach nur so zur Verfügung stellt – wir müssen uns nur darauf einlassen und zugreifen.

Ich nehme von jedem Baum nur ein paar wenige Knospen, um die Pflanze nicht zu schwächen – außerdem benötigt man ohnehin nur kleinste Mengen. Es reicht, wenn wir versuchen, täglich vier bis fünf Knospen zu essen. Das kann vom gleichen Baum sein oder einfach ein paar von der Linde und beispielsweise noch einige von der Schlehe. Bekomme ich im Winter Halsschmerzen, weil ich mal wieder nach einer Skitour zu lange im kalten Wind gestanden habe, marschiere ich schnell zu unserem Lindenbaum und knabbere einige Knospen. Durch das Kauen werden die darin enthaltenen Schleimstoffe gelöst, was ich im Mund sofort spüre: Das Kratzen und das raue Gefühl im Hals werden weniger. Die Heilstoffe aus den Knospen beruhigen meinen gereizten Hals-Rachen-Raum. Dies wiederhole ich dann einige Tage, bis durch die Linde die wortwörtliche Linderung eintritt.

SAMMELN UND VERWENDEN

Die beste Zeit für das Sammeln ist sicherlich das Frühjahr, kurz bevor die Knospen ganz austreiben. Dann sind sie auch am schmackhaftesten. Sie können auch schon leicht geöffnet sein, wenn man sie erntet. Besonders bei den Beerensträuchern sind die geschlossenen Knospen superklein und auch noch relativ hart, sodass ich gerne warte, bis sich vorsichtig die feinen, zarten Blättchen dem Sonnenlicht entgegenstrecken. Dann knapse ich mir immer wieder ein paar sich gerade entfaltende Knospen ab. Das können wir auch bei

HAUPTWIRKSTOFFE

Reichlich pflanzliche Wachstumshormone (Phytohormone), ein hoher Proteinanteil, geballte Mineralstoffe und Vitamine, sekundäre Pflanzenstoffe, ätherische Öle, Gerbstoffe, Chlorophyll und Harze und natürlich Kohlenhydrate, die die Knospe zur Ausbildung der Blüte oder des Blattes benötigt. In den Baumknospen und grünen zarten Pflanzenteilen befinden sich die heilenden Wirkstoffe in höchster Konzentration. Die gesamte Erbinformation, also die komplette genetische Information der Pflanze, steckt in der Knospe.

allen anderen Baumarten machen. So erweitern wir den Zeitraum, in dem wir die »Kraftwerke« ernten können.

Wir können sie aber auch im späten Herbst und Winter genießen, wenn der Baum oder Strauch seine Knospen fürs nächste Jahr anlegt. Diese sind dann aber härter und gefühlt »kantiger« im Geschmack, da sie sich vor den kalten, frostigen Monaten schützen, indem sie nur wenig Wasser speichern. Dennoch bieten sie uns auch zu dieser Zeit, ja besonders in nährstoffarmen Wintermonaten, einen ordentlichen Nährstoffschub auf kleinstem Raum. In den Wintermonaten konzentriere ich mich auf die etwas weicheren, schmackhaften Knospen wie die der Linde oder des Apfelbaumes. Doch ich probiere viele Knospen einfach aus und schaue, wie sie sich in meinem Mund anfühlen.

Beim Sammeln ist es wichtig, sehr achtsam vorzugehen. Pro Ast sollte man nicht mehr als zwei bis vier Knospen ernten. Natürlich entscheidet auch die Größe des Baumes oder Strauches, ob ich ein paar mehr nehmen kann oder nicht. Die Knospen an der Astspitze und in den Astwinkeln müssen aber erhalten bleiben, da sie die Pflanze zum Wachstum benötigt: Aus ihnen entstehen neue Triebe.

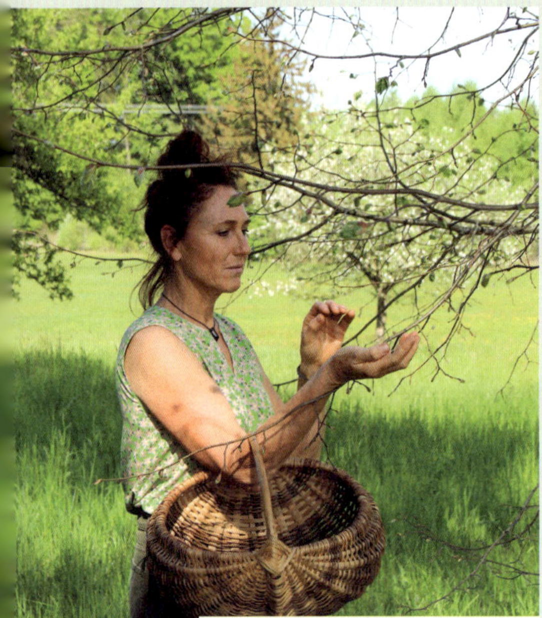

Lindenknospen haben ein sehr mildes Aroma.

Sehr schmackhaft sind die Baumknospen von Rosengewächsen wie Apfel, Kirsche, Pflaume, Pfirsich. Aber auch die von Laubbäumen wie Linde, Buche, Ahorn oder Birke, um nur einige zu nennen, sind zum Naschen bestens geeignet. Nicht zu vergessen die Sträucher von Johannisbeere, Brombeere, Himbeere oder Haselnuss. Einige Knospen, etwa die vom Johannisbeerstrauch oder Apfelbaum, schmecken schon so ähnlich wie die dann folgende Frucht. Im Grunde können wir von allen nicht giftigen Bäumen und auch Sträuchern die Knospen essen. Einige werden fein und nach Bittermandel schmecken, wie die der Rosengewächse, während die Buchenknospen eher eine leicht frisch-säuerliche Note besitzen. Auch die gerbsäurehaltigen Knospen wie die der Walnuss kann man probieren, wobei das pelzige Gefühl und der sehr bittere Geschmack eher den Hartgesottenen mundet. Einen Versuch ist es aber dennoch wert, um einmal zu erfahren, wie die verschiedensten Pflanzenknospen schmecken und welche Empfindungen sie in uns auslösen.

> **TIPP**
> *Im Frühjahr schneiden viele ihre Obstbäume zu, und etliche der abgeschnittenen Äste tragen schon Knospen. Das ist eine gute Gelegenheit zur baumschonenden Ernte der kleinen Vitalstoffträger. Erhält man dadurch eine größere Menge, kann man die Knospen trocknen und zu Pflanzenpulver verarbeiten.*

Mir geht es hier darum, zum Ausprobieren, zum Erspüren und Erfahren zu animieren. Wir können uns sehr viel aus Büchern anlesen, aber die wirkliche Schule ist die Natur. Hier erfahren wir die Dinge mit allen Sinnen. Wir sehen die Pflanzen in ihren verschiedenen Reifestadien, tasten sie, riechen und schmecken sie. So leben wir mit der Natur, und auch unsere Wahrnehmung und unsere Wertschätzung verändert sich dabei.

Für unsere Zellen stellen Baumknospen eine Heilnahrung dar. Wir brauchen nur geringe Mengen, die wir möglichst frisch vom Baum oder Strauch in den Mund führen.

Es wurde in Studien belegt, dass Pflanzenhormone in kleinster, fast homöopathischer Dosis gut wirken. Wichtig dabei ist, dass das Pflanzengut gründlich gekaut und gut eingespeichelt wird. Durch das Kauen brechen wir die Pflanzenstruktur auf und nehmen die Wirkstoffe schon über die Mundschleimhaut auf, was viel effektiver ist als die spätere Resorption über den Magen-Darm-Trakt. Baumknospen können auch zum gezielten Heilen eingesetzt werden, was in der sogenannten Gemmotherapie (siehe Seite 158) erfolgt. Knospen sind kleine Vitalstoffpakete, ein hochwertiges pflanzliches Nahrungsergänzungsmittel, mit dem ich meinen Körper je nach Jahreszeit täglich gut versorgen kann und ihm so alles zur Verfügung stelle, was er zur Aufrechterhaltung seiner Zellfunktionen braucht.

Pflanzenmehl

Wer mehr geerntet hat, als frisch verbraucht werden kann, trocknet die Knospen auf einem Tuch oder auf Backpapier einige Tage in einem warmen, trockenen Raum. Wer einen Dörrapparat hat, kann ihn auch dafür verwenden, sollte aber darauf achten, dass die Temperatur von maximal 40 °C (Rohkostqualität) nicht überschritten wird.

Die trockenen Knospen werden dann im Mörser oder Mixer fein gemahlen und in ein dunkles Glas gefüllt. Beim Mixen die niedrigste Stufe wählen, da die Knospen sonst durch den Mahlvorgang zu stark erhitzt werden könnten. Dieses hochwertige Pflanzenmehl können wir teelöffelweise in unsere Speisen geben: in Salatsaucen, in Brot verbacken oder am besten pur genießen und immer gut kauen.

Diese Art der Konservierung können wir auch für junge Baumblätter und Triebspitzen von zum Beispiel Linde, Buche, Brombeeren, Fichte und Tanne oder auch Wildkräuter wie Brennnessel und Schafgarbe anwenden. Dadurch erhalten wir natürlich eine größere Menge an Pflanzenmehl und können uns einen schönen Vorrat zulegen. Es gelingt uns nicht immer, jeden Tag frische Wildkräutersalate auf den Tisch zu bringen. Blatt-, Blüten- und Knospenmehle können dann eine wertvolle Bereicherung in der gesunden Küche sein.

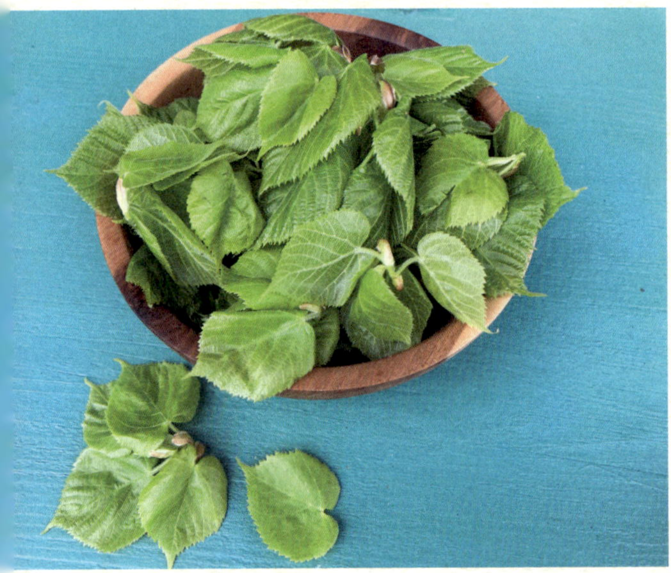

Eine weitere Art der Konservierung ist das Herstellen eines Mazerats, mit dem uns die Knospenkraft dann das ganze Jahr zur Verfügung steht. Zudem soll die Wirkkraft der Knospen durch ein Mazerat nochmals erhöht werden (siehe Seite 158).

Schokolierte Knospen

100 g Bitterschokolade (70–80 % Kakao)
1 TL Kokosfett
1–2 Handvoll Knospen, z. B. von Apfel, Birne, Johannisbeere, Linde, Birke

---

1 Schokolade mit Kokosfett in einer kleinen Schüssel über einem heißen Wasserbad schmelzen lassen. Die Knospen zu ⅔ in die Schokolade tauchen und auf Backpapier erkalten lassen. Sehr kleine Knospen eventuell zum Eintauchen mit einer Pinzette fassen.

2 Oder ein kleines Ästchen mit Knospen nehmen und diese dann in Schokolade tauchen. Beim Essen kann man sie dann vom Ästchen abknabbern.

★ Schokolierte Knospen halten einige Tage frisch in einem kühlen Raum.

★ Natürlich kann man auch Vollmilchschokolade verwenden, aber mein Favorit ist Zartbitterschokolade mit einem hohen Kakaogehalt. So nehme ich gleich die darin enthaltenen wertvollen Flavonoide auf. Zudem hat dunkle Schokolade einen viel geringeren Zuckergehalt.

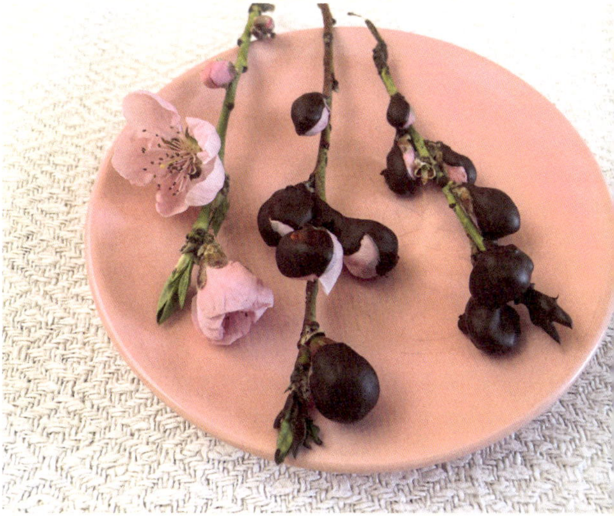

GEMMOTHERAPIE MIT KNOSPENMAZERAT

Gemmotherapie heißt nichts anderes als »Heilen mit der Kraft der Knospen« (lat. *gemma* = Knospe, Juwel, Edelstein).

Mit den Heilmitteln der Knospentherapie stehen uns die Kräfte der Knospen nicht nur im Frühling, sondern das ganze Jahr über zur Verfügung, und die Wirkkraft der Pflanzen wird nochmals stark erhöht.

Die Gemmotherapie versucht die Lebens- und Wachstumskräfte junger Pflanzengewebe, auch Embryonalgewebe genannt, zu nutzen, um Regeneration und Heilung beim Menschen zu unterstützen. Knospen wirken stoffwechselanregend, vitalisierend, entgiftend und dadurch auch immunstärkend.

In der Pflanzenheilkunde wie auch in der Wildkräuterküche werden meist Blätter, Triebe, Früchte und Samen ausgewachsener Pflanzen in frischer und größtenteils sogar in getrockneter Form verwendet, etwa für Teeaufgüsse.

Die Gemmotherapie verwendet hingegen ausschließlich das Lebendigste und Aktivste der Pflanze – nämlich Knospen, Triebspitzen und Schösslinge, die das höchste Potenzial der Pflanze in sich tragen. Also frische, junge Zellen, die sich in der Vermehrungsphase befinden und somit reich an pflanzlichen Wachstumsfaktoren sind. Jene Zellen entwickeln sich zu Blättern, Blüten und Zweigen. Die kleine Knospe enthält in sich den gesamten genetischen Bauplan eines Baumes oder Strauches. In ihr steckt die Lebenskraft der ganzen Pflanze.

Aus den jungen Knospen werden Mazerate hergestellt, die man als Gemmomazerat bezeichnet. Mazerate sind Kaltauszüge frischer Pflanzenteile in einem »Lösungsmittel«, etwa Wasser oder Alkohol. Bei Gemmomazeraten handelt es sich dementsprechend um Essenzen aus jungen, frischen, hochenergetischen Pflanzenknospen, die mit Hilfe einer Glycerin-Alkohol-Wasser-Lösung extrahiert werden – eine einfache Herstellung mit großer Wirkung.

Der Begründer dieser Heilmethode, Pol Henry (1918–1988), ein belgischer Arzt, zeigte in den 1950er-Jahren auf, dass diese jungen Pflanzenteile besonders reich an

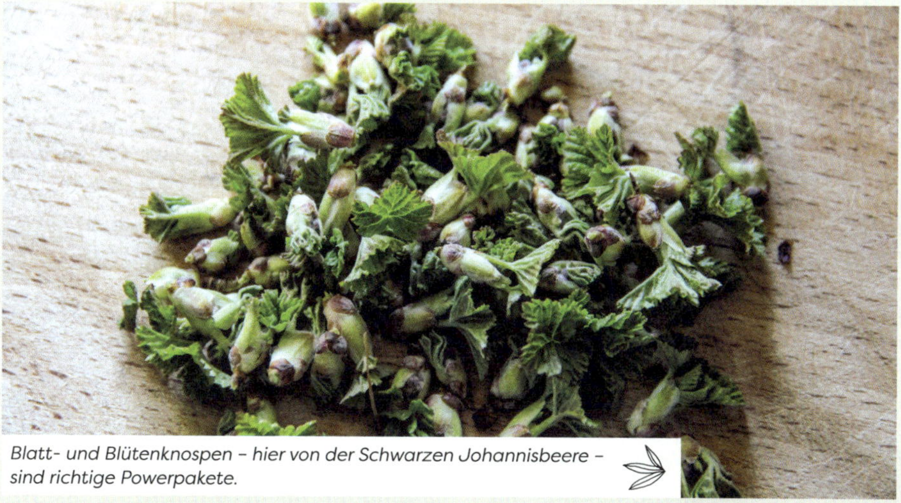

Blatt- und Blütenknospen – hier von der Schwarzen Johannisbeere – sind richtige Powerpakete.

Wachstumsfaktoren sind und einen hohen Gehalt an Proteinen aufweisen, die auf den menschlichen Körper regulierend, reinigend und vitalisierend wirken.

Pol Henry taufte seine Erfindung zunächst Phytoembryotherapie. Der französische Homöopath Max Tetau entwickelte die Ideen von Henry weiter und nannte sie Gemmotherapie. Auch heute findet sie vor allem in Frankreich, Belgien und der Schweiz Anwendung, gewinnt aber vor allem nach Aufnahme in das *Europäische Arzneibuch* im Jahr 2011 auch im deutschsprachigen Raum in Heilpraktikerkreisen an Bedeutung. Mazerate werden den homöopathischen Arzneimitteln zugeordnet.

Durch den Auszug über ein Gemisch aus Alkohol, Glycerin und Wasser bleiben die wertvollen Proteine erhalten, die bei Alkoholauszügen meist zerstört werden. In Knospen sind die Aminosäuren (Eiweißbausteine) in höherer Konzentration enthalten als in den anderen Pflanzenteilen, die wiederum die Ausscheidung von Schadstoffen fördern sollen.

Die Mazerate regen die Bildung spezieller weißer Blutkörperchen an, die sogenannten Makrophagen (Fresszellen): Zellen unseres Immunsystems, die Viren und Bakterien aufnehmen und letztlich eine Beschleunigung der Ausleitung oder Ausscheidung bewirken.

Um die Wirkstoffe vor der zerstörenden Magensäure zu schützen, werden die Mazerate mit einem Mundspray direkt auf die Mundschleimhaut gesprüht. Laut Henry können die in den Knospen enthaltenen Pflanzenhormone unsere körpereigenen Abwehrmechanismen unterstützen und bieten zusätzlich einen Schutz vor freien Radikalen. Die sekundären Pflanzenstoffe wirken vorbeugend gegen Herz-Kreislauf-Erkrankungen. Zudem haben die Mazerate durch ihre starke Konzentration an Vitalstoffen eine antivirale, antibakterielle und antiallergische Wirkung auf unseren Körper.

NATURARZNEI IM SPRÜHFLÄSCHCHEN

In einer meiner Heilpflanzenausbildungen wurde ich auf Herstellung und Anwendung der Knospenmazerate aufmerksam und probierte das im darauffolgenden Frühjahr gleich aus. Ich wählte drei Pflanzen, deren Heilwirkung ich interessant fand, die mir sehr nahestehen und die zu meiner damaligen Lebenssituation gut passten – und vor allem fast direkt vor meiner Haustür wachsen.

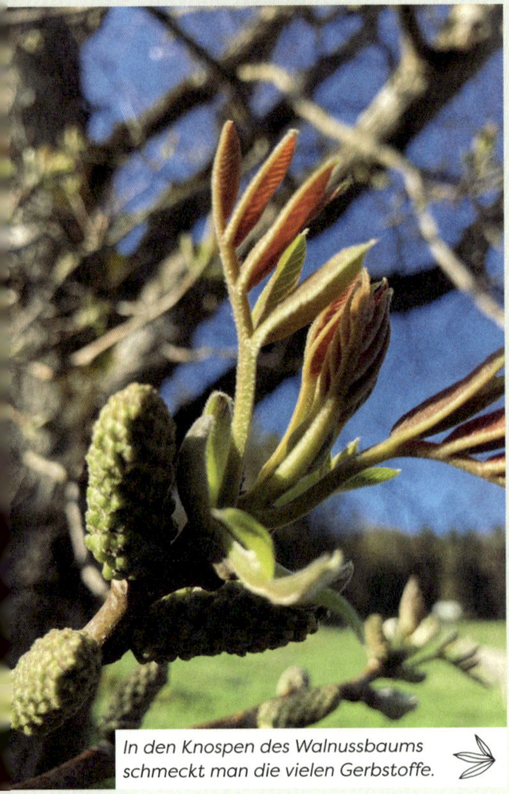

In den Knospen des Walnussbaums schmeckt man die vielen Gerbstoffe.

Die Schwarze Johannisbeere – ein Immunbooster, die Walnuss – blutreinigend und stärkend für das Gedächtnis und die Lärche mit ihrer Gabe, der Seele zu schmeicheln – eine Lichtpflanze, die uns Mut und Kraft gibt für jeglichen Neubeginn. Genau das, was ich damals gerade so sehr brauchte.

Wer im Frühling Knospen ernten möchte, sollte, wenn es sonniger und heller wird, fast täglich eine Runde drehen. Nicht alle Baum- oder Straucharten entfalten ihre Knospen zeitgleich: die Johannisbeere im Februar, die Lärche ab März und die Walnuss ab April, wobei das natürlich regional und saisonal sehr unterschiedlich sein kann. Gerade wenn die Kraftpakete am prallsten und kurz vorm Aufspringen sind, ist es die beste Erntezeit. Besonders bei den Blättern der Johannisbeere kann man das beobachten: In Knospenform kaum sichtbar, können die Blätter innerhalb von ein, zwei Sonnentagen schon vollständig entfaltet sein. Deshalb dürfen hier die kleinen grünen Triebe schon etwas hervorspitzen, die Knospe muss also nicht komplett geschlossen sein. Bei Nadelbäumen verwendet man auch die ganz jungen feinen Triebspitzen.

Die Rezepte für Mazerate in der Literatur sind meist sehr unterschiedlich. So habe ich mich bei meinen Mazeraten einfach nach meinem Bauchgefühl für das gute Mittelmaß entschieden. Bioglycerin und hochprozentigen Alkohol bekam ich in der Apotheke. Das Ansetzen selbst ist sehr einfach, und dann heißt es 3 Wochen warten – für mich vielleicht der schwierigste Teil des Experiments. Ich war schon sehr auf das Aroma gespannt, den Geschmack und natürlich auf die Wirkung des Mazerats. Nach der empfohlenen Zeitspanne, die mir unendlich lang erschien, probierte ich die drei Ansätze zum ersten Mal: fein, süß aufgrund des Glycerins (Zuckeralkohol), aber zeitgleich das volle Aroma der Pflanze enthaltend. Ich bin völlig fasziniert von den Aromen. Die Johannisbeere erkennt man gut am Geschmack. Doch vor allem die Lärche mit ihrem fein-harzigen Aroma hat es mir angetan.

Eine sehr positive Erfahrung mit der Anwendung selbstzubereiteter Gemmomazerate machte ich dann in der letzten Almsaison. Die ersten Wochen regnete es sehr viel, und auch die Temperaturen waren auf 1600 Metern Höhe oft um fast 10 °C niedriger als im Flachland. Wir waren stundenlang bei den Rindern auf der Alm unterwegs, da sich die Tiere anfangs erst auf der Fläche von fast 140 Hektar zurechtfinden mussten. Auch die Ziegen führte ich erst langsam an ihre absolute Freiheit auf der Alm heran, um sie nicht zu überfordern.

Viel körperliche Arbeit, lange Tage, nasse Kleidung und die Kälte – mein Immunsystem sandte erste Warnzeichen: Halskratzen, Frieren, leichte Erschöpfung und hohes Schlafbedürfnis. Gut, dass ich meine kleinen handlichen Mazeratsprühfläschchen in den Rucksack gepackt hatte. Ich sprühte mehrmals täglich 2 bis 3 Hübe in meinen Mund und hatte das Mazerat auch auf meinen Kontrollgängen dabei. Schon sehr bald spürte ich, wie sich mein Körper wieder fing und mehr Wärme und Energie produzierte.

Und es dauerte nicht lange, bis ich mich wieder stark und leistungsfähig fühlte. Ich glaube, dass in diesem Fall vor allem das Schwarze-Johannisbeer-Mazerat meinen Körper gut bei der Selbstheilung unterstützt hat.

GESUNDHEIT UND HEILEN

Mittlerweile gibt es die Mazerate schon in Apotheken oder übers Internet zu kaufen. Bei einigen Herstellern wird der untenstehende Auszug noch 1 : 10 verdünnt, um eine D1-Zubereitung zu gewinnen.

Ich finde es sehr spannend, wie man sich mit Knospen durch die sehr einfache Herstellung von Mazeraten selbst eine kleine Hausapotheke zusammenstellen kann: ein paar Knospen, Glycerin, Alkohol und Wasser. Auch die Zubereitung ist kein Hexenwerk: 10–15 Minuten Zeit für den Ansatz, 3 Wochen ziehen lassen, in Sprühflaschen füllen und verwenden. Schon haben wir ein hochwirksames Pflanzenheilmittel an der Hand, das etwa 2 bis 3 Jahre haltbar ist.

Die Mazerate können eigenständig als sanfte Therapie oder begleitend zu einer konventionellen oder homöopathischen Behandlung eingesetzt werden.

Das Gemmomazerat der Schwarzen Johannisbeere, fast ein Muss in jeder Hausapotheke, ist das mit am besten untersuchte Knospenmazerat: ein pflanzliches Antiallergikum, das bei Heuschnupfen oft sofortige Linderung bringt. Es stärkt die körpereigene Widerstandskraft und hat seinen großen Einsatzbereich bei grippalen Infekten. Man bezeichnet es auch als sanftes pflanzliches Kortison. Somit hat das Mazerat seine Heilwirkung im Bereich Allergien, Heuschnupfen, Hauterkrankungen wie Ekzemen, ebenso beim Bewegungsapparat, vor allem bei entzündlichen Prozessen und rheumatischen Beschwerden, und es wird bei Prostatabeschwerden unterstützend eingesetzt. Empfohlen wird es als Entgiftungsmittel nach einer Antibiotikagabe.

Ich verwende 1 : 10 Pflanzenteile zu Lösungsstoffen, die Literatur rät Verhältnisse von 1 : 10 bis 1 : 20 an, käufliche Präparate basieren meistens auf einem Verhältnis von 1 : 20 und werden dann zusätzlich verdünnt.

Grundsätzlich kann man das so gewonnene Mazerat direkt einnehmen. Teilweise wird aber auch eine D1-Potenzierung empfohlen, die man ebenfalls selbst herstellen kann. Das bedeutet, man verdünnt einen Teil des Mazerats erneut mit neun Teilen der Wasser-Glycerin-Alkohol-Lösung und durchmischt das Ganze durch leichtes Schütteln (idealerweise etwa 30-mal), was der ersten homöopathischen Dezimalpotenz D1 entspricht – die Dosierung ist dann allerdings höher als in der konzentrierten Form. Die Gesamtmenge kann gerne variiert werden, je nach Verbrauch und auch Vorhandensein der Heilpflanze.

Sehr gut bewährt hat sich wie schon erwähnt die Dosierung mit einem Sprühaufsatz, mit welchem das Mazerat direkt in den Mund gesprüht wird. Die Wirkstoffe können über die Mundschleimhaut aufgenommen werden und kommen somit viel schneller in den Blutkreislauf. Nach dem Einsprühen sollte das Gemmomazerat kurz eingespeichelt werden, so wird es noch besser über die Schleimhäute aufgenommen. Man kann es auch in Tropfenform einnehmen, wobei hier die Wirkstoffresorption etwas geringer ist und somit die Dosierungsempfehlung etwas höher. Zwei Tropfen entsprechen in etwa einem Sprühstoß. Angeblich kann man die Mazerate nicht überdosieren, aber man sollte trotzdem mit dieser wertvollen Naturarznei auch wertschätzend umgehen, denn bekanntlich hilft viel nicht immer viel.

DOSIERUNG

Konzentrierte Form

Erwachsene 3-mal täglich 2–3 Sprühstöße bei längerfristiger Einnahme, bei akuten Erkrankungen kann auf 3- bis 10-mal täglich 2–3 Sprühstöße erhöht werden.

In Tropfenform: Erwachsene täglich 3-mal 3–7 Tropfen

Im Akutfall alle 10 Minuten bis stündlich 1-mal 1 Sprühstoß, bis Besserung eintritt.

Zu beachten ist, dass die Sprühaufsätze der Hersteller sehr unterschiedlich sein können und somit die Dosierungen bei den Empfehlungen oft sehr unterschiedlich sind.

D1-Form

In Tropfenform täglich 3-mal 20–50 Tropfen.

Bei Kindern ist die Anwendung grundsätzlich möglich. Die darin enthaltene Alkoholmenge ist geringer als die bei der Verstoffwechselung einer reifen Banane oder die von einem Glas Apfelsaft entstehende. Trotzdem nimmt man für Kinder zumeist die D1-Potenzierung.

Kinder ab 6 Jahren 3 Sprühstöße am Tag.

Säuglinge und Kleinkinder 2 Sprühstöße am Tag.

Im Akutfall stündlich 1- bis zu 10-mal 1 Sprühstoß.

Die Dosierungsempfehlungen in der Literatur unterscheiden sich stark. Es ist außerdem zu beachten, ob ich das Mittel in einer Akutsituation, etwa bei Allergien, oder bei einem beginnenden Infekt anwende. Hier kann man für sich etwas herumprobieren: mehrmals 3–4 Sprühstöße oder auch alle 10–15 Minuten 1 Sprühstoß. Jeder Mensch reagiert auch ein wenig anders. Wichtig ist, das Mazerat lange im Mund zu behalten, damit die Wirkstoffe gut aufgenommen werden können.

Lärchenmazerat

5 g Lärchensprossen und die roten weiblichen Blüten

50 g Bioglycerin (pflanzlich)

je 50 ml Alkohol (90 %) und Wasser

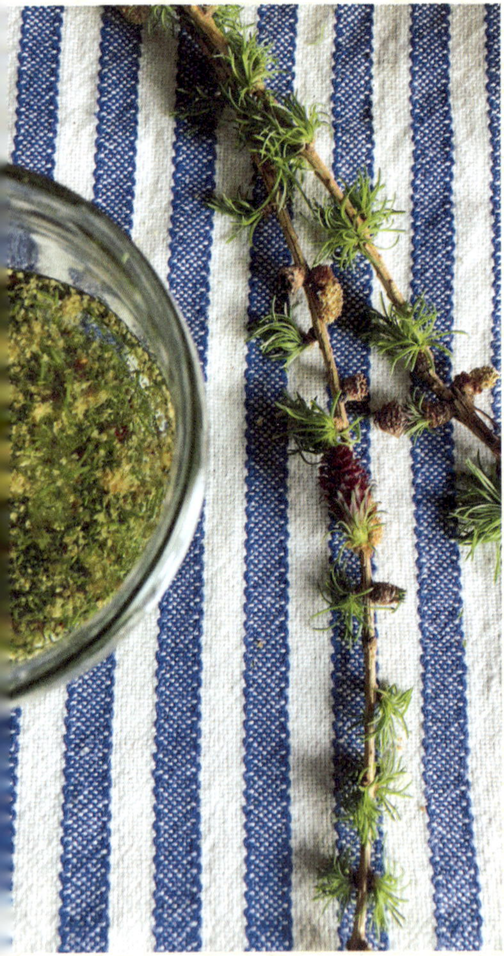

1 Die frisch geernteten, geschlossenen oder gerade aufspringenden Knospen mit einem Messer fein zerkleinern, damit eine größere Oberfläche entsteht und die Wirkstoffe gelöst werden. In ein verschließbares Glas geben. Glycerin, Alkohol und Wasser vermischen und zu den Knospen geben. Das Glas verschließen.

2 Für etwa 3 Wochen an einem hellen, aber nicht sonnigen Platz ziehen lassen. Wenn möglich täglich einmal leicht schütteln.

3 Durch ein feines Sieb abseihen und in dunkle Sprühflaschen füllen.

4 Die Haltbarkeit der Gemmomazerate beträgt etwa 2–3 Jahre.

Schwarze-Johannisbeer-Mazerat

3 g Knospen der Schwarzen Johannisbeere
(1 g entspricht etwa 15–20 Stück)
30 g Bioglycerin (pflanzlich)
je 30 ml Alkohol (90 %) und Wasser

1 Die frisch geernteten, geschlossenen oder gerade aufspringenden Knospen mit einem Messer fein zerkleinern, damit eine größere Oberfläche entsteht und die Wirkstoffe gelöst werden. In ein verschließbares Glas geben. Glycerin, Alkohol und Wasser vermischen und zu den Knospen geben. Das Glas verschließen.

2 Für etwa 3 Wochen an einem hellen, aber nicht sonnigen Platz ziehen lassen. Wenn möglich täglich einmal leicht schütteln.

3 Durch ein feines Sieb abseihen und in dunkle Sprühflaschen füllen.

4 Die Haltbarkeit der Gemmomazerate beträgt etwa 2–3 Jahre.

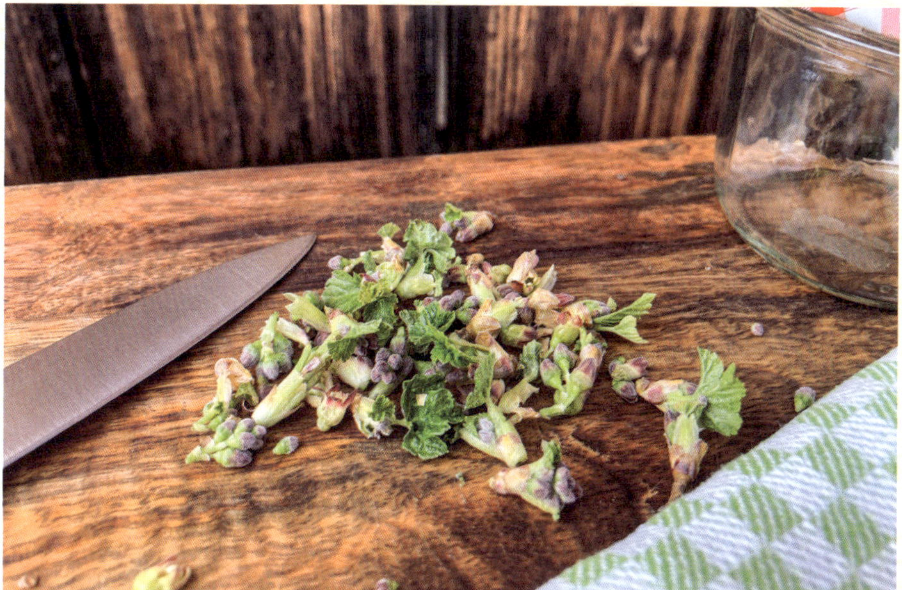

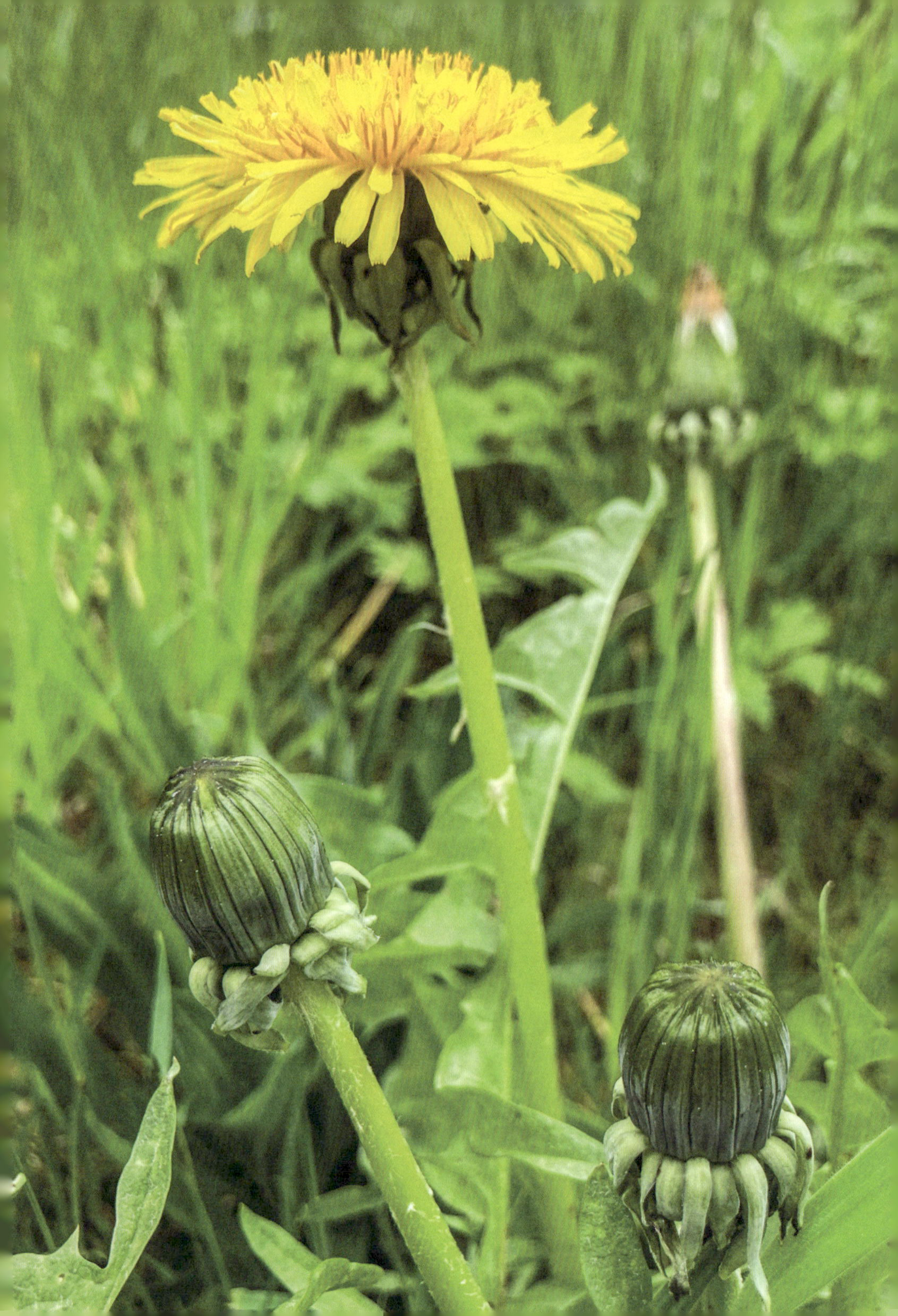

GEMEINER LÖWENZAHN

(Taraxacum officinale)

GEHÖRT ZUR Familie der Korbblütler oder Korbblütengewächse *(Asteraceae)* und zur Unterfamilie des Chicorées *(Cichoriaceae)*

ANDERE NAMEN Pusteblume, Kuhblume
STANDORT Wiesen, nährstoffreiche Böden, aber auch karge Untergründe, Weg-, Wald- und Feldränder, bis in hochalpine Regionen
WAS WIRD GESAMMELT Blätter, Knospen, Blüten, Stiele, Wurzeln
SAMMELZEIT Blütezeit März–Juni, vereinzelt bis in den Oktober, Blätter März–Oktober, Wurzeln Frühjahr oder Herbst, September–März

WIE KONSERVIEREN/VERWENDEN Blätter, Blüten, Knospen, Wurzeln frisch oder getrocknet als Tee, Tinktur, Salat, Gemüse, Pesto, Smoothie, Sirup, Gelee

---

Löwenzahn ist eine ausdauernde, krautige Pflanze, die mit einer bis zu einem Meter langen Pfahlwurzel überwintern kann und im Frühjahr eine Blattrosette bildet. Es gibt über 400 Kleinarten, am weitesten verbreitet ist unser Gemeiner Löwenzahn. Seine länglichen, lanzettlichen Grundblätter sind stark gefurcht bzw. gezähnt, mit einer Länge von 10 bis 30 Zentimetern. Aus der Rosette bilden sich mehrere hohle, teils leicht gefilzte und bis zu 60 Zentimeter lange Blütenstängel mit jeweils einer grünen Knospe. Alle Pflanzenteile, besonders die Stängel, führen den bitteren weißen Milchsaft. Die tellerförmigen gelben Blütenköpfchen sind in Wirklichkeit nur Scheinblüten. Sie bestehen aus 200 bis 300 nektarreichen, einzelnen gelben Zungenblüten, aus denen die kümmelförmigen Samen mit kleinen fallschirmartigen Anhängseln, die Pappus, entstehen.

Der Löwenzahn ist so vielseitig einsetzbar. Da er ein breites Wirkspektrum aufweist, wird er nicht umsonst auch »Ginseng des Nordens« genannt – wie sein asiatischer »Bruder« ist er ein starkes Kräftigungsmittel, ein Aufbautonikum für sämtliche Schwächezustände. Dabei sind alle Teile der Pflanze, quasi von Kopf bis Fuß, verwendbar, und er wächst sogar hier oben auf der Alm, 1600 Meter über dem Meer – welch ein Luxus!

Die Löwenzahnröhrchen, also die Stängel mit ihrem Milchsaft, sind nicht, wie vielfach angenommen wird, giftig – aber irgendwie scheint das fest in den Köpfen vieler Menschen verankert zu sein. Roh geknabbert sind sie mit ihren Bitterstoffen eine besonders gute Unterstützung für Leber und Galle. Nur Kinder sollten nicht zu viel von den Stängeln essen, da ihr Verdauungssystem auf die vielen Bitterstoffe mit Unwohlsein, Übelkeit und – bei größeren Mengen – mit Vergiftungserscheinungen reagieren könnte. Wobei die Gefahr kaum besteht, weil schon viele Erwachsene mit der Bitterkeit des Stängels kämpfen und Kinder instinktiv ablehnend auf Bitteres reagieren.

Ökologisch ist der Löwenzahn ebenfalls interessant. Mit seiner langen Pfahlwurzel bringt er Nährstoffe aus der Tiefe in die oberste Erdschicht, wovon Flachwurzler profitieren. Er fungiert so als natürlicher Dünger für die Nachbarpflanzen. Gleichzeitig lockert er mit seiner Wurzelkraft stark verdichtete Böden, was augenfällig wird, wenn er sich einen Weg durch Pflastersteine bahnt.

Für Bienen dient er als nektarreiche Futterpflanze, wobei eine Biene für 100 Gramm Honig etwa 10 000 Blüten anfliegen muss – welch eine Meisterleistung!

SONNENTUPFER ÜBERALL

Für uns Bauernhofkinder war der Löwenzahn ein geliebter Frühlings- und Frühsommerbote, den wir als vielseitiges Spielzeug nutzen: Wir schauten fasziniert zu, wie sich die der Länge nach gespaltenen Blütenstängel ringelten, sobald wir sie ins Wasser legten. Daraus bastelten wir Kettchen und Armreifen. Später hatten es uns die Pusteblumen mit ihren schwerelos davonschwebenden Fallschirmchen angetan – mit »Himmel oder Hölle« bliesen wir unsere Wünsche in die Welt. Stundenlang konnten wir uns dabei draußen in der Natur aufhalten und die Welt um uns herum vergessen.

Noch heute bekomme ich gute Laune, sobald ich im Mai an einer Wiese vorbeikomme, die wie ein gelbes Lichtermeer leuchtet, voll mit Tausenden strahlenden Blütenköpfchen, die sich der Sonne entgegenrecken. Auf solchen Gute-Laune-Wiesen zeigt sich der Löwenzahn als Gemeinschaftsblume.

Oft legt der so soziale Löwenzahn aber auch eine unheimliche Stärke und Durchsetzungskraft als Einzelkämpfer an den Tag, wenn er sich selbst durch die kleinsten Ritzen auf Gehwegen und scheinbar komplett versiegelte Asphaltflächen einen Weg ins Licht bahnt.

Der Löwenzahn mit seinen tiefen, langen Pfahlwurzeln steht für mich für Beständigkeit und Ausdauer und weist uns darauf hin, wie wichtig es ist, im Leben emotional verwurzelt zu sein. Auf der anderen Seite symbolisiert er mit seinen zarten Samenschirmchen Leichtigkeit und Flexibilität. Wenn ich die zu Pusteblumen gewordenen gelben Köpfchen auf den Wiesen stehen sehe, kommt es mir so vor, als begegneten sie dem Dichtestress einfach, indem sie wegfliegen. Das ist für mich die Botschaft des Löwenzahns: geerdet sein im Leben und gleichzeitig mehr Leichtigkeit zulassen.

Nicht alle lieben den Löwenzahn so wie ich: Die Freunde des englischen Rasens, der gepflegten Blumenrabatte, sie hassen ihn regelrecht. Ich bin immer wieder erstaunt, wie einheimische Heilpflanzen, nur weil sie scheinbar überall vorkommen und ständig verfügbar sind, geringgeschätzt werden. Wüchse der Löwenzahn nur in China, würden wir wahrscheinlich große Anstrengungen unternehmen, ihn für viel Geld als exotisches Heilkraut zu importieren. Ich erinnere mich da immer an den Spruch meiner Mutter: »Wo der Pfennig geschlagen wurde, ist er nichts wert.«

HISTORISCHES

»Man kann davon ausgehen«, schreibt Marianne Ruoff in ihrem Buch über den Löwenzahn, »dass der Löwenzahn den Eiszeitmenschen bekannt war und dass sie ihn für Heil- und Nahrungszwecke verwendeten. Seine Pollen wurden an eiszeitlichen Siedlungsstätten aus der Zeit vor 4000 bis 10 000 Jahren nachgewiesen.«[12]

Da nimmt es nicht wunder, dass der so rundherum nützliche Löwenzahn bis weit in die Neuzeit hinein sogar als Zauberpflanze galt. Allein das Tragen einer Kette von Löwenzahnwurzelscheibchen sollte gegen Flecken auf der Haut helfen. Womöglich war dafür die Beobachtung ausschlaggebend, dass der Milchsaft der Pflanze auf Haut und Kleidung hartnäckige dunkle Flecken hinterlässt.

Entsprechend der Signaturenlehre empfahl man die gelben Löwenzahnblüten gegen Gelbsucht. Wie wir jetzt wissen, eine durchaus sinnvolle Anwendung, schließlich ist Löwenzahn ja die Leberpflanze schlechthin. Auch seine harntreibende Wirkung wurde schon immer geschätzt – auch hier mag die gelbe Farbe mitgespielt haben –, weshalb der Löwenzahn im Volksmund so drastische Namen bekam wie »Bettseichblume« und »Pissblume«, übrigens auch im Französischen, da heißt er noch heute *pissenlit*.

SAMMELN UND VERWENDEN

Löwenzahn steht uns fast das ganze Jahr über zur Verfügung, da er mit seiner grundständigen Blattrosette überwintern kann. Wenn der Boden samt Löwenzahn aber hart gefroren oder schneebedeckt ist, müssen wir auf unsere Vorräte zurückgreifen: getrocknete Wurzeln, eingelegte Löwenzahnkapern, Löwenzahnsirup oder im Handel verfügbaren Frischpflanzensaft.

Die Blätter der Pflanze schmecken bitter-aromatisch wie Chicorée, mit dem sie auch verwandt ist. Die Blüten dagegen sind eher süßlich-mild und aufgrund des reichlich darin enthaltenen Nektars fast honigartig. Sie können je nach Standort und Klima ziemlich unterschiedlich aussehen: mal tief gezähnt, mal weich gebuchtet oder mit fast glatten Rändern. Auch die Blattrosetten können flach auf der Erde liegen oder aufrecht stehen.

Frische Blätter, Blüten und Knospen eignen sich wunderbar für vitaminreiche Salate. Die jungen, zarten Blätter können wir ganz, größere Exemplare in Streifen geschnitten verwenden und in andere Blatt- und Wildkräutersalate mischen, ebenso in

Kartoffel- oder Nudelsalat, in Gemüsepfannen, Suppen, Eintöpfe und Pestos, oder einfach frisch auf ein gesalzenes Butterbrot gestreut. Auch in den grünen Smoothie gebe ich gerne eine Handvoll der vitalen Pflanze.

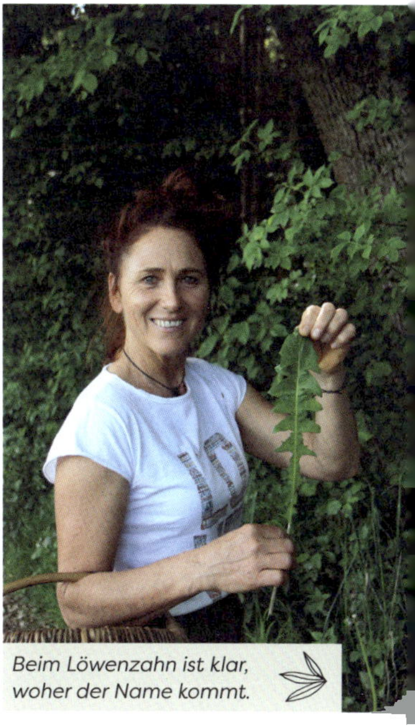

Beim Löwenzahn ist klar, woher der Name kommt.

Die Blattrosetten, kleine oder größere grüne Sonnen mit langen Strahlen, schneidet man im Frühjahr mit einem scharfen Messer am besten knapp unter der Rosette ab, säubert sie und brät sie kurz in Olivenöl an – eine hervorragende Beilage, die auf dem Teller auch noch hübsch aussieht.

Die nektarsüßen Blüten verwende ich ähnlich wie die Knospen – zerzupft in den Salat, einige befördere ich gleich in den Mund, und größere Erntemengen nehme ich für Sirupe, Gelees und Löwenzahnlimo. Die Blütenstängel nicht wegwerfen – sie regen unser Verdauungssystem sanft an und beleben den müden Körper im Frühling. Einfach immer wieder mal ein, zwei, drei Blütenstängel in den Mund nehmen und gut kauen. An die Bitterstoffe gewöhnt man sich, und wir Erwachsene sollten das auch langsam mal wieder tun, denn aus den Kulturgemüsen wurde alles Bittere herausgezüchtet, obwohl unser Körper es dringend braucht.

Die Wurzeln werden in der Regel außerhalb der Blütezeit im Frühjahr oder im Herbst geerntet. Man sticht die lange Pfahlwurzel aus, bürstet sie unter klarem Wasser ab und legt sie, eventuell in Scheiben geschnitten, zum Trocken an einen warmen, luftigen Ort oder dörrt sie im Backofen oder im Dörrapparat bei maximal 40 °C.

Die frischen Wurzeln gibt man klein gehackt, roh oder gebraten in Salate, mischt sie unter Bratkartoffeln oder bereitet Tee daraus.

Zur Herstellung einer Tinktur kann man Wurzeln, Blüten und Blätter verwenden.

GESUNDHEIT UND HEILEN

Löwenzahn wirkt aufgrund seiner vielen Inhaltsstoffe, allen voran wegen des Bitterstoffs Taraxacin, anregend auf Leber, Galle, Nieren und Verdauungssystem, was im Grunde genommen eine Regulierung unserer gesamten Stoffwechselprozesse mit sich bringt.

HAUPTWIRKSTOFFE
B-Vitamine, Vitamin C und K, Kalium, Eisen, Schleim- und Bitterstoffe, Cholin (unterstützt Gehirn, Leber und Nervensystem), Gerbstoffe, Phytosterine (cholesterinsenkend), Inulin (in den Wurzeln), ätherische Öle

HEILWIRKUNG
harntreibend, lymphentlastend, blutreinigend, blutbildend, blutverdünnend, entfettend (cholesterinsenkend), blutzuckersenkend, gallenanregend, magensaftanregend und verdauungsregulierend

Die Bitterstoffe entlasten auch unsere Bauchspeicheldrüse, die so vielfältige Aufgabenbereiche im Körper wahrnimmt und sich mit unserer reichhaltigen, fetten und zuckerreichen Nahrung oft ganz schön abkämpfen muss. Bitterstoffe sind für sie kleine Wellnesspakete, mit denen sie sich regenerieren kann. Wir sollten sie regelmäßig dabei unterstützen – besonders für Diabetiker wäre das sehr wichtig.

Die positive Wirkung des Löwenzahns auf unsere Verdauung geht aber noch weiter: Es wird mehr Gallenflüssigkeit produziert, größere Mengen Cholesterin über den Darm ausgeschieden, Fette werden besser verdaut, mehr Magensaft wird produziert und somit die Darmperistaltik angeregt, weshalb der Löwenzahn auch bei Magen-Darm-Beschwerden zum Einsatz kommt. Und auf der anderen Seite sorgen die Bitterstoffe der Pflanze für eine bessere Aufnahme von Nährstoffen aus dem Darm.

Indem Löwenzahn den Stoffwechsel anregt, fördert er die Entgiftung unseres Körpers. Das Lymphsystem wird entlastet, was sich positiv auf unser Immunsystem auswirkt. Die Nierentätigkeit wird angekurbelt, und das trägt zur Entwässerung und Durchspülung bei, sodass mehr Giftstoffe ausgeschieden werden.

Im Gegensatz zu synthetischen Diuretika (»Wassertabletten«), bei denen durch die ausschwemmende Wirkung auch viele wertvolle Mineralien über die Nieren ausgeschieden werden, erzeugt der Löwenzahn keinen Mineralstoffmangel. Er hat die Mineralstoffe nämlich mit im Boot und gibt sie dem Körper wieder zurück.

Die Heilpflanze wirkt aufgrund ihres hohen Vitamin-K-Gehalts zudem blutverdünnend. So verbessert sie die Fließgeschwindigkeit in den Blutgefäßen und wirkt Arterienverkalkungen und der Bildung von Hämorrhoiden entgegen. Auch die Blutbildung kann durch regelmäßigen Löwenzahngenuss angeregt werden.

Teekuren aus Blüten, Blättern und Wurzeln werden in der Volksheilkunde erfolgreich bei rheumatischen Erkrankungen, Gicht und Arteriosklerose eingesetzt. Besonders die Wirkstoffe der Wurzeln tragen dazu bei, Ablagerungen in Blutgefäßen und Gelenken zu lösen und auszuschwemmen. Die Anregung von Nieren und Leber bewirkt eine Stärkung unseres Bindegewebes, was Besserung bei Gicht und Rheuma bedeuten kann: Die Wirkstoffe im Löwenzahn »putzen« das Bindegewebe frei, sodass Gelenke und Gewebe beweglicher und Schmerzen gelindert werden.

Um signifikante Effekte zu erzielen, sollte der Löwenzahn fester Bestandteil unserer täglichen Ernährung sein. Gleichzeitig können wir mit regelmäßigen Teekuren, am besten inklusive der Wurzeln, den Körper bei der Blutreinigung unterstützen.

Die Wurzeln liefern uns neben den vielen anderen Stoffen, die wir ebenfalls in Blättern und Blüten finden, auch noch Inulin und Schleimstoffe in konzentrierter Form. Inulin ist ein präbiotischer Ballaststoff, der vom menschlichen Verdauungssystem nicht verwertet werden kann. Allerdings stellt es für unser Mikrobiom im Darm wertvolles Futter dar und wirkt so positiv auf die Darmflora ein, was entscheidend für unser generelles Wohlbefinden ist, genauso wie für ein starkes Immunsystem. Eine gesunde Darmflora sorgt für die Aufnahme von Nährstoffen aus der Nahrung und unterstützt unseren Körper bei der Abwehr von schädlichen Mikroorganismen.

Wenn wir die Löwenzahnwurzel verspeisen, entlasten wir also die Bauchspeicheldrüse, das verhilft uns allen, besonders Diabetikern, zu einem stabilen Blutzuckerspiegel. Gesunde Bakterien im Darm produzieren auch selbst noch eine Vielzahl von Stoffen, die dann über den Blutkreislauf in unseren Körper gelangen, darunter auch unsere Wohlfühlbotenstoffe Serotonin und Dopamin. Diese Tatsachen motivieren mich immer wieder aufs Neue, diese so leicht verfügbaren und schmackhaften Heilpflanzen täglich als Wegbegleiter zu nutzen.

Löwenzahn eignet sich auch zur Herstellung einer Tinktur, die bei Unwohlsein, Blähungen und Verdauungsbeschwerden eingenommen werden kann.

Wer einen Entsafter besitzt, kann mit Löwenzahn einen Frischpflanzenpresssaft herstellen und den Saft in kleinen Mengen (20 bis 50 Milliliter täglich) trinken. Am besten mit etwas Wasser verdünnt eine halbe Stunde vor den Mahlzeiten ein kleines Gläschen langsam, gut eingespeichelt, einnehmen. Frischpflanzenpresssaft gibt es auch in Apotheke und Drogerie.

Für eine Löwenzahnkur zur Entgiftung und Entschlackung eignen sich besonders die Jahreszeiten Frühjahr und Herbst. Dabei nimmt man täglich zwei Tassen Löwenzahntee oder dreimal täglich jeweils 10 bis 15 Milliliter Frischpflanzensaft zu sich, am besten über einen Zeitraum von 4 bis 6 Wochen.

Solche Kuren eignen sich laut Studien auch bei erhöhter Gallensteinbildung. Eine zweimal jährlich durchgeführte Kur mit Löwenzahn konnte signifikant eine Neu-

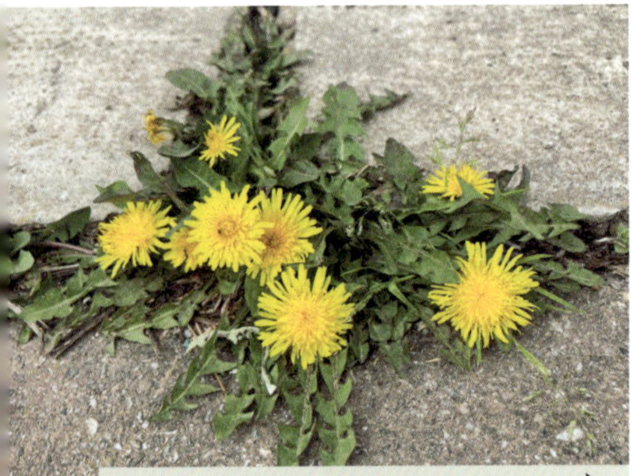
Die kraftstrotzende Pflanze behauptet sich auch an schwierigen Standorten.

bildung oder Vergrößerung von Gallensteinen verhindern, wobei keine Steine dadurch aufgelöst wurden.[13]

Der Milchsaft des Löwenzahns kann dabei helfen, Warzen und Hühneraugen zu entfernen bzw. zu erweichen. Einfach mal ausprobieren: zwei- bis dreimal täglich die betroffenen Stellen mit dem frischen Milchsaft des Stängels betupfen.

Die Löwenzahnstängel bieten sich für eine Leberkur an. Die kräuterkundige Maria Treben empfahl sie bei chronischer Leberentzündung, doch ich mache sie jedes Jahr als Frühjahrskur, um meinen Stoffwechsel in Schwung zu bringen und meine Organfunktionen zu stärken. Denn die Leber ist unser Kraftwerk, Entgiftungsorgan und Energiezentrale und mit entscheidend dafür, ob wir morgens mit Tatendrang aus dem Bett springen oder uns den ganzen Tag müde fühlen.

Die Kur ist sehr einfach umzusetzen: 14 Tage lang täglich fünf bis sechs frische, rohe Blütenstängel knabbern. Der Löwenzahn sollte dabei noch in der Blüte sein. Die Stängel langsam kauen und gut einspeicheln, dabei löst sich schon im Mund ein Großteil der Bitterstoffe, und das Verdauungssystem fängt sogleich mit seinem Großputz an. Die Stiele schmecken zwar anfangs sehr bitter, aber sie sind saftig und lassen sich, wie ich finde, wirklich gut essen.

Wer sich über Gebühr müde und abgeschlagen fühlt oder nach Krankheit schwer wieder auf die Beine kommt, für den ist diese Kur eine wunderbare Unterstützung auf dem Weg zu mehr Kraft und Elan. Auch bei schlechter Stimmung und Melancholie kann der Löwenzahn stimmungsaufhellend wirken – nicht umsonst ist einem dann sprichwörtlich »eine Laus über die Leber gelaufen«.

In der Traditionellen Chinesischen Medizin (TCM) hat die Leber einen engen Bezug zu unseren Augen. Wer gerne Alkohol trinkt oder nicht ausreichend Schlaf bekommt, hat vielleicht schon gemerkt, dass die Augen brennen, sich röten und die Sehleistung vermindert ist. Schlafmangel, Stress und Alkohol – all diese Faktoren schwächen die Leberfunktion.

Auch Diabetikern wird empfohlen, während der Blütezeit des Löwenzahns täglich zehn Stängel zu kauen. Das entlastet die Bauchspeicheldrüse und hilft, den Blutzuckerspiegel zu regulieren.

Gebratene Löwenzahnblütenknospen

100 g geschlossene Löwenzahnblütenknospen (3–4 Handvoll)
2 EL Olivenöl + mehr zum Servieren
etwas Salz
Zitronensaft
Honig
frisch gemahlener Pfeffer

---

1 Löwenzahnknospen waschen, wenn nötig, vor dem Braten gut trocken tupfen.
2 Öl und etwas Salz in eine heiße Pfanne geben, Knospen zugeben und 2–3 Min. unter Wenden von allen Seiten braten. Mit ein paar Tropfen Zitronensaft und ½ TL Honig würzen.
3 Auf Tellern anrichten, mit frisch gemahlenem Pfeffer bestreuen und nach Belieben noch mit etwas gutem Olivenöl beträufeln.

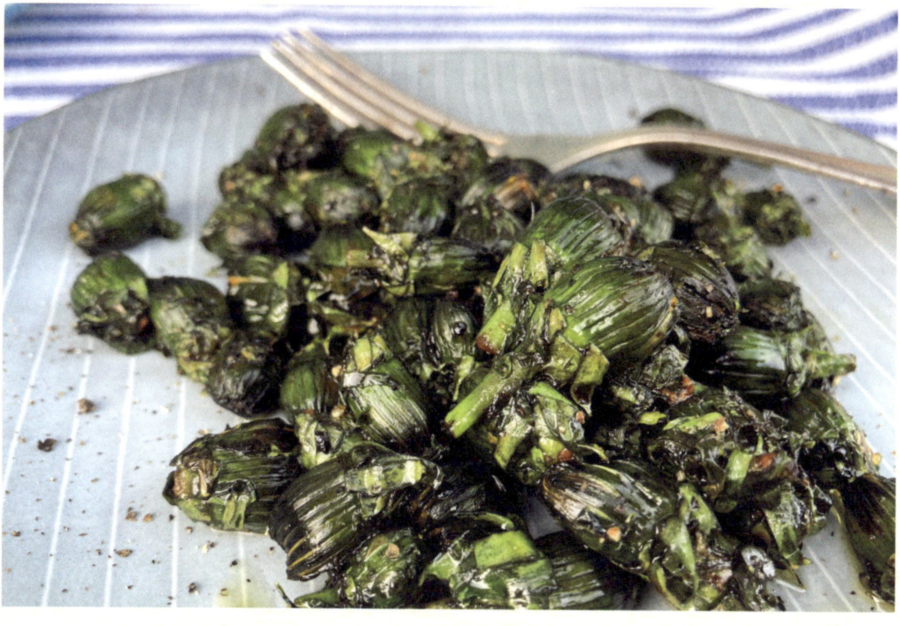

Löwenzahntee

1 1 EL geschnittenes Kraut mit oder ohne Blüten (frisch oder getrocknet) mit 250 ml kaltem Wasser aufsetzen.
2 Langsam zum Kochen bringen und 1 Min. zugedeckt leise kochen lassen. Vom Herd nehmen und zugedeckt 10 Min. ziehen lassen. Abseihen.
3 2–3 Tassen täglich trinken.
4 Verwendet man das Kraut in getrockneter Form, kann die Dosierung geringer gehalten werden.
5 Bei Nierengrieß oder kleinen Nierensteinen empfiehlt sich eine Trinkkur mit Löwenzahn: dafür die doppelte Menge Tee zubereiten (2 EL Kraut + 500 ml Wasser), 15–20 Min. ziehen lassen und mit warmem Wasser auf 1 ½ l Tee verdünnen. Die gesamte Menge innerhalb von 20 Min. trinken. Durch die stark harntreibende Wirkung wird eine Ausschwemmung der Ablagerungen unterstützt.

Löwenzahnwurzeltee

1 3–4 TL frische oder getrocknete, geschnittene Wurzeln mit 500 ml kaltem Wasser über Nacht ansetzen.
2 Am nächsten Tag aufkochen, vom Herd nehmen und zugedeckt 10 Min. ziehen lassen.
3 Als Kur 2-mal täglich eine Tasse vor dem Essen über 4 Wochen.

Löwenzahntinktur aus Blättern und Blüten

Pflanzenteile frisch und klein geschnitten in ein Schraubglas geben, sodass es zu ⅔ gefüllt ist. Mit 38%igem Schnaps auffüllen und 3 Wochen bei Zimmertemperatur an einem dunklen Ort ziehen lassen. Abseihen und dunkel aufbewahren.

★ Ergänzend kann man auch noch weitere Bitterpflanzen hinzufügen und einen heimischen Schwedenbitter herstellen. Dabei dem Löwenzahn zum Beispiel folgende Kräuter zugeben: Schafgarbe, Brennnessel, Beifuß, Ringelblume, Wermut (nur kleinste Mengen), Salbei, Melisse, Wacholderbeeren.

★ Nach einem üppigen Menü, bei Unwohlsein, Blähungen, Verdauungsstörungen kann ein halbes Schnapsglas pur oder mit etwas Wasser verdünnt wahre Wunder bewirken.

Löwenzahntinktur aus der Wurzel

1 Die Tinktur kann auch aus den Wurzeln zubereitet werden. Diese im zeitigen Frühjahr oder im Herbst ausgraben, säubern, klein schneiden und in ein Schraubglas füllen, sodass es zur Hälfte gefüllt ist.

2 Mit 70%igem Alkohol auffüllen, um die Wirkstoffe gut zu lösen, und bei Zimmertemperatur an einem schattigen Platz 6 Wochen ziehen lassen, dabei gelegentlich schütteln. Abseihen und in dunkle Flaschen füllen oder an einem dunklen Ort aufbewahren.

★ Die Löwenzahnwurzel ist ein Bittertonikum, trägt zur Blutzuckerregulierung bei und wirkt unterstützend bei Gelenkbeschwerden.

Löwenzahnkapern

Für 1 Glas von ca. 250 ml

90 g Löwenzahnblütenknospen
80 ml Apfelessig
1 gestrichener TL Salz
2 TL Agavensirup
nach Belieben ½ TL rosa Pfefferbeeren

---

1 Löwenzahnknospen waschen wenn nötig.

2 Essig mit 80 ml Wasser, Salz und Sirup aufkochen. Die Knospen in den Sud geben und je nach Dicke etwa ½ - 1 Min. mitkochen lassen. Rosa Pfefferbeeren zugeben und in sterilisierte Schraubgläser abfüllen. Nach dem Zuschrauben kurz auf den Deckel stellen.

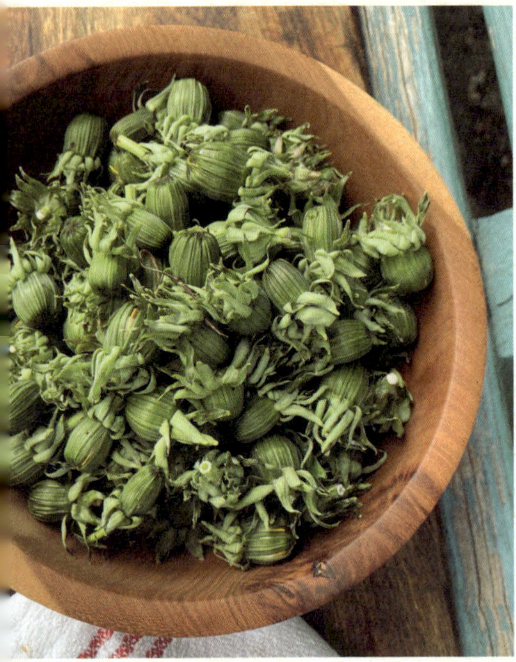

★ Die Süße lässt sich auch nach dem Öffnen der Gläser noch ausgleichen. Findet man die Kapern zu wenig süß und wirkt der Essig recht dominant, gibt man einfach noch etwas Agavensirup ins Gläschen und mischt einmal vorsichtig durch.

Löwenzahnlimo

2–3 Handvoll Löwenzahnblüten
je 1 Zitrone und Orange
1 Stück Ingwer
3 EL Agavensirup (Menge nach Geschmack)
Mineralwasser

1 Die Löwenzahnblüten von allem Grün befreien, das heißt, es werden nur die gelben Blüten abgezupft und verwendet.

2 Zitrone und Orange schälen, sodass auch die weiße Haut entfernt ist. Ingwer waschen oder nach Belieben schälen.

3 Blüten, Zitrone, Orange und Ingwer mit Sirup und 300 ml Wasser im Mixer fein pürieren.

4 Zum Servieren ein Glas zu einem Drittel oder zur Hälfte mit Mineralwasser füllen, mit Löwenzahnmix auffüllen und sofort genießen.

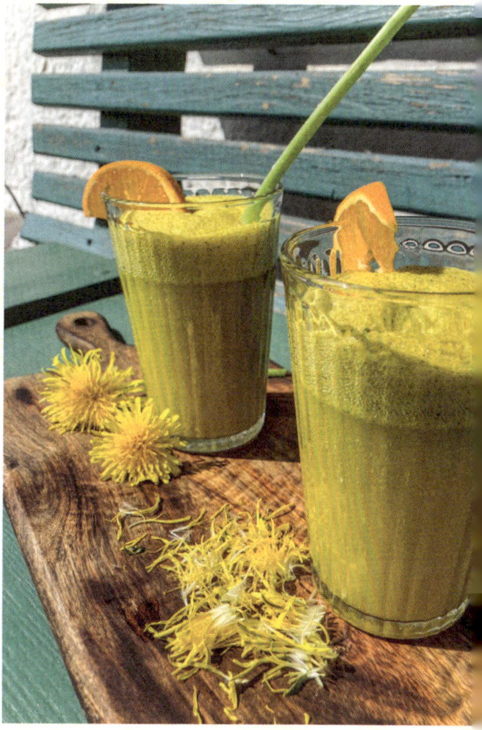

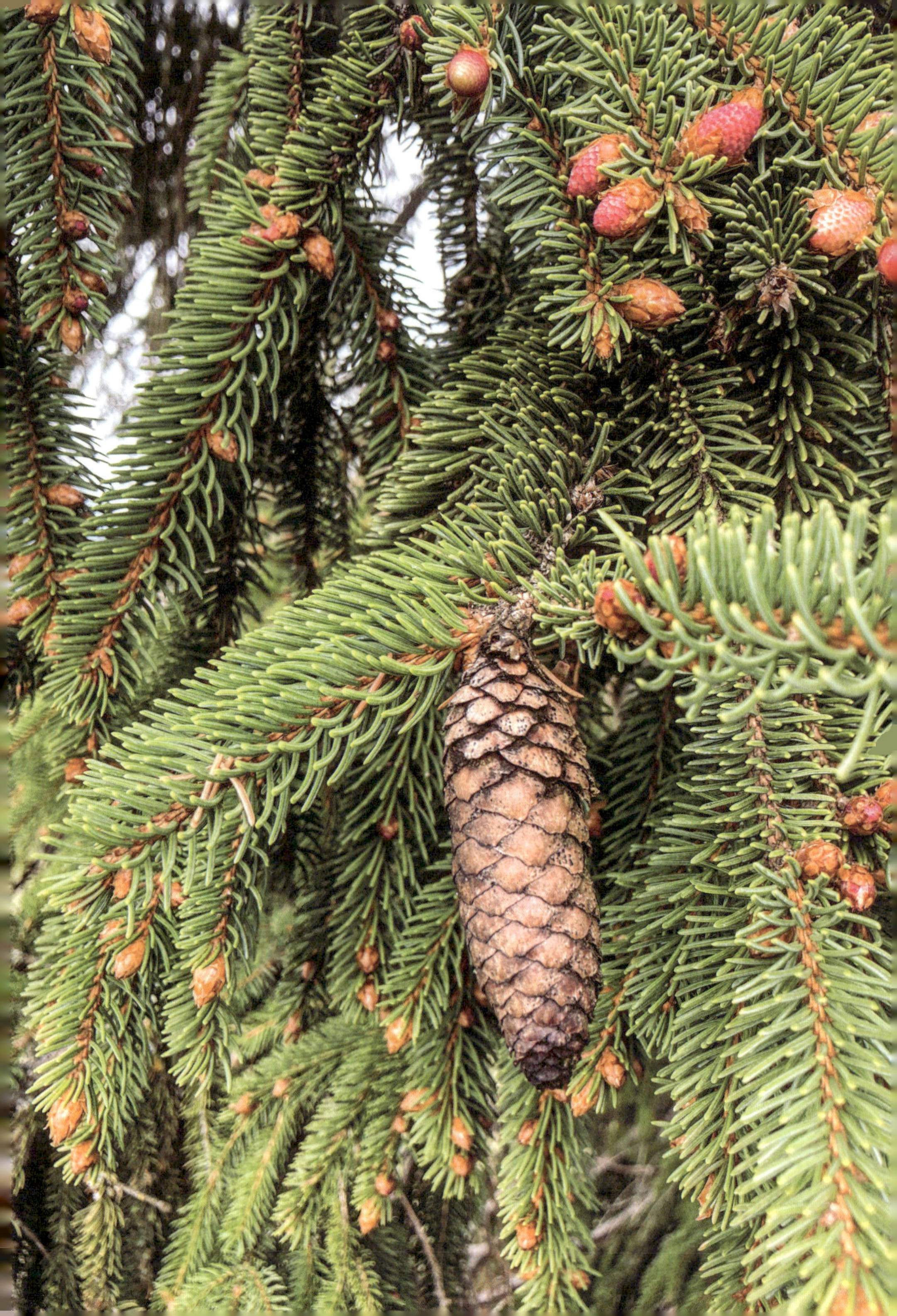

NADELBÄUME

FICHTE

(Picea abies)

GEHÖRT ZUR Familie der Kieferngewächse *(Pinaceae)*

ANDERE NAMEN Rotfichte, Rottanne
STANDORT saure Nadelwälder
WAS WIRD GESAMMELT Triebspitzen
SAMMELZEIT junge Triebe und Blüten April–Mai, in höheren Lagen bis Juni möglich, ausgereifte Nadeln Juli–August

WIE KONSERVIEREN/VERWENDEN: junge Triebe frisch knabbern, roh in Salat, Tee, Pesto, Kräuterquark, Kräuterbutter, Sirup, schokoliert, Badezusatz, Harz zum Räuchern

---

Wenn im Frühling die knackigen jungen Blättchen an Birke und Buche erscheinen, laden sie geradezu dazu ein, verspeist zu werden. Aber Nadelbäume? Fichte und Tanne mit ihren stacheligen Nadeln – auf die Idee, sie in der Küche zu verwerten, kommt man nicht spontan.

Wer genau hinschaut, entdeckt allerdings im Mai die hellgrünen Triebe an den Zweigspitzen. Sie sind weich, piksen nicht und können zu süßen und herzhaften Speisen verarbeitet werden. Nadeln, Zweige und Harz lassen sich außerdem für Gesundheit und Heilen einsetzen – und für guten Duft im Haus.

Die Fichte ist eine immergrüne Baumart, die 30 bis 60 Meter Höhe erreicht, vierkantige, spitze Nadeln hat. Die Zapfen hängen herunter.

Dieser Nadelbaum macht in Deutschland immer noch ein Viertel des Baumbestandes aus (2021), der Bestand an Tannen ist viel geringer. Für die unten beschrie-

VORSICHT – GIFTIG!
EIBE *(TAXUS BACCATA)*

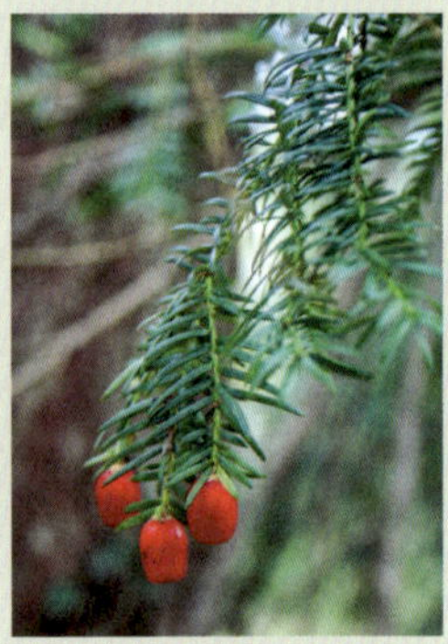

Die Eibe ist ein bis zu 20 Meter hoher Nadelbaum, der in Mischwäldern, häufig auch in Gärten, Parkanlagen, an historischen Gebäuden und Friedhöfen anzutreffen ist. Sie kann mit der Tanne verwechselt werden. Ihre wichtigsten Merkmale:

- *alle Teile sind giftig, außer dem roten Fruchtfleisch der Beeren,*
- *immergrün, mit weichen, sehr dunkelgrünen abgerundeten Nadeln,*
- *keine silbrig-weißen Wachsstreifen auf der Unterseite der Nadeln wie bei der Tanne,*
- *keine Zapfen, sondern rote Beeren.*

Die Gefahr geht vor allem von den Samen aus – das rote Fruchtfleisch der Beeren ist essbar, beim Zerkauen der Samen werden die toxischen Alkaloide freigesetzt. Unzerstört passieren die Samen mit Glück den Verdauungstrakt und werden ausgeschieden, ohne großen Schaden angerichtet zu haben – man sollte es aber nicht darauf ankommen lassen!

Tödliche Dosis für Erwachsene neben den Samen: 50–100 Gramm Nadeln als Abkochung. Wirkung: je nach Dosis zunächst leichte Vergiftungssymptome wie Schwindel, Mundtrockenheit, Pupillenerweiterung, Erbrechen; weiterhin Herzrhythmusstörungen, Blutdruckabfall bis zur Atemlähmung. Die Berührung von zerriebenen Nadeln oder frisch geschnittenem Holz kann zu allergischen Reaktionen führen.

benen Anwendungen können junge Triebe, Knospen und Nadeln von der Tanne wie von der Fichte verwendet werden.

Der Grundgeschmack der Fichtentriebe, insbesondere der jungen, weichen Pflanzenteile, ist zitronenartig, jener der ausgewachsenen, dunklen Nadeln harzig-aromatisch. Die hellgrünen, weichen Frühjahrstriebspitzen sind saftig und biegsam und stechen nicht.

Viele Menschen können Fichte und Tanne nicht unterscheiden, dabei ist es ganz einfach. Eine alte Eselsbrücke lautet: »Fichte sticht, Tanne nicht.« Erstere hat moosgrüne, spitze Nadeln und pikst unangenehm. Letztere dagegen hat flache, weiche Nadeln, die auf der Oberseite tiefdunkelgrün und auf der Unterseite silbrig mit zwei deutlichen weißen Streifen sind. Bei der Tanne wachsen die Nadeln waagrecht – links und rechts vom Zweig weg –, bei der Fichte rundherum. Die 10–15 Zentimeter langen Zapfen der Fichte sind hängend im Gegensatz zur Tanne, deren Zapfen auf den Zweigen stehen.

VON ZIEGEN LERNEN

Wunderschön leuchten die jungen hellgrünen Triebe an den Enden der Zweige vor den dunklen, älteren Fichtennadeln. Sie erscheinen Anfang Mai und sind bis in den Juni hinein gut zu verwenden.

Unsere Alm liegt auf einer Höhe von rund 1500 Metern, und hier wachsen bis etwa 1700 Meter Höhe noch Fichten.

In diesem meinem elften Almsommer nahm ich zwölf wunderschöne Ziegen mit auf die Alm. Sie gehören einer befreundeten Ziegenhalterin aus Tirol, die froh ist, dass ihre Tiere den Sommer in den Bergen verbringen dürfen.

Diese Ziegen sehen lustig schwarz-weiß-braun gefleckt aus, sie gehören einer sehr alten, seltenen Rasse an, den »Tauernschecken«, die ursprünglich aus den Hohen Tauern stammt. An das Leben im Gebirge sind sie extrem gut angepasst: Trittsicher und genügsam, geben sie dennoch reichlich Milch, sie sind robust und durch ihre Färbung sowohl auf der Sommerweide wie auf Schnee gut sichtbar.

Drei Mutterziegen mit jeweils einem kleinen süßen Zicklein und sechs »Youngster« – einjährige, junge freche Ziegenmädels – waren dabei. So hatte ich dieses Jahr auch noch etwas Milch für den Eigenbedarf. Ich stellte Frischkäse, Joghurt und Camembert her, und für den morgendlichen Kaffee war auch noch etwas Milch übrig.

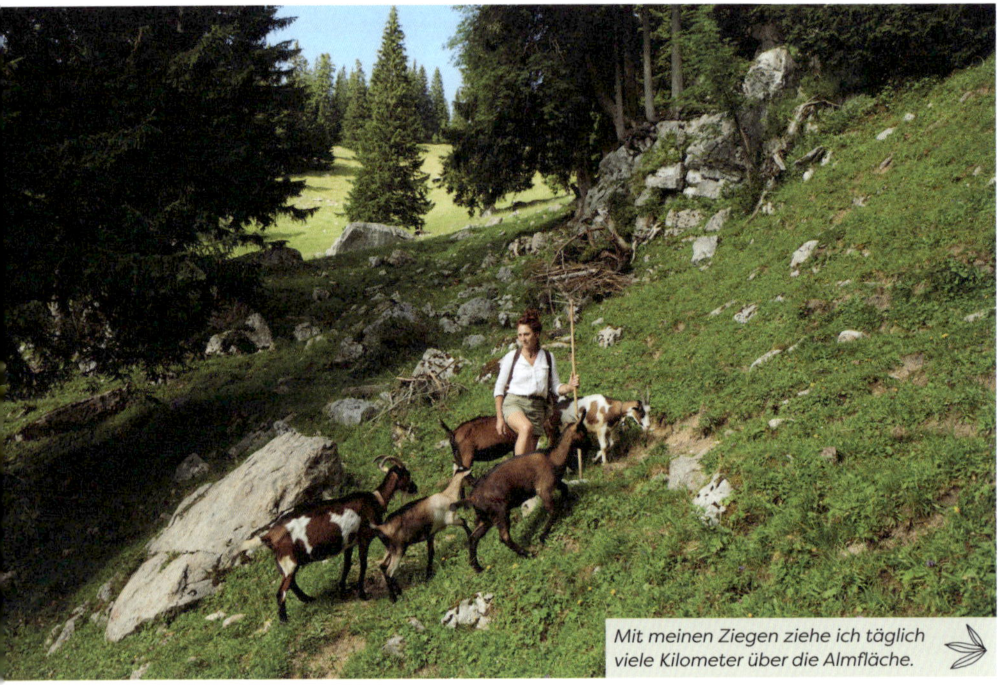

Mit meinen Ziegen ziehe ich täglich viele Kilometer über die Almfläche.

Frische Ziegenmilch schmeckt sehr gut, im Kaffee ist sie kaum von Kuhmilch zu unterscheiden und aufgrund ihrer andersartigen, natürlicheren Eiweißstruktur für den Menschen sogar besser verträglich, weil im Verdauungssystem leichter aufzuspalten.

Morgens, täglich nach dem Melken meiner Milchziegen, marschierte ich mit der ganzen Herde von zwölf Ziegen los, um die Tiere an gute Futterstellen zu führen. Steile Hänge, die schon fast zugewachsen sind mit Sträuchern und für die Rinder keine Nahrung mehr bieten, werden von den Ziegen bevorzugt. Sie stürzen sich freudig auf das reichhaltige Futterangebot und sind für Stunden völlig ins Fressen vertieft.

Ich blieb oft lange in ihrer Nähe, um sie zu beobachten. Sind Ziegen angeschlagen, geschwächt, suchen sie sich andere Kräuter, als wenn sie kerngesund sind. Sie selektieren sehr stark. An manchen Tagen fressen sie große Mengen an Frauenmantel. Hat eine Ziege Verdauungsprobleme, wird sie nach Schafgarbe und Fichtenspitzen suchen. Für mich ist es immer wieder faszinierend, wie Tiere und vor allem Ziegen sich instinktiv die richtigen Kräuter suchen, um ihr Wohlbefinden zu erhalten. Hier auf der Alm bemerkte ich, wie meine Milchziege Schecke, die nach der üblichen Wurmkur vor dem Almauftrieb noch sehr geschwächt war, immer wieder die feinen, zarten und sehr weichen Fichtenspitzen knabberte. Nicht weiter verwunderlich, dachte ich, denn Fichtenspitzen besitzen ja viel Vitamin C und wirken durch ihre ätherischen Öle und Harze antibakteriell und aufbauend. Genau das, was meine schwache Schecke in ihrem Zustand gut gebrauchen konnte. Auch die anderen Ziegen kamen langsam auf den Geschmack und machten sich über diese wertvollen jungen Triebe her.

Dabei kam mir der Gedanke, diese Delikatesse auch wieder mehr in meinen eigenen Speiseplan einzubauen. Da wir auf der Alm nicht täglich frisches Gemüse zur Verfügung haben, versuche ich, den nötigen Vitalstoffbedarf über Kräuter und Wildpflanzen zu decken. So sammelte ich täglich eine Handvoll Fichtenspitzen und gab sie klein geschnitten einfach in den Salat, bestehend aus frischen Löwenzahnblättern, Gelbrüben, Knoblauch und einem guten Salatdressing.

Irgendwann hatte ich die Idee, aus den Fichtenspitzen ein Pesto herzustellen. Ich sammelte also gen Abend, als ich mit den Ziegen wieder gemütlich heim zur Alm schlenderte, ein paar Handvoll Fichtenspitzen und Echten Quendel. Daraus entstand dann mit ein paar gehackten Nüssen und etwas Parmesan und Olivenöl, ein wunderbar frisches, würziges Pesto. Wir saßen abends bei einem traumhaften Sonnenuntergang auf der Bank vor der Hütte und genossen das Pesto mit geröstetem Brot. Die klein gehackten Fichtenspitzen vermische ich auch gerne zu einer würzigen Butter: einfach mit Butter, Salz und Zitronensaft vermengen.

GESUNDHEIT UND HEILEN

Hauptwirkstoffe: Harze, Gerbstoffe, hoher Vitamin-C-Gehalt, ätherisches Öl, das die Substanz Limonen enthält, die sich auch in Zitronen befindet, daher rührt der säuerlich-zitronige Geschmack der jungen Fichtentriebe.

Ätherische Öle sind keimtötend und in größeren Mengen in Kieferngewächsen und Lippenblütlern, wie Thymian, enthalten. Sie wirken reinigend, schleimlösend und desinfizierend auf die Atemwege und werden durch Inhalationen, Bäder (siehe Seite 196) oder auch durch Duftlampen über die Luft aufgenommen.

Ölauszüge und Bäder wirken durchblutungsfördernd und lindern Gicht, rheumatische und neuralgische Schmerzen. Fichtenspitzenhonig wirkt auswurffördernd und reizlindernd bei Atemwegserkrankungen, aber auch nervenstärkend.

Fichtenspitzen-/Tannenspitzenhonig

500 g von Natur aus flüssiger Waldhonig

1 Handvoll Fichten- oder Tannenspitzen

1 Schraubglas (ca. 500 ml) mit kochendem Wasser ausspülen. Honig und Triebe abwechselnd schichtweise in das Glas füllen und mit einer Honigschicht abschließen, die Triebe sollen vollständig mit Honig bedeckt sein. Den Deckel schließen.
2 4 Wochen an einem warmen, hellen Ort, aber nicht in der prallen Sonne ausziehen lassen.
3 Die Triebe bleiben im Honig und können mitgegessen werden.

★ Bei Husten und beginnender Erkältung 3- bis 5-mal täglich 1 TL einnehmen und möglichst lange im Mund behalten, damit die Wirkstoffe schon über die Mundschleimhaut schonend aufgenommen werden.
★ Fichten- oder Tannenspitzen kann man natürlich auch als Sirup mit Zucker einkochen. Ich bevorzuge den Kaltauszug, weil Hitze die Heilkraft der Kräuter beeinträchtigt.

Fichtennadeltee

1 Etwa 1 EL frische oder getrocknete junge Triebe klein schneiden, in 250 ml Wasser kurz aufkochen und 5–10 Min. zugedeckt ziehen lassen.
2 Auf Trinktemperatur abkühlen lassen und nach Belieben mit Honig süßen.
3 3-mal täglich je eine Tasse trinken.

★ Hilft bei Erkältungskrankheiten, Husten, Frühjahrsmüdigkeit, Harnwegserkrankungen.

Fichtenspitzenpesto

Für 1 Glas von etwa 250 ml

etwa 100 g junge Fichtentriebe
2 kleine Knoblauchzehen
30 g Parmesan
50 g Nüsse oder Saaten
nach Belieben einige Blüten von Quendel oder Schnittlauch
120–150 ml Olivenöl
1 TL Zitronensaft
½ TL beliebiger Sirup
1 TL Salz
Pfeffer

---

1 Die Fichtentriebe fein hacken, Knoblauch schälen und hacken, den Parmesan fein reiben, Nüsse und/oder Saaten trocken in der Pfanne rösten und im Mörser grob zerkleinern.

2 Alle Zutaten mit etwa 1 EL Wasser vermengen und in ein Glas füllen.

★ Das Pesto schmeckt sehr gut auf geröstetem Brot, zu Käse oder Fleisch.

★ Es ist 1 Woche im Kühlschrank haltbar. Man kann das Pesto aber auch im verschlossenen Schraubdeckelglas einfrieren.

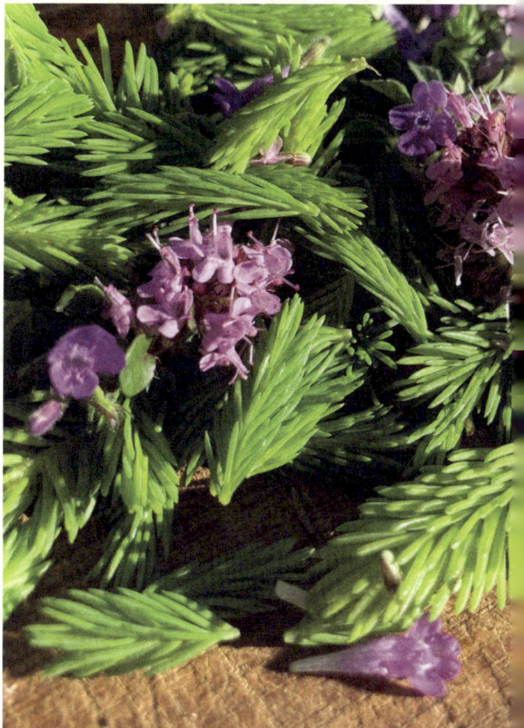

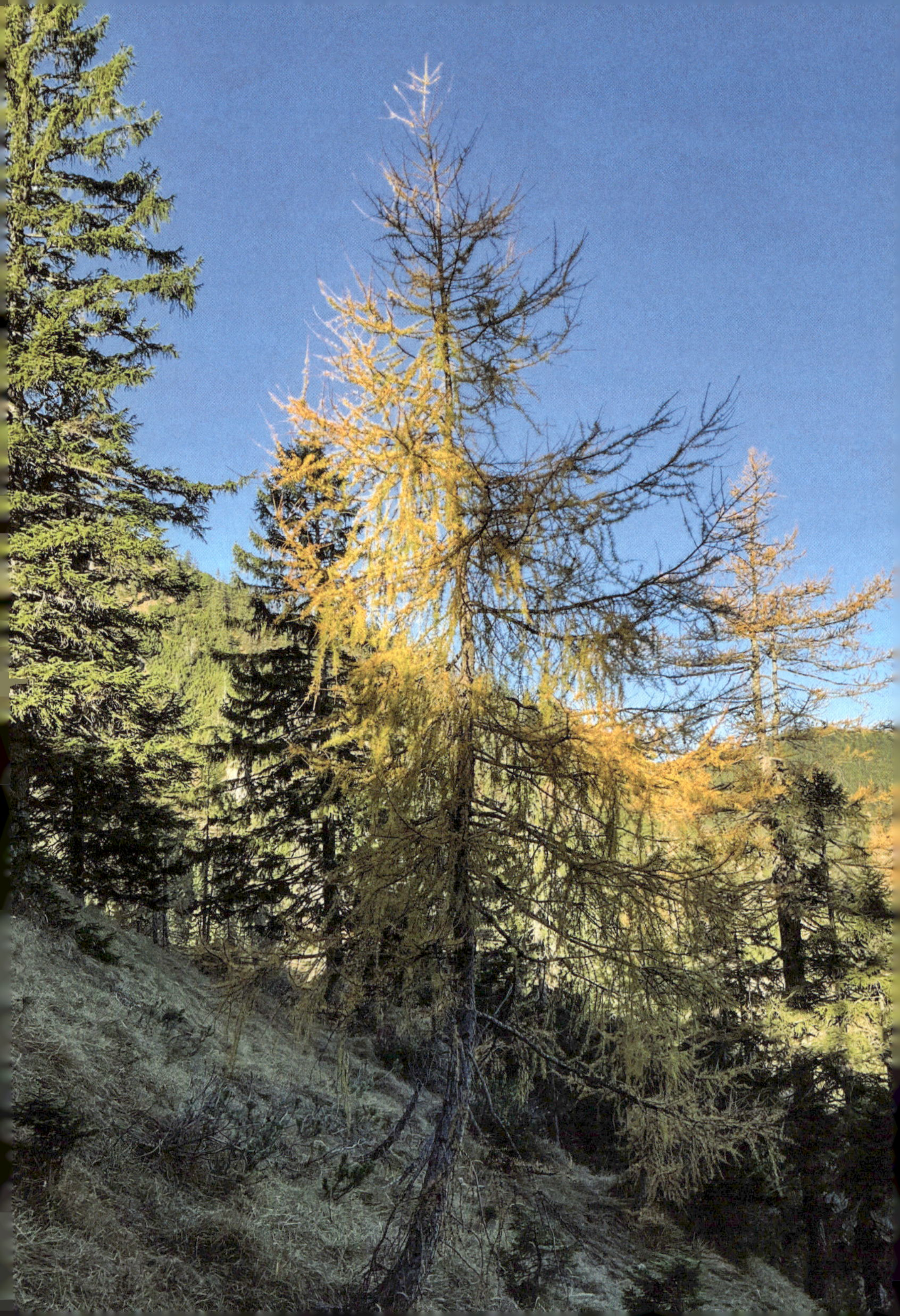

EUROPÄISCHE LÄRCHE

(Larix decidua)

GEHÖRT ZUR Familie der Kieferngewächse *(Pinaceae)*

STANDORT saure Nadelwälder, bis 2500 m Meereshöhe
WAS WIRD GESAMMELT grüne Triebspitzen, Blütenzapfen
SAMMELZEIT grüne Triebspitzen März–April; grün-gelbliche männliche Blütenknospen Februar–März; rote, weibliche Blütenzapfen März–Mai

WIE VERWENDEN/KONSERVIEREN Triebspitzen, Knospen und Zapfen roh in Salaten, Kräutersalz, Sirup, Harz zum Räuchern

---

Die Lärche ist der einzige sommergrüne Nadelbaum, der im Winter seine Nadeln verliert, nachdem er sich vorher noch in seinem leuchtend goldgelben Herbstkleid präsentiert.

Im Frühjahr erscheinen zuerst die eindrucksvollen roten Blütenzapfen, gefolgt von den frischen hellgrünen Nadeltrieben. Die kleinen, roten, weiblichen Zapfen sehen fast aus wie Mini-Ananas. Erst nach 15 bis 20 Jahren bilden die Lärchen weibliche und männliche Zapfen aus. Lärchen können sehr alt werden – 600 Jahre alte und sogar noch ältere Lärchen sind im Alpenraum nachgewiesen.

Die Zapfen der Lärche sind 2 bis 4 Zentimeter dick und oval. Lärchen erreichen eine Höhe von bis zu 45 Metern und man trifft sie bis in Höhen von 2500 Metern an.

Lärchenholz ist aufgrund seines hohen Harzanteils ein im Alpenraum außerordentlich geschätztes, wertvolles Bauholz für Holzschindeln, Fensterläden, Außenwände, Terrassen, Blumenkästen und so weiter, weil es im Außenbereich lange haltbar ist. Unter den Nadelnutzhölzern ist es das härteste und schwerste europaweit.

UNGEWÖHNLICHE LÄRCHE

Große, zusammenhängende Lärchenbestände gibt es in Bayern nicht. Ab und zu begegne ich einer einzelnen Lärche, wenn ich in den Bergen unterwegs bin. Vor etwa 5 Jahren besuchte ich im Frühjahr eine Freundin und Almkollegin im Valsertal, einem wunderschönen Seitental des Nordtiroler Wipptals. Es lag noch reichlich Schnee in den Bergen, und so gingen wir gleich auf eine kleine Skitour.

Was mir auf dem Weg zur Vennspitze auffiel, waren die vielen Lärchen, die wir noch in einer Höhe von 2000 Metern antrafen – im Vergleich zu unseren Almgebieten waren das große Bestände. Normalerweise kennen wir die Lärche als großen, stattlichen Baum, mit geradem Stamm und vielleicht noch seiner typischen goldenen Herbstfärbung. Diese Valser Lärchen aber boten ein ganz anderes Bild. Obwohl sie im frühen Jahr noch ganz nackt waren, beeindruckten sie mich mit ihrer trutzigen, kraftstrotzenden Präsenz. Besonders den in den höheren Lagen wachsenden Exemplaren waren die widrigen und extremen Wetterbedingungen des Hochgebirges anzusehen: dicke, alte, knorrige Gewächse mit teils weitverzweigter Stammstruktur, sehr imposant und beeindruckend. Wie spannend wäre es, wenn diese Bäume erzählen könnten, dachte ich mir: Was die wohl alles erlebt haben!

In dieser für Pflanzen so schwierig auszuhaltenden Höhe bilden sie mit den Zirben die Baumgrenze. Noch weiter oben überleben nur die Bergkiefern. Diese Lärchen öffneten meinen Blick für ihre Artgenossinnen zu Hause, und ich begann, sie in meine Sammelliste aufzunehmen. Ich erntete junge Triebe und Knospen und kostete sie frisch vom Baum. Der balsamische, harzige Geruch und die schmackhaften jungen Triebspitzen begeistern und erfreuen mich bis heute.

HISTORISCHES

Schon die Römer nannten die Lärche *Larix* – ein Name, den sie von der gallischen Alpenbevölkerung übernommen hatten, der aber auch mit dem lateinischen Wort *lares* zusammenhängt, das die guten Hausgeister bezeichnet. Das wissen wir unter anderem von dem römischen Gelehrten Plinius, der um 50 n. Chr. in seiner Naturkunde *(Naturalis historia)* die *Larix* als Baum beschrieben hat, der »nicht brennt, nicht zu Kohle wird und dessen Holz sich mit keiner Methode zerstören lässt, wie Stein«. Das stimmt so nicht ganz, aber als Brennholz wird die Lärche nicht sehr geschätzt, brennt sie doch tatsächlich schlecht im Vergleich mit anderen Hölzern und hat auch keinen hohen Brennwert. Vielleicht war es die rötliche Farbe des Holzes zusammen mit der Tatsache, dass der Baum tatsächlich weniger schnell Feuer fängt als eine daneben stehende Fichte, die Lärchen zu Schutzbäumen werden ließ. Man pflanzte sie deshalb gerne in die Nähe des Wohnhauses, und von einigen sehr alten, ehrwürdigen Lärchen in Tirol weiß man, dass an ihnen Heiligenbilder befestigt und sie dann »gegen Feuersnot« angerufen wurden.

Die Lärche steht, weil sie als einziger heimischer Nadelbaum jedes Jahr von Neuem austreibt, für Neubeginn und soll uns Mut und Selbstvertrauen schenken. Außerdem soll sie der Sitz der Bergfeen und der guten Geister sein, im Alpenraum wird sie auch als Lichtbaum bezeichnet. Sie wächst unter schwierigsten Bedingungen bis hinauf ins hohe Gebirge. Sie benötigt viel Licht und gibt es auch wieder ab. Unter einer Lärche wirkt es offen und hell.

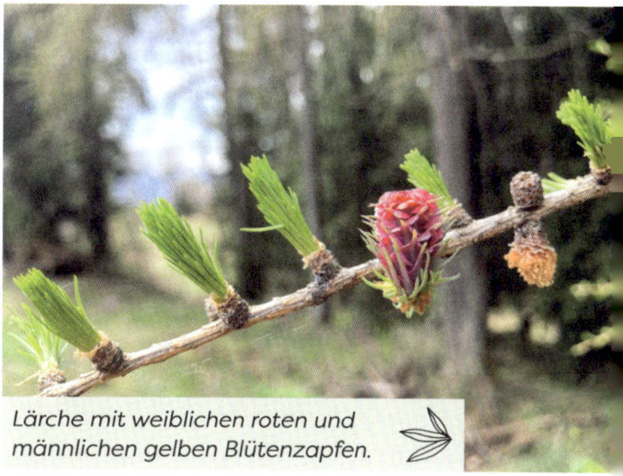

Lärche mit weiblichen roten und männlichen gelben Blütenzapfen.

GESUNDHEIT UND HEILEN

Hauptwirkstoffe: Ätherisches Öl, Harze, Bitterstoffe, Terpentine (Gemisch aus Harz und ätherischen Ölen)

Ihre größte Heilkraft verdankt die Lärche ihrem hohen Anteil an wertvollem Harz. Da sie jährlich ihr Kleid abwirft, enthalten ihre Nadeln im Vergleich zu anderen Kieferngewächsen wie Fichte, Föhre und Latsche zwar einen geringeren Harzanteil, den wir aber dennoch für unsere Gesundheit nutzen können.

Aus dem frischen Harz wird das Lärchenterpentin gewonnen. Durch mehrmaliges Filtrieren, leichtes Erwärmen und Dekantieren erhält man eine klare, goldgelbe und schwach viskose Flüssigkeit mit einem feinen Aroma. Das native Lärchenterpentin, das im Handel erhältlich ist, darf nicht mit Terpentinöl verwechselt werden. Letzteres wird mittels Wasserdampfdestillation zu einer farblosen, stechend riechenden Flüssigkeit, die als Verdünnungs- und Lösungsmittel dient. Das native Lärchenterpentin wird zur Herstellung von Zugsalben, Brustbalsam und Hautcremes verwendet. Lärchenterpentin zur Salbenherstellung ist auch käuflich in der Apotheke und im Internet erhältlich. Nicht jeder hat die Möglichkeit, Lärchenharz in der Natur zu sammeln.

Das Lärchenharz, das wir an Bäumen finden, ist teilweise schon ausgehärtet, und wir können daraus Salben zur Wundbehandlung herstellen, die entzündungshemmend, erwärmend, durchblutungsfördernd und schmerzlindernd wirken. Die bekannte Lärchenpechsalbe – »Pech« ist ein anderes Wort für Harz – heilt auch Schrunden, rissige Haut und dient als Zugsalbe bei Furunkeln und Abszessen (siehe Rezept Seite 195).

Lärchenharz eignet sich auch wunderbar zum Räuchern, wo es heilsam auf unsere Lunge wirkt und positiv auf unser Nervensystem. Die lichtvolle Lärche speichert besonders viel Sonnenlicht in ihren Pflanzenteilen und hat somit auch einen stark stimmungsaufhellenden Effekt auf unsere Psyche.

KÜCHE UND REZEPTE

Frische, feine Triebe roh knabbern, in Salat, in Kräuterbutter, in Kräutersalz. Lärchenknospen vor der Blütezeit roh knabbern oder in Salate geben.

Lärchenspitzensirup

1 ½ kg Rohrzucker hell
2 Handvoll junge grüne Lärchenspitzen
1 Pck. Zitronensäure (5 g)
2 Biozitronen

---

1 1 ½ l Wasser erhitzen und Zucker darin auflösen, Lärchenspitzen und Zitronensäure zugeben. Vom Herd nehmen.
2 Zitronen heiß abwaschen, mit Schale in Scheiben schneiden und ebenfalls zugeben. Den Ansatz zugedeckt 48 Stunden an einem kühlen Ort ziehen lassen.
3 Erhitzen, nach einigen Minuten Zitronen und Lärchentriebe entfernen und den Sirup weiter ohne Deckel köcheln lassen, bis sich die Flüssigkeit auf etwa 2 l reduziert hat. Den öligen goldgelben Sirup in sterilisierte Flaschen abfüllen und dunkel lagern. Er hält sich einige Jahre.

★ Ich verwende ihn wie andere Sirupe: in Salatdressing, als erfrischendes Getränk in Mineralwasser, als Aperitif mit Sekt.
★ Unterstützt die Atemwege und bringt Licht in den Körper.

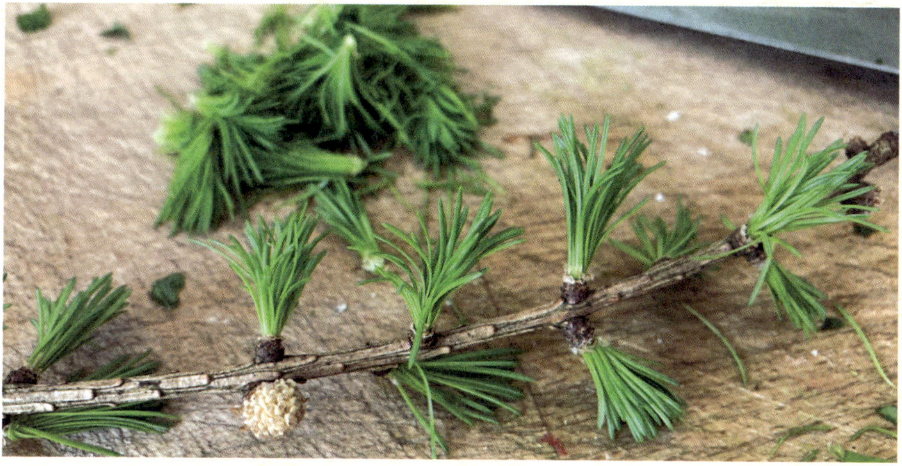

Lärchensalz

1 Teil junge grüne Lärchenspitzen

2 Teile Salz

1 Die Lärchenspitzen im Mörser zerkleinern und mit dem Salz verrühren.
2 In kleine Gläschen füllen und dunkel lagern.

★ Ich verwende es für Fleischgerichte, besonders Wildgerichte, Rindercarpaccio oder auch Pilzgerichte.

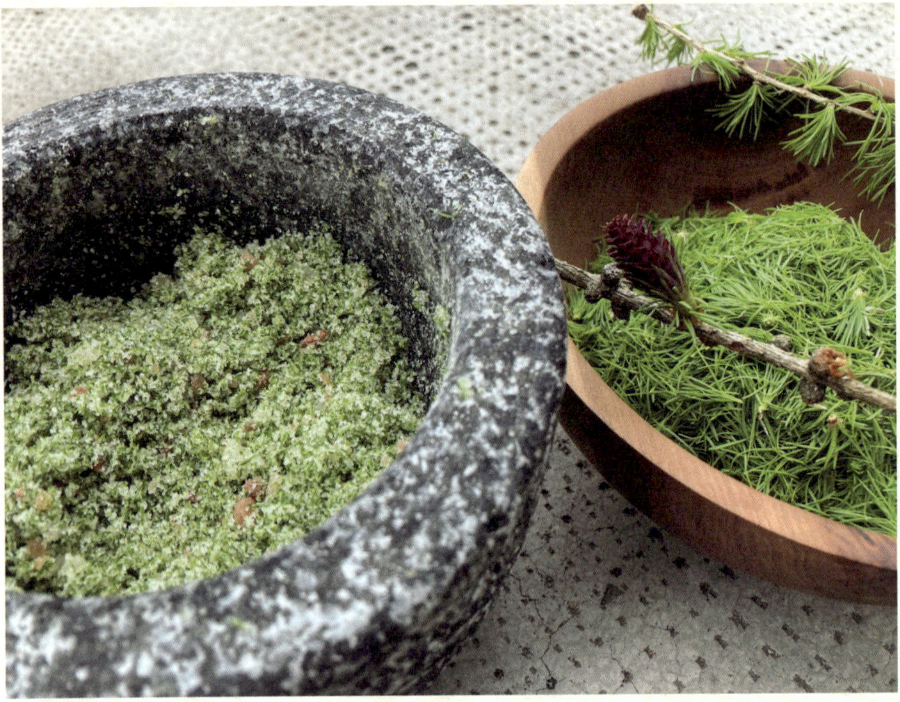

Lärchen- und Fichtenharzsalbe (Pechsalbe)

200 g Olivenöl (bio)
60 g Fichten- und Lärchenharz gemischt (wenn möglich Mischung aus frischem und altem Harz)
40 g reines Bienenwachs (möglichst vom Bio-Imker oder im Handel)
nach Belieben reines ätherisches Zirbenöl

---

1 Olivenöl und Harz in einem Topf langsam erwärmen (bis auf eine Temperatur von etwa 40 °C), bis sich das Harz vollständig aufgelöst hat. Durch ein Sieb in einen zweiten Topf abseihen. Bienenwachs zugeben und erneut unter ständigem Rühren erwärmen, bis das Wachs vollständig geschmolzen ist. Das kann etwas dauern. Nach Belieben noch einige Tropfen reines ätherisches Zirbenöl in die flüssige Salbe geben.
2 Es empfiehlt sich, wie bei der Marmeladenherstellung eine kleine Festigkeitsprobe zu machen: auf einen Unterteller ein paar Tropfen der flüssigen Salbe geben und erkalten lassen. Ist die Salbe zu weich, etwas Bienenwachs zugeben, ist sie zu fest, mit ein paar Tropfen Olivenöl verdünnen.
3 Die flüssige Masse in kleine Tiegel oder Schraubgläser abfüllen, abkühlen lassen und dunkel bei Raumtemperatur lagern. Haltbarkeit mindestens 2 Jahre.

★ Für spezielle Heilzwecke statt Olivenöl einen Heilkräuterölauszug verwenden, etwa Johanniskrautöl (Seite 128). Nach dem gleichen Rezept kann man Heilkräuteröl etwa aus Ringelblume, Schafgarbe oder Kamille herstellen. Wer das Olivenöl als zu intensiv empfindet, kann stattdessen neutrales Mandelöl verwenden.
★ Die Pechsalbe ist wundheilend, erwärmend, durchblutungsfördernd, schmerzlindernd, entzündungshemmend und adstringierend.
★ Verwendung als Schrundensalbe bei rauen Händen und Füßen, bei entzündlichen Hauterkrankungen, Abschürfungen und oberflächlichen Wunden. Sie kann als Zugsalbe bei eingezogenen Spreißeln (Splittern) und Abszessen verwendet werden, bei Muskel- und Nervenschmerzen, Gicht und Rheuma. Je höher der Lärchenharzanteil ist, desto mehr dient die Salbe als Zugsalbe.

★ Lärchenpechsalbe gibt es im Handel in verschiedenen Konzentrationen (10, 20, 40 %), wobei die Qualität des Harzes je nach Anbieter stark variieren kann. Salben mit einem höheren Gehalt an Lärchenharz verschließen Wunden schneller, was bei oberflächlichen Verletzungen ja gewünscht ist. Bei tiefen Wunden soll die Wundheilung dagegen von innen nach außen stattfinden. Es wäre hier nicht günstig, die Wunden an der Oberfläche schnell zu verschließen, weil sich dadurch feuchte Entzündungstaschen bilden können. Also bei tieferen Wunden Salben mit einem niedrigeren Lärchenharzanteil verwenden und vorsichtig beobachtend vorgehen. Bei unserem Rezept mit einem zusätzlichen Anteil an Fichtenharz besteht diese Gefahr nicht.

Lärcheninhalation

Junge grüne Lärchentriebe in eine Schüssel geben, mit etwas kochendem Wasser übergießen und den heilenden Dampf unter einem Handtuch inhalieren.

Besonders empfehlenswert bei Atemwegs- und Erkältungserkrankungen. Wer keine frischen Lärchentriebe zur Hand hat, kann sich auch mit 2–3 Tropfen ätherischen Öls auf 1 l Liter heißes Wasser behelfen. Auch in einer Duftlampe oder als Zugabe für den Saunaaufguss unterstützt die Lärche die Heilung der Atemwege.

Lärchennadelbad

1 Handvoll Lärchennadeln mit 1 l kochendem Wasser übergießen, zugedeckt 10–15 Min. ziehen lassen, die Nadeln abseihen und den Sud ins Badewasser geben.

Nach schwerer körperlicher Belastung, geistiger, mentaler Erschöpfung, unterstützend bei rheumatischen Schmerzen.

VARIANTE: Nadeln von jeglicher Kiefernart (Fichte, Tanne, Latsche, Waldkiefer) können hierfür ebenso verwendet werden.

HARZ KAUEN

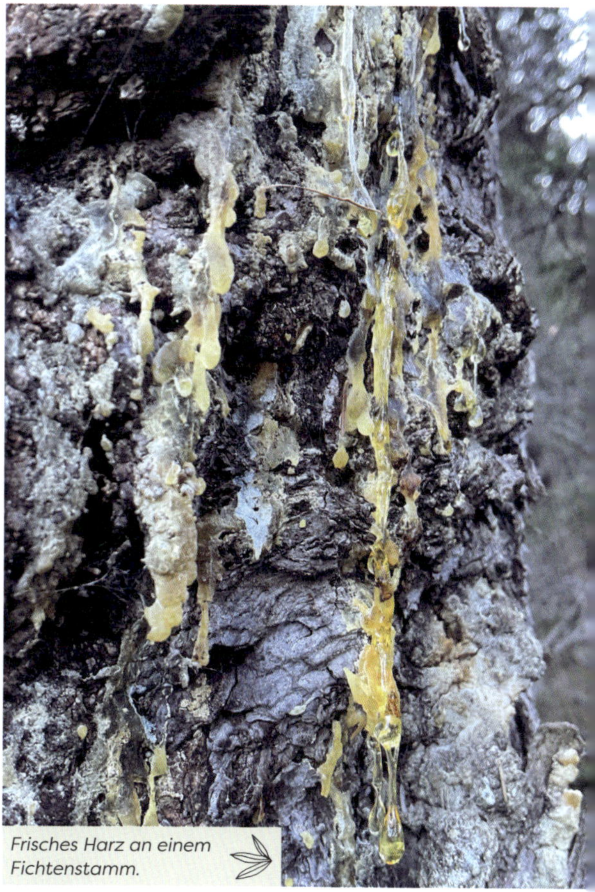
Frisches Harz an einem Fichtenstamm.

In der arabischen Welt wird das Harz des Weihrauchbaumes *(Boswellia sacra)* auch heute noch zur Mundpflege gekaut. Dort nutzt man seine Heilkraft seit Menschengedenken. Der persische Arzt Ibn Sina (um 970–1037) schätzte vor allem seine hirnaktivierende und stimulierende Wirkung – Weihrauch, schrieb er, nütze dem Verstand und stärke ihn.

Unser Fichtenharz wiederum wird im Volksmund auch gerne als »Waldweihrauch« bezeichnet und kann ähnlich verwendet werden wie der arabische Weihrauch. Das Harz sollte hart sein, wenn wir es kauen möchten, sonst klebt es schnell hartnäckig an den Zähnen.

Wenn ich im Wald oder am Berg unterwegs bin, halte ich stets nach harzigen Bäumen Ausschau. Dann breche ich ein kleines, maximal erbsengroßes, hartes Harzstück von der Rinde einer Fichte ab, nehme es in den Mund und lasse es einfach wirken und langsam von der Wärme im Mund erweichen. Dabei entsteht schon ein wunderbar intensiver, harziger Geschmack. Durch Kauen wird das Aroma noch intensiver.

Die stark reinigende Wirkung spürt man sofort. Mein Körper entspannt sich spürbar beim Kauen des Harzes, und schon des Öfteren verschwanden anschließend meine akuten Rückenschmerzen.

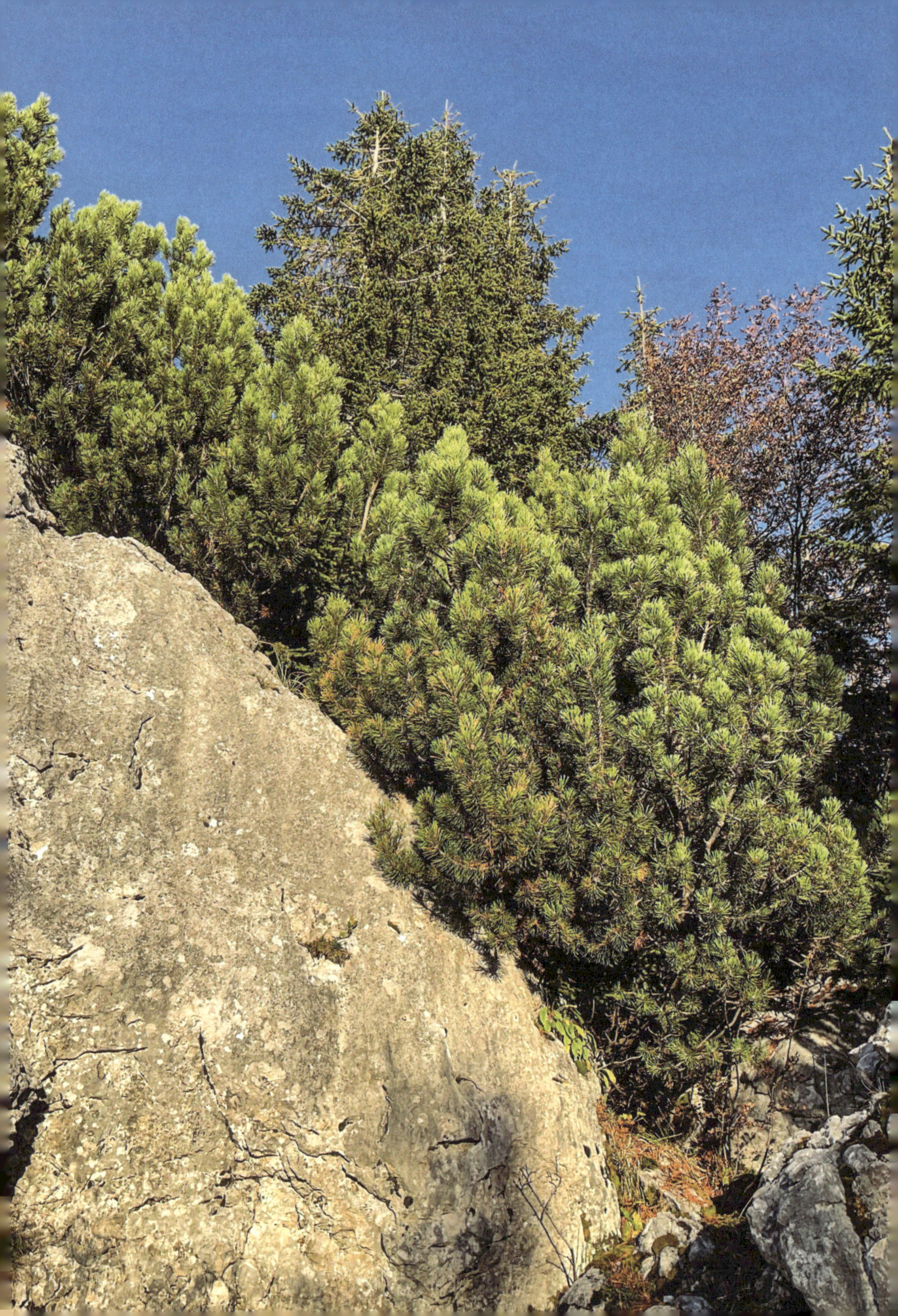

LATSCHENKIEFER

(Pinus mugo)

GEHÖRT ZUR Familie der Kieferngewächse *(Pinaceae)*

ANDERE NAMEN Bergkiefer, Krüppelkiefer, Bergföhre, Latsche
STANDORT an der Baumgrenze, benötigt viel Licht, aber sehr genügsam, in Höhen von 1000 - 2700 m
WAS WIRD GESAMMELT Triebspitzen, Blüten
SAMMELZEIT Triebspitzen zur Hauptblütezeit März - Mai

WIE KONSERVIEREN/VERWENDEN Triebspitzen roh in Salaten, Badesalz, Öl, Hustensirup, Harz zum Räuchern

---

Bei der Latschenkiefer handelt es sich um eine kleinwüchsige Kiefernart. Sie hat sich perfekt an die rauen Bedingungen in großer Höhe angepasst und wächst ab der Baumgrenze bis in unwirtliche Höhen von etwa 2700 Metern, in der kein anderer Baum Überlebenschancen hätte.

Die Latsche bietet mit ihrem starken, dichten Astgeflecht eine natürliche Barriere für Lawinenabgänge und Steinschläge. Ihre elastischen, knorrigen Äste halten riesigen Schneemassen stand und spielen deshalb eine wichtige Rolle für den Lawinenschutz der Bevölkerung im Tal. Astrid Süßmuth bezeichnet sie als »Hüterin der Schwelle«[14] und meint damit die Schwelle zwischen Menschen und Berggeistern. Der Baum ist eine wertvolle Schutzpflanze für alle Alpenbewohner, die uns vor Lawinen und anderer Unbill bewahrt, das von Berggeistern verursacht wird. Auf den Almen werden Latschenzweige an den Stalltüren angebracht, und beim Almabtrieb bindet man Latschen in die Aufstecker für die Tiere – zum Schutz vor Geistern und Hexen auf dem Weg ins Tal.

Wer schon einmal im Hochsommer durch ein Latschenfeld gegangen ist, wird sich an die flirrende, fast unheimliche, angestaute Hitze zwischen den Bäumen erinnern. Dabei verströmen sie einen balsamischen, harzigen Geruch, der tatsächlich wie Balsam für unsere Seele wirkt. Diese stark erwärmende Eigenschaft der Latsche wird auch in der Heilkunde angewandt, etwa gegen Muskelverspannungen und rheumatische Beschwerden.

Heilkundlich verwendet man ätherisches Öl, das mit bis zu 0,5 Prozent in den Nadeln enthalten ist. Es wirkt antiseptisch, schleimlösend, durchblutungsfördernd sowie schmerzlindernd etwa bei rheumatischen Beschwerden, Muskel- und Nervenschmerzen, außerdem geistig belebend.

Inhalationen bei Atemwegserkrankungen, besonders bei festsitzendem Schleim in den Bronchien, zeigen gute Wirkung.

LABYRINTH AN DER BAUMGRENZE

Der Latschenkiefer, die im langen Bergwinter so ausdauernd eisigen Winden und meterhohem Schnee standhält, sieht man diese Strapazen im Sommer nicht mehr an. Bei meinen Bergtouren brauche ich keinen Höhenmesser, denn wenn Fichten und Tannen dann von den Latschen abgelöst werden, weiß ich, dass eine Höhe von etwa 1600 Metern erreicht ist. Große, undurchdringliche Felder erstrecken sich über weite Flächen in den Bergen, und wer schon einmal versucht hat, den Wanderpfad durch die Latschen abzukürzen, wird das mit Sicherheit nicht noch einmal tun. Die Äste der Bäume sind nicht nur dicht und elastisch, sondern auch mit harten, stacheligen Nadeln besetzt, sodass man das Feld zerkratzt und geschunden verlässt, gerade dass man es überhaupt schafft durchzukommen.

Besser man bevorzugt die vorhandenen Gänge durch das Latschenlabyrinth, die einmal von Menschenhand angelegt worden sind. Die Latschen bilden mit ihren Ästen einen Bogen, und es entstehen kleine Tunnel, die manchmal eher Urwaldschluchten gleichen und unter denen es im Sommer irre heiß werden kann. Es heißt, dass man negative Emotionen abstreifen kann, wenn man sich hier durchzwängt. Ich liebe diesen Gedanken und habe das Bild des Abstreifens immer im Kopf, wenn ich auf dem Weg zum Gipfel lange Latschenfelder durchquere – ein befreiendes Gefühl!

HISTORISCHES

Wir wissen heute, dass die Bäume, die im Herbst ihre Blätter verlieren, im Frühjahr wieder austreiben, auch wenn es im Winter monatelang so scheint, als sei jedes Leben aus ihnen gewichen. Unsere Vorfahren müssen winters befürchtet haben, dass es nie wieder warm und grün wird – zumindest konnten sie sich die Zusammenhänge nicht erklären. Staunend werden sie festgestellt haben, dass es in der scheinbar toten Zeit grüne Lichtblicke gab: Pflanzen, die ihre Blätter nicht verloren, die frisch und grün aussahen das ganze Jahr über. Kein Wunder, dass diese Ausnahmepflanzen als Zauberkräuter und magische Bäume galten. Seit jeher holte man sich im Winter das Grün aus der Natur ins Haus, wie um die Fruchtbarkeit zu beschwören und zu bewahren, aber sicher auch einfach, um sich an der Farbe der lebendigen Natur zu erfreuen. Viele Tausend

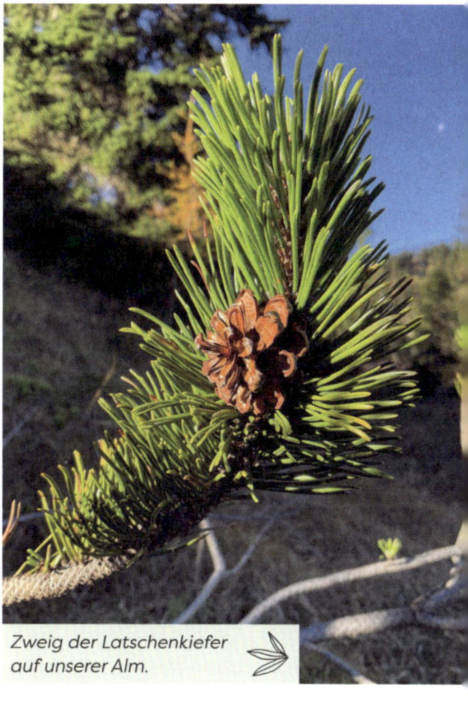

Zweig der Latschenkiefer auf unserer Alm.

Jahre später haben wir diese wintergrünen Pflanzen in unsere Rituale während der dunklen Jahreszeit integriert.

Grüne Tannenzweige holten sich unsere Vorfahren schon ins Haus, als es noch keinen Adventskranz und keinen Christbaum gab. Das Grün schmückte die Häuser innen und außen, über die Eingangstür und die Fenster im Erdgeschoss gehängt sollten die Zweige böse Geister abwehren, von denen man sich besonders in der dunklen Jahreszeit ständig bedroht glaubte. Hildegard von Bingen hielt den zeitgenössischen Aberglauben fest: »Denn an welchem Ort auch immer Tannenholz ist, hassen und meiden es die Luftgeister mehr als andere Orte, und Zauber und Magie haben dort weniger Kraft und herrschen weniger vor als an anderen Orten.«[15] Tannen galten schon in vorchristlicher Zeit als heilige Bäume, man hat sie in den Kulten verschiedenen Göttinnen geweiht und als Wohnstatt guter Geister angesehen.

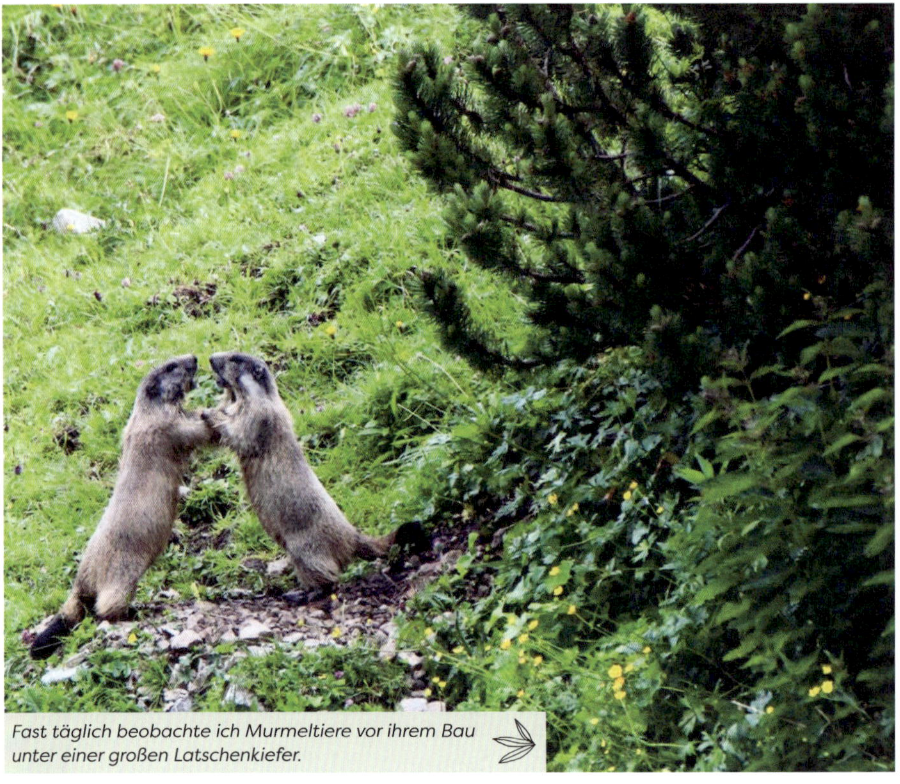

Fast täglich beobachte ich Murmeltiere vor ihrem Bau unter einer großen Latschenkiefer.

Riesige Bestände an Tannenbäumen und Eiben ließen die Wälder in Deutschland einst zum »dunklen Tann« werden, zum geheimnisvollen Wald, sodass der »Tann« sogar ein Synonym für den Wald schlechthin wurde. Inzwischen überwiegt bei den Nadelbäumen die schnell wachsende Fichte, sie verspricht für einen Nutzwald, der rein zur Holzproduktion bewirtschaftet wird, den größten Gewinn.

Doch hat die Tanne als Schmuck- und Schutzpflanze fürs Haus nichts an Attraktion eingebüßt – auch weil sie lange schön grün bleibt, während Fichten, einmal geschlagen und in die warme Stube gestellt, sehr schnell trocknen und nach wenigen Tagen ihre Nadeln verlieren.

GESUNDHEIT UND HEILEN

Hauptwirkstoffe: Vergleichbar mit denen anderer Kieferngewächse, wie Fichte und Tanne, aber mit einem höheren Gehalt an ätherischen Ölen und Harzen.
Verwendung: Genauso wie bei der Fichte: frische Triebe in Salate, als Hustensirup oder wohltuendes Badesalz. Nadeln in heißes Wasser zum Inhalieren.

Durch die wärmende, krampflösende Wirkung der Latsche hat sie ihren großen Einsatz auch im muskulären und rheumatischen Bereich. Bei Muskelkater nach langen Bergtouren, Muskelverspannungen und unspezifischen Rückenbeschwerden wirkt sie entspannend und wohltuend.

Das Latschenkiefernöl als Heilmittel wurde laut Deutschem Alpenverein Mitte des 19. Jahrhunderts von einem Apotheker aus Bad Reichenhall entwickelt. Seitdem wird aus frischen Trieben, Zweigen und Nadeln durch Wasserdestillation das hochwertige ätherische Öl gewonnen. Dieses Erzeugnis darf nicht pur auf die Haut aufgetragen werden, da es starke Hautreizungen hervorrufen kann. Es wird wie gesagt für Duftlampen, Saunaaufgüsse oder als Zusatz in vielen verschiedenen Salben und Ölpräparaten verwendet. Der bekannte und beliebte Franzbranntwein ist ebenfalls ein Produkt, in dem die entkrampfende, lindernde Wirkung der Latsche genutzt wird.

Latschenkieferbadesalz

2 Handvoll junge grüne Latschenkiefertriebe (auch Fichte, Lärche oder Tanne möglich)
Meersalz oder Steinsalz, fein
2–3 EL Natron
2 EL Mandelöl (zur Pflege der Haut)
optional ein paar Tropfen ätherisches Öl des entsprechenden Nadelbaumes

---

1 Die jungen Triebe fein hacken, wenn vorhanden im Mörser fein reiben, um die ätherischen Stoffe besser zu lösen. Dabei zügig arbeiten, damit die flüchtigen Öle erhalten bleiben. Alle Zutaten mit dem Salz vermengen.
2 In ein Glas geben, verschließen und 1–2 Wochen ziehen lassen.
3 Pro Vollbad verwendet man 2–3 EL Badesalz und gibt es in ein Baumwoll-/Leinensäckchen oder einen Waschlappen – oben zubinden und ins Badewasser legen. Badezeit etwa 20 Min.

★ Wirkt muskelentspannend, entkrampfend, erwärmend, entzündungshemmend, lungenreinigend, immunstärkend, regenerierend auf unser Nervensystem.
★ Natron wirkt basisch und hautreinigend, das Mandelöl dient zur Hautpflege.

VARIANTE: Hat man keine frischen Latschen, kann man für ein Vollbad 5–10 Tropfen ätherisches Latschenkieferöl (Apotheke) mit etwas Milch, Sahne oder Honig als Trägerstoff verrühren und in die Badewanne geben. Ätherische Öle benötigen einen Emulgator wie Sahne oder Honig, um sich mit Wasser zu verbinden und ihre Wirkung zu entfalten. Zusätzlich pflegen diese Trägerstoffe noch wunderbar unsere Haut.

Muskel-Haut-Öl mit Latschenkiefer

50 ml Basisöl (kaltgepresstes Mandelöl oder Jojobaöl) mit 8–12 Tropfen des ätherischen Latschenkieferöls mischen, gut schütteln.

★ Bei Nerven- und Muskelschmerzen, Verspannungen, rheumatischen Schmerzen ein unterstützendes Heilöl.

ÄTHERISCHE ÖLE
Beim Kauf von ätherischen Ölen unbedingt auf hochwertige Ware achten. Das Öl sollte 100 Prozent reines ätherisches Öl aufweisen und aus Wildsammlung oder kontrolliert biologischem Anbau stammen. Die Begriffe »naturidentisch« oder »naturnah« weisen stets auf künstliche Zusatzstoffe hin.

Vitalisierendes Muskelöl

einige frische Latschenkiefer- und Wacholderzweige
evtl. einige Wacholderbeeren
Olivenöl (bio)

1 Nadeln von den Latschenkiefer- und Wacholderzweigen von den Stielen zupfen, klein hacken und im Mörser etwas anquetschen, um die ätherischen Öle besser freizusetzen. Nach Belieben noch einige Wacholderbeeren zugeben und zerreiben.
2 Ein Schraubglas zu ⅔ mit Pflanzenteilen befüllen und mit Olivenöl auffüllen.
3 Mit einem Deckel verschließen und 6–8 Wochen ziehen lassen, am besten an einem Ostfenster, wo die feine, zarte Morgensonne hereinscheint.
4 Abseihen und in lichtgeschützte Flaschen füllen, dunkel bei Raumtemperatur 1 Jahr haltbar.

★ Erwärmt, durchblutet, entkrampft, ideal bei Muskelkater, Muskel- und Gelenkschmerzen, rheumatischen Beschwerden, stark belebend auf Geist und Körper.

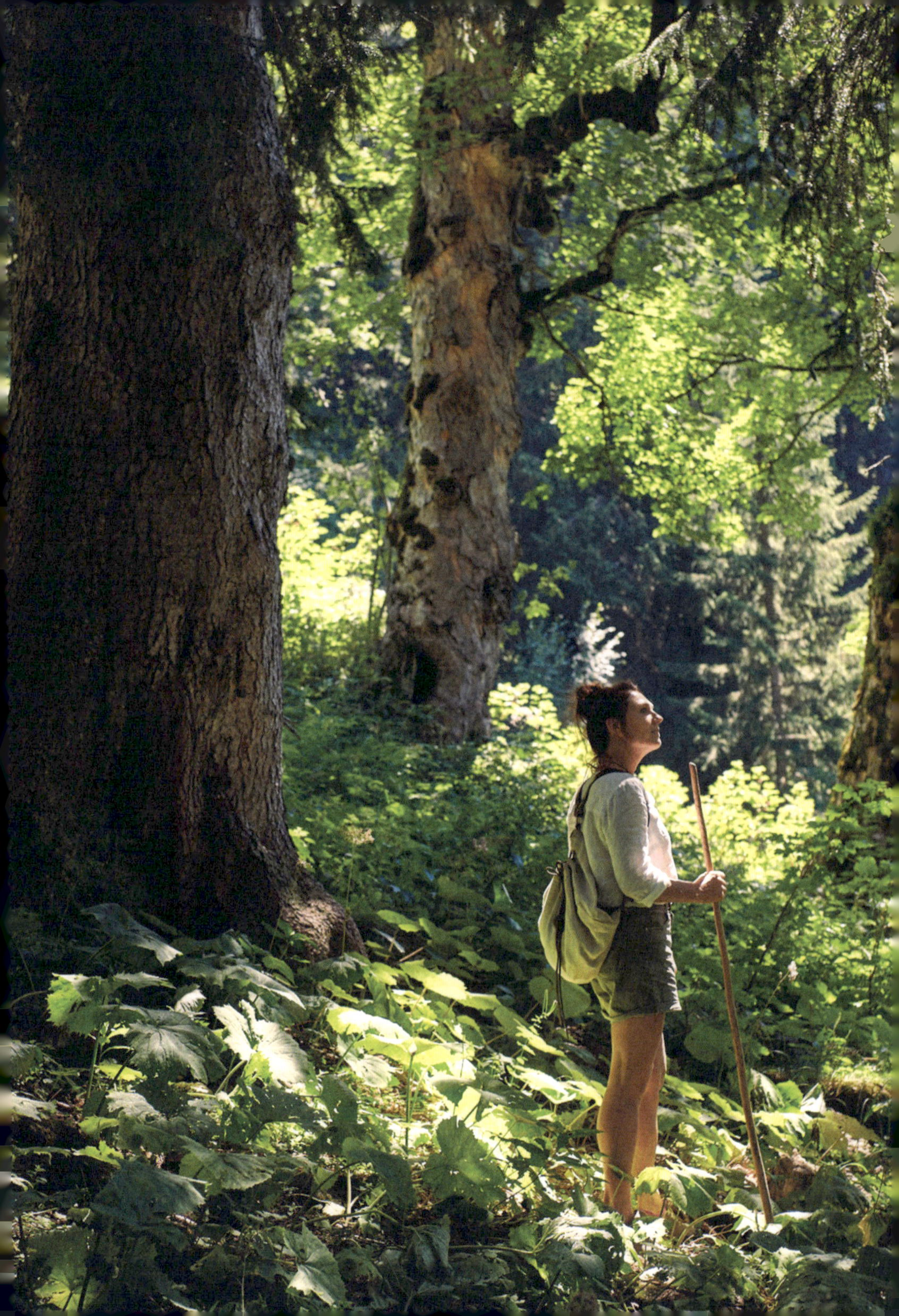

WALDBADEN

Waldbaden – ist das nur ein Modetrend oder doch eine ernstzunehmende Methode zur Entspannung und Gesundheitsförderung?

Japanische Wissenschaftler erforschten bereits Anfang der 1990er-Jahre im Auftrag der japanischen Regierung die Heilwirkung des »Shinrin Yoku« – Waldbaden. Was bedeutet das eigentlich? Damit meint man: langsam durch den Wald schlendern, achtsam und aufmerksam zwischen Bäumen und auf Moospolstern laufen und mit allen Sinnen die Natur, ihre Farben, Formen und Düfte aufnehmen. Um eine positive Wirkung auf den Körper zu erreichen, werden mindestens 2 Stunden Waldaufenthalt empfohlen. Unser Körper und unsere Psyche spüren sofort, wenn wir uns in einem Wald aufhalten, und sehr bald stellt sich bei fast jedem ein Gefühl des Wohlbefindens ein, das zum Beispiel auch über Pulsfrequenz, Blutdruck sowie andere Parameter messbar ist. In Japan gibt es dieses therapeutische Waldbaden schon auf Krankenschein. Ich habe es noch nicht klassisch und angeleitet betrieben, aber ich empfinde jeden Ausflug in den Wald, egal ob ich Baumharz, Blätter oder Triebe und Knospen sammle oder auf der Suche nach meinen Ziegen und Rindern bin, genau als solches. Als der Begriff des Waldbadens zu uns aus Japan herüberschwappte, dachte ich mir: Genau – schöner kann man dieses Gefühl nicht in Worte fassen.

WIRKUNG DES WALDBADENS

Professor Yoshifumi Miyazaki, der weltweit führende Shinrin-Yoku-Experte, hat neben einer Vielzahl wissenschaftlicher Erkenntnisse eine schöne Erklärung dafür, warum uns der bewusste, ausgedehnte Aufenthalt inmitten der Bäume so guttut: Dann sind wir nämlich in einer »Situation, in der sich die Rhythmen von Mensch und Natur aneinander anpassen«[16]. Wenn wir das Gefühl haben, dass sich unsere eigenen Rhythmen mit der natürlichen Umgebung synchronisieren, entspannen wir, und es entsteht ein Wohlgefühl.

Unser Körper hat sich seit rund 7 Millionen Jahren immer wieder an seine natürliche Umgebung angepasst. Durch die Industrialisierung der letzten 200 Jahre und unsere »modernen« Lebensumstände haben viele Menschen aber den intensiven Kontakt zur Natur verloren. Ein Erwachsener in der westlichen Welt verbringt durchschnittlich über 10 Stunden am Tag vor Bildschirmen. Auch unsere Kinder halten sich heute länger in geschlossenen Räumen auf als im Freien. Dieses Leben entfernt von der Natur kann unseren Körper in einen dauerhaften Stresszustand führen, was wiederum Krankheiten und Befindlichkeitsstörungen hervorruft.

Der Aufenthalt im Wald unterstützt uns wunderbar dabei, wieder Kontakt zu uns selbst aufzunehmen, zu unseren eigentlichen Bedürfnissen und Wünschen, er kann die Selbstheilungskräfte anregen und den Stresspegel senken. Der Wald entspannt unsere Nerven, stärkt unser Immun- und stabilisiert das Hormonsystem.

WIRKUNG DER TERPENE

Waldpflanzen wachsen auf nährstoffreichen, gesunden Böden und enthalten deshalb ein Vielfaches an Vitaminen und anderen Vitalstoffen, sekundären Pflanzenstoffen wie Bitterstoffe, ätherische Öle, Antioxidantien – im Vergleich zu den Kulturpflanzen auf den meisten Ackerböden.

Bäume geben gasförmige Botenstoffe, sogenannte Terpene, ab – sekundäre Pflanzenstoffe, die als Duftstoffe agieren und Hauptbestandteil ätherischer Öle sind. Mittels dieser Duftstoffe kommunizieren die Pflanzen zum Beispiel untereinander, ebenso wie mit ihrem Wurzelwerk.

Die Terpenkonzentration ist bei Nadelhölzern höher als bei Laubbäumen und übrigens direkt am Stamm am höchsten. Die Terpene werden über Lunge und Haut aufgenommen und aktivieren das menschliche Immunsystem, das daraufhin die Zahl seiner natürlichen Killerzellen stark erhöht. Ein ganzer Tag im Wald hebt die Menge dieser NK-Zellen durchschnittlich um 40 Prozent, ein Effekt, der japanischen Studien zufolge etwa 1 Woche lang anhält.

Auch das limbische System, ein Teil unseres Gehirns, der mitverantwortlich für Emotionen und Gedächtnisleistung ist, wird durch diese Botenstoffe des Baumes aktiviert und schüttet vermehrt gesundheitsfördernde Botenstoffe aus.

Waldbaden soll den Stresspegel senken und dadurch die Lebensqualität verbessern. Es aktiviert damit auch unsere Selbstheilungskräfte.

WIRKUNG NEGATIVER IONEN

Doch neben den Terpenen gibt es noch einen anderen Grund, warum wir uns in Wäldern so wohl fühlen: negativ geladene Luftmoleküle. In natürlichen Wäldern liegt ihre Konzentration bei etwa 3000 Ionen pro Kubikzentimeter Luft – in klimatisierten Büroräumen dagegen in der Regel unter 100. Mehrere wissenschaftliche Studien legen die Schlussfolgerung nahe, dass eine Ionenkonzentration von etwa 1000 für die Aufrechterhaltung unserer Zellfunktionen förderlich ist – vor allem für die Mitochondrien, die Kraftwerke unserer Zellen. Bei höheren Konzentrationen, wie sie im Wald herrschen, treten erste therapeutische Wirkungen ein.

Für einen deutlicheren Genesungsprozess verschiedener Krankheiten scheinen jedoch Konzentrationen von 10 000 und mehr erforderlich zu sein. Diese finden wir beispielsweise an Wasserfällen, an denen durch das Zerstäuben des Wassers negativ geladene Wassertropfen (Lenard-Effekt) entstehen. Den gleichen Effekt spüren wir auch am Meer, wo sich die Wellen am Strand brechen, oder in den Bergen, wo uns eine Tiefschneeabfahrt im Winter regelrecht in einen Rauschzustand versetzt. In der oft zitierten »Wasserfall-Studie« an den Krimmler Wasserfällen (300 000 Ionen pro Kubikzentimeter) konnte belegt werden, dass durch einen täglichen einstündigen Aufenthalt über einen Zeitraum von drei Wochen bei den Testpersonen ein antiallergischer und antiasthmatischer Immunstatus eingeleitet werden konnte, der bis zu 4 Monate anhielt.

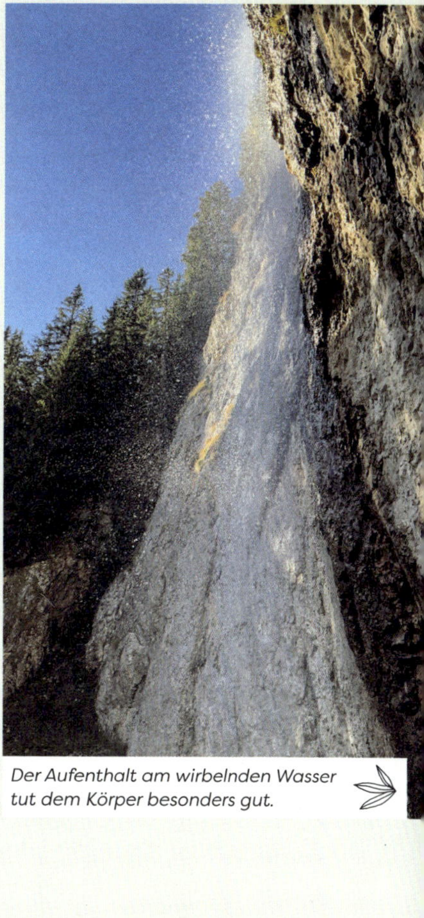

Der Aufenthalt am wirbelnden Wasser tut dem Körper besonders gut.

Im Wald entsteht dieser Ioneneffekt nicht durch sogenannte Scherkräfte, sondern durch die Fotosynthese, also den Stoffwechsel der Bäume. Wenn man die positiven Auswirkungen des Waldbadens noch verstärken will, empfehle ich, einfach die Schuhe auszuziehen und barfuß durch den Wald zu gehen, denn auch der Erdboden ist negativ geladen. Seine Oberfläche fühlt sich gar nicht so stachelig an, wie sie aussieht. Ich hatte bisher auf jeder

Alm das Glück, dass sich im Almgebiet irgendwo ein kleinerer oder größerer Wasserfall im Bergwald befand. Das sind für mich immer ganz besondere Kraftplätze, die ich so oft wie möglich aufsuche, um mich »aufzuladen«. Speziell an Föhntagen, die stets mit einer enorm hohen Konzentration an positiven Luftmolekülen einhergehen, was vielen von uns gesundheitlich zu schaffen macht, ist das eine ganz besondere Wohltat.

SEIT ANBEGINN LEBT DER MENSCH MIT DEM WALD

Aus diesem Grund ist das »Bäumeumarmen« kein Modetrend, über den man spotten sollte. Intuitiv zieht es Menschen immer in die Nähe der Wälder. Warum? Weil »wir uns als biologische Art in der Natur, vor allem in einer baumreichen Umwelt, entwickelt haben«, weil »der Wald unser Wesen geprägt hat und unser eigentlicher Lebensraum ist«[17]. Der Mensch kommt aus dem Wald. Wissenschaftler konnten nachweisen, dass Menschen, die in Waldnähe wohnen, länger und vor allem gesünder leben.[18] Japanische Studien kamen sogar zu dem Ergebnis, dass allein der Geruch oder das Berühren eines Stückes Kiefern-, Eichen- oder Zypressenholz in uns eine Stressreduzierung (messbarer Anstieg der Parasympathikusaktivtät) auslöst.

Jedes Haus hatte früher seinen Hausbaum, in dem nach altem Glauben die guten Hausgeister wohnten. Sie sollten das Heim vor allen Bedrohungen beschützen, vor Hexen und Dämonen, Neid und böser Nachrede, Unwetter, Sturm und Brand. Die Hausbäume wurden über Generationen geliebt und gepflegt.

Bäume schützen uns mit ihrem Schatten vor starker Sonne, ihre kräftigen Zweige halten Wind und Sturm ab, und unseren Urahnen gaben sie Obdach. Bäume faszinieren uns mit ihrer Anmut, Größe und Wandlungsfähigkeit im Jahreslauf. Bäume bieten uns wertvolle Nahrung durch ihre Blätter, Früchte, Samen, Heilmittel durch Rinde und Harz, Werkstoffe durch Holz, Bast und Rinde, und sie geben uns mit ihrem Holz die in ihnen gespeicherte Sonnenenergie im wärmenden Feuer ab.

MEIN »GROSSVATERBAUM«

Auf unserem riesengroßen Almgebiet befinden sich kleinere und größere Wälder, Baumgruppen und Baumsolitäre. Auch in einer langen Almsaison kann man nicht jeden Baum kennenlernen, sodass ich fast täglich Neuentdeckungen mache. Im vergangenen Jahr nun stand ich plötzlich vor meinem »Kraftbaum« – einer sehr alten Fichte. Sie strahlte einfach nur Ruhe aus. Ich nenne sie gerne »Großvaterbaum«, aber im Grunde ist sie ein Ururgroßvater – mindestens. Aus einem mächtigen Stamm ragen zahlreiche, fast ebenso dicke Äste, die nach einem kurzen Schwung zur Seite kerzengerade in den Himmel wachsen, als ob sie eigene Bäume wären. Einer dieser Äste, besonders weit ausgreifend, schien mich einzuladen, mich zu setzen, auf ihm ausruhen, still zu werden.

Fast täglich suchte ich von da an dieses eindrucksvolle Baumwesen auf, blieb zumindest ein paar Minuten bei ihm. Dort konnte ich meine Gedanken ziehen lassen, versuchte, mich in das Gewächs einzufühlen, es zu spüren und sprach mit ihm. Ich erzählte ihm, was mich gerade bewegte, bat ihn um Unterstützung, um Schutz und Hilfe in schwierigen Situationen. Und lauschte. Gelegentlich hatte ich das Gefühl, dass Antworten kommen – ob aus dem Baum oder aus mir selbst, die Frage stelle ich mir auch.

Ein besonders schöner Anblick war es jedes Mal, wenn die Sonne am frühen Morgen über die Berggipfel aufgestiegen war und die glitzernden Strahlen durch Blätter, Nadeln und Äste der Bäume drangen. Die Japaner haben dafür sogar ein Wort: »Komorebi« – »Sonnenlicht, das durch die Blätter fließt«. Nach jedem Besuch bei meinem Baum kehrte ich ruhig, gestärkt und oft unbeschreiblich fröhlich-beschwingt zur Alm zurück. Ich versuche gar nicht, eine Erklärung für das zu finden, was ich dort erlebe – mir reicht, dass ich es erfahren darf, und ich möchte jedem Menschen empfehlen, sich viel im Wald aufzuhalten.

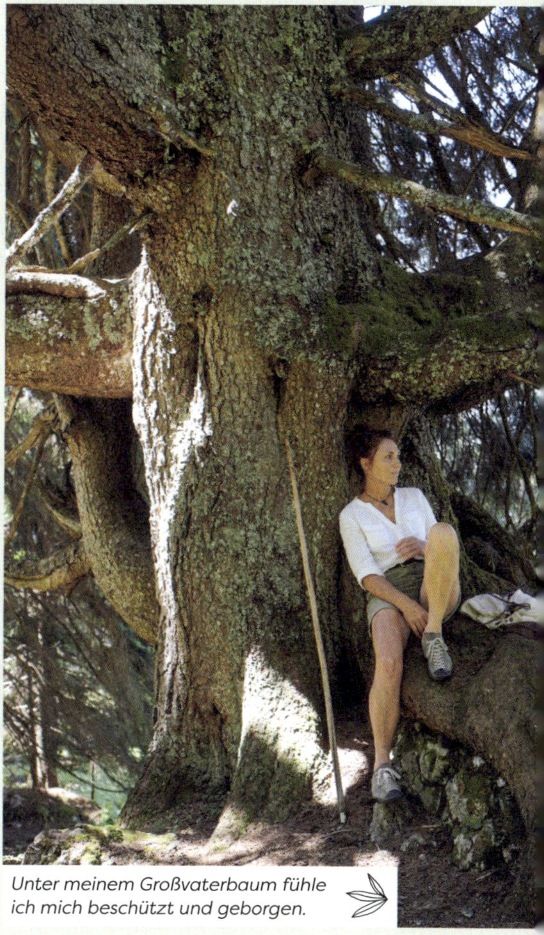

Unter meinem Großvaterbaum fühle ich mich beschützt und geborgen.

PROPOLIS (BIENENKITTHARZ)

3 bis 5 Prozent der Bewohner eines Bienenstocks fliegen mehrmals täglich aus und sammeln das Harz von Bäumen, harzige Wachse von Knospenschuppen, etwa von den besonders harzreichen Pappelknospen und Lärchen, aber auch von Fichten, Erlen, Birken, Kastanien, Buchen, Eschen und Obstbäumen. Sie speicheln ihr Sammelgut ein und transportieren es an ihren Hinterbeinen zurück in den Bienenstock. Dort wird es den Stockbienen übergeben, die es mit Blütenpollen, Pollenbalsam, Wachsen und eigenen Körpersäften zu einer geschmeidigen Masse verarbeiten: Propolis. Damit wird nun der Bienenstock ausgekittet. Bei Abkühlung härtet der »Klebstoff« aus.

Propolis ist eine Mischung aus etwa 50 Prozent Baumharzen, 5 bis 10 Prozent Blütenpollen und Pollenbalsam (so bezeichnet man die klebrige Umhüllung der Pollen, die aus Harzen, Ölen und Farbstoffen, Flavonoiden, besteht und dafür sorgt, dass die Pollen an den Bienenbeinen hängen bleiben), 30 bis 40 Prozent Wachsen, Vitaminen, Mineralstoffen, 5 bis 10 Prozent ätherischen Ölen, Enzymen, Gerbstoffen und körpereigenen Stoffen der Biene. Die Zusammensetzung von Propolis unterliegt starken natürlichen Schwankungen. Die Konsistenz verändert sich mit der Temperatur: Bei etwa 15 °C ist sie fest und trocken, ab 25 °C wird sie flüssig und klebrig.

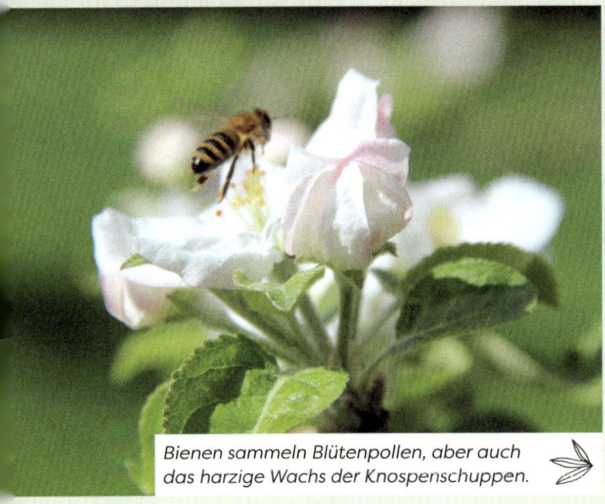

Bienen sammeln Blütenpollen, aber auch das harzige Wachs der Knospenschuppen.

Die Bienen kleiden die Innenwände ihres Stocks mit der noch frischen Propolis aus, um beispielsweise Löcher und Ritzen zu reparieren. Das Einflugloch zum Bienenstock wird damit ummantelt und dient zur Desinfektion der hereinfliegenden Bienen. Die Masse verfestigt sich allmählich und wird zu kleinen Klumpen bzw. Splittern.

Propolis bietet Schutz vor Bakterien, Viren und Pilzen sowie vor Kälte, Feuchtigkeit und Fäulnis. Auch zu ihrer eigenen Stärkung gegen Bakterien und Pilze setzen die Bienen Propolis ein. Es wirkt so als natürliches Antibiotikum für die dicht besiedelten Bienenstöcke, außerdem zum Schutz und zur Desinfektion der wertvollen Brutstätten, da sie eine undurchdringbare Barriere für Krankheitserreger schafft.

Eventuell in den Stock eingedrungene Kleintiere wie Mäuse werden mit der Masse ummantelt und somit mumifiziert und unschädlich gemacht, da Propolis krankheitserregende Bakterien, Viren und Pilze abtötet.

Der wohlklingende Name des Bienenkittharzes stammt tatsächlich aus dem Altgriechischen, denn Propolis wurde auch schon in der Antike genutzt. Die alten Ägypter etwa verwendeten es zum Einbalsamieren der Mumien. »Pro« bedeutet »vor« und »polis« ist bekanntlich die Stadt. Propolis heißt also »vor der Stadt«, nämlich »am Eingang des Bienenstocks«.

GESUNDHEIT UND HEILEN

Propolis liefert uns eine Vielfalt an heilsamen Substanzen aus Bäumen und anderen Pflanzen, die von den Bienen aufgesucht werden. Sie bewirken eine allgemeine Stärkung des Immunsystems und sind hilfreich bei Erkältungskrankheiten, Entzündungen und Hautirritationen.

Sie wirkt antibakteriell, antiviral, antimykotisch (pilzhemmend), wundheilend, immunregulierend, entzündungshemmend.

Die rohe Propolismasse, klumpig und von gelb-bräunlicher Farbe, wird in vielen Produkten veredelt, etwa in Seifen und Zahnpasta, für die unterschiedlichsten Kosmetikprodukte, aber auch in umweltverträglichen Holzschutzmitteln.

Für die Heilanwendung verarbeitet man die rohen Klumpen oft zu Tinkturen für die innerliche Anwendung. So eine Tinktur ist ganz leicht selbst herzustellen und sehr nützlich für die Hausapotheke. Ich verwende Propolistinktur zum Betupfen kleinerer Wunden und einzelner Pickel oder nehme sie tropfenweise zur Immunstärkung bei herannahenden Infekten.

RÄUCHERN

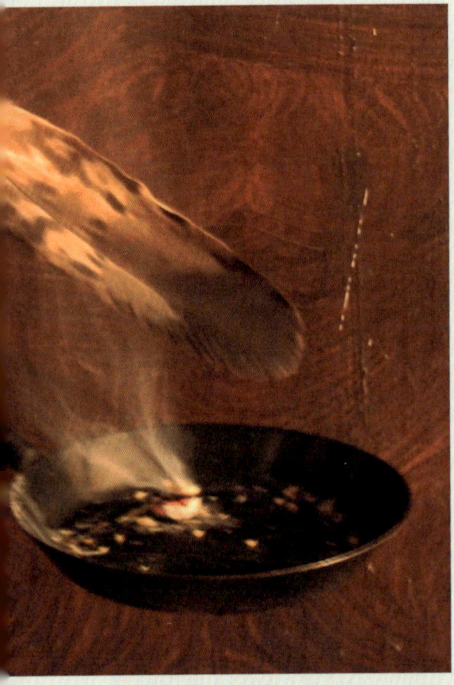

Propolis kann auch wunderbar zum Räuchern verwendet werden. Bei einem starken Infekt, der besonders meine Atemwege beeinträchtigte, empfahl mir eine befreundete Imkerin, die bröckelige Naturpropolis statt in einem Propolisverdampfer einfach in einer Duftlampe zu vernebeln, besonders nachts. Ich folgte dem Rat und gab ein paar Brösel des Bienenkittharzes in die Schale einer Duftlampe, die über Nacht die Schlafkammer »vernebelte«. Der balsamische, honigartige Duft zog wunderbar durch den Raum, und ich hatte das Gefühl, mich in einem heilenden Bienenstock zu befinden. Am nächsten Morgen war mein Nasen-Rachen-Raum komplett frei, und ich fühlte mich sehr erholt. Ich wiederholte die Prozedur noch einige Nächte lang, bis der Infekt völlig ausgeheilt war. Diese positive Erfahrung hat mich dazu bewogen, mich mit dem Bienenkittharz näher auseinanderzusetzen.

Die Räucherung mit Propolis hilft auch gut bei überstrapazierten Nerven. Sie wirkt beruhigend und ausgleichend, verleiht uns ein Gefühl von Harmonie und Schutz und lässt uns ruhiger und zufriedener werden. Ein »Balsam für die Seele« der ganz besonderen Art.

Auch viele der in diesem Buch beschriebenen Pflanzen eignen sich zum energetischen oder medizinischen Räuchern. Meine besten Tipps dafür finden Sie, wenn Sie den nebenstehenden QR-Code scannen oder diesem Link folgen: www.penguinrandomhouse.de/fischer-wildkraeuter

Propolistinktur

5 g Propolis

50 ml Alkohol (70 %)

1 Propolis im Mörser oder einer alten Kaffeemühle fein zerkleinern. Am besten vorher ins Gefrierfach geben und dann schnell verarbeiten, damit es nicht klebt.
2 Mit dem Alkohol in ein Schraubglas geben und verschlossen 6 Wochen bei Zimmertemperatur an einem hellen Platz, aber nicht in der Sonne ausziehen lassen. Ab und zu schütteln. Durch einen Kaffeefilter abseihen und in dunkle Tropfflaschen füllen. Achtung: Es dauert eine gewisse Zeit, bis die Lösung durch den Filter getropft ist.
3 Eine offizielle Dosierungsangabe gibt es nicht – lieber etwas weniger auf einmal und dafür regelmäßig einnehmen.
4 Zur Immunsteigerung empfehle ich, 3-mal 5 Tropfen direkt in Mund zu geben oder auf einem Stück Brot einzunehmen. Nicht in Wasser oder Tee geben, da es sich sonst in Sekundenschnelle an der Tassen- oder Glaswand festsetzt.
5 Im Akutfall, bei plötzlich beginnendem Infekt, kann man auch mit einer höheren Dosis (10–20 Tropfen) einsteigen.
6 Wunden oder kleine Pickel pur mit Propolis betupfen.

★ Propolis bekommt man beim Imker, im Imkereibedarf und natürlich im Internet – auch unter der Bezeichnung Bienenkitt oder Bienenkittharz. Auch fertige Propolistinktur kann man kaufen.

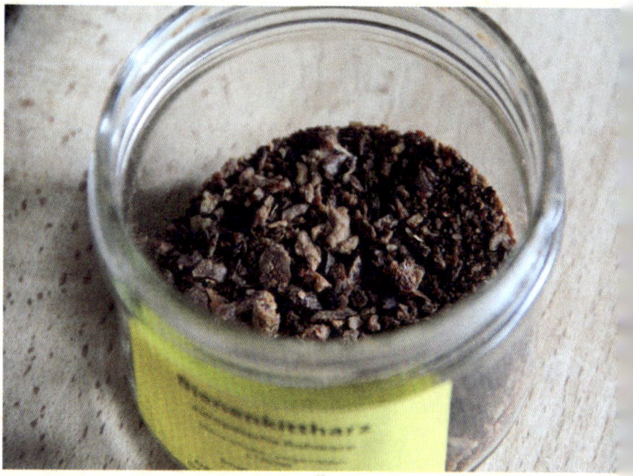

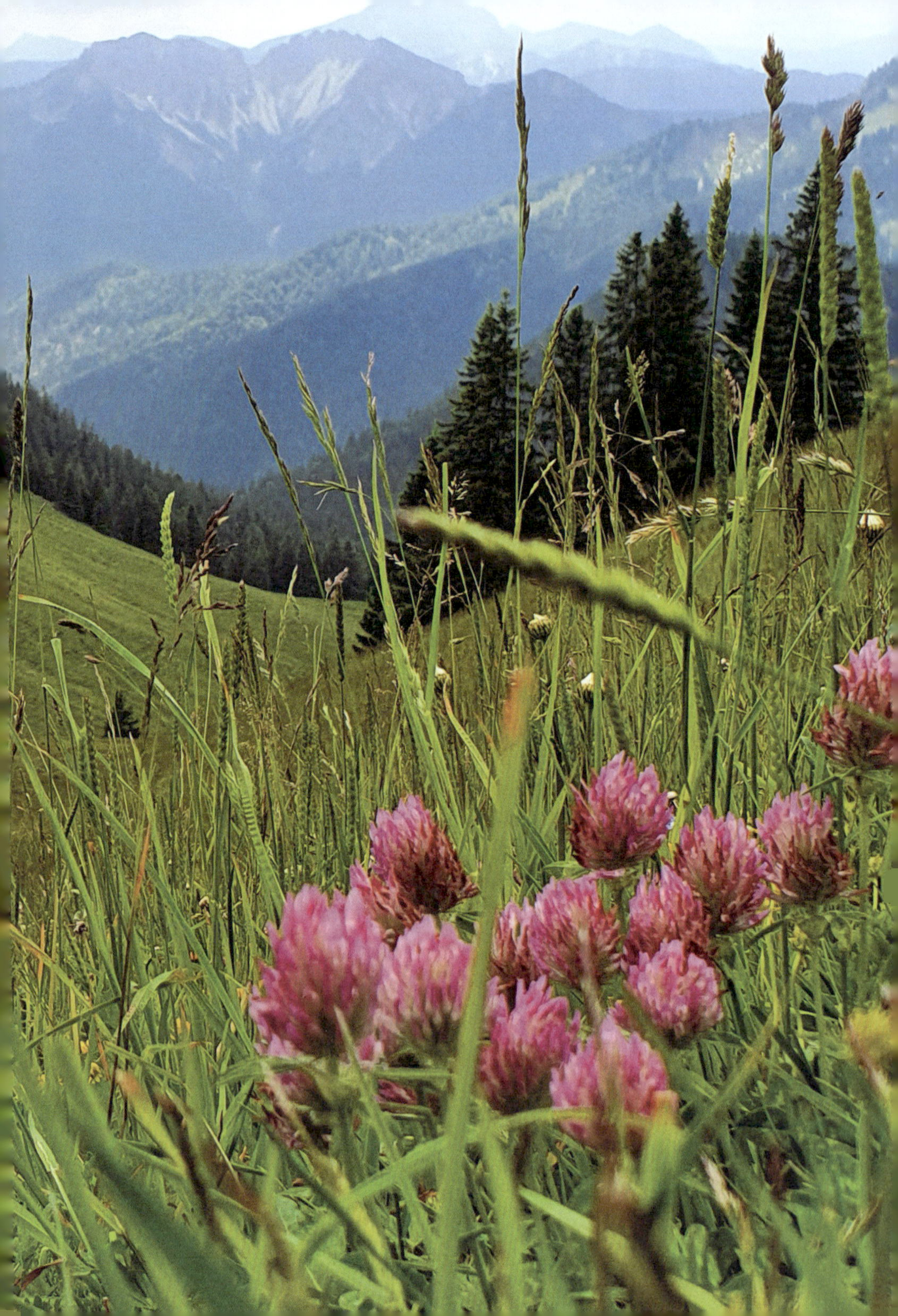

ROTKLEE

(Trifolium pratense)

GEHÖRT ZUR Gattung Klee *(Trifolium)* in der Pflanzenfamilie der Hülsenfrüchtler *(Fabaceae* oder *Leguminosae)* und der Unterfamilie der Schmetterlingsblütler *(Faboideae)*

ANDERE NAMEN Wiesenklee, Futterklee, Honigklee
STANDORT nährstoffreiche, tiefgründige Böden, Wiesen, auch in Höhenlagen bis 2500 m
WAS WIRD GESAMMELT Triebe, Blätter und Blüten
SAMMELZEIT Blätter/Triebe März-Juni, Blüten Mai-September/Oktober, Samen/Schoten August-Oktober

WIE KONSERVIEREN/VERWENDEN Blüten und junge Blätter frisch in Salaten, Gemüse, Kräuterquark, als Tee, in Teigen verbacken, Blüten als Tinktur

Rotklee ist eine mehrjährige, krautige Pflanze, sie hat eiförmige bis elliptische Blätter, die 1,5 bis 6 Zentimeter lang sind, mit glattem Rand, feiner Behaarung der Ober- und Unterseite und am kantigen Stängel. Die Blätter zeigen einen helleren Fleck in der Mitte und sind zumeist in Dreiergruppen angeordnet.

Typisch für die Heilpflanze sind die kugeligen Blütenköpfe, die aus vielen röhrenförmigen Einzelblüten bestehen, von Rosa bis Purpurrot, mit fünf grünen, die Blüten umgebenden Kelchblättern; neben dem Blütenkopf stehen immer zwei Vorblätter. Die Samen befinden sich in den kleinen braunen Schoten, die aus den Blüten entstehen, und sind knapp 2 Millimeter groß.

Es gibt über 240 verschiedene Kleearten. Aufgrund seiner kräftigen, bis 2 Meter tiefen Wurzeln wächst der Rotklee auch in alpinen Höhenlagen von bis zu 2500 Metern. Er erreicht im Tal Wuchshöhen von 15 bis 70 Zentimetern, in kargen Höhenlagen jedoch oftmals auch nur 1 bis 2 Zentimeter.

SÜSSER NEKTAR FÜR HUMMELN UND BIENEN

Rotklee ist eine Pflanze, die wahrscheinlich jeder kennt. Ich erinnere mich gerne an meine Kindheit, als wir die kleinen Blütenblätter von den Rotkleeköpfchen zupften und die süßen, fast honigartigen Tröpfchen vom Grund der Röhrenblüten saugten. Für uns Kinder war das ein kleines Highlight. Eleganter holen sich die Hummeln den süßen Nektar mit ihren langen Rüsseln scheinbar spielerisch aus den länglichen Röhrenblüten, und das auch noch im Flug!

Rotklee wird vorrangig von Hummeln und Wildbienen bestäubt, die durch ihre speziellen Rüssel an den feinen Nektar aus den bis zu 2 Zentimeter tiefen Röhrenblüten gelangen können. Auch für Honigbienen ist der Rotklee eine beliebte Nahrungsquelle, wobei sie durch ihre etwas kürzeren Saugrüssel nicht in den vollen Genuss des Rotklees kommen, sondern sich meist mit den Pollen zufriedengeben müssen. Schlauer sind die kleinen Erdhummeln, die sich von der Seite durch die Röhrenblüten bohren und so als »Quereinsteiger« an den süßen Rotkleenektar kommen. Die vorgebohrten Röhren nutzen dann auch unsere Honigbienen, um etwas von dem begehrten Nektar abzubekommen.

Rotklee ist eine sehr starke, widerstandsfähige Pflanze. Er gedeiht an vielen Standorten und wächst sofort wieder nach, wenn er abgemäht wird. Auch wenn wir Menschen auf diese so häufig vorkommende Heilpflanze oft völlig unbedacht treten, erhebt sie, wie wir es auch vom Gänseblümchen kennen, schnell wieder ihr Köpfchen. So empfinde ich den Rotklee als ein Pflanzenwesen, das uns mitteilt, dass wir auch unter schwierigen, widrigen Umständen den Kopf nicht hängen lassen, sondern stets wieder aufstehen und uns neu ausrichten sollen.

NATÜRLICHER DÜNGER

In der Landwirtschaft wird der Klee als wertvolle Futter- und Düngerpflanze verwendet, hat er doch die Fähigkeit aller Leguminosen, den Stickstoff aus der Luft in seinen teils sehr langen Wurzeln zu binden und für andere Pflanzen zur Verfügung zu stellen. Dadurch verbessert der Klee die Bodenbeschaffenheit und steigert so die Fruchtbarkeit. Interessanterweise kann das der Rotklee nicht selbst. Er braucht dazu die Unterstützung spezieller Knöllchenbakterien, den Rhizobien, die an seinen Wurzeln leben und den ihnen zugeführten Luftstickstoff in für ihn verwertbare Stickstoffverbindungen umwandeln. Wegen des hohen Eiweiß- und Nährstoffgehalts wird der Klee als Tierfutter sehr geschätzt, da größere Mengen an Rotklee die Milchleistung erhöhen sollen.

Rotklee wächst nach dem Abschnitt oder Abgrasen auf Weiden sehr schnell wieder nach. Vor allem in der ökologischen Landwirtschaft wird er als Gründüngung angesät und im Frühjahr wieder untergepflügt, was die Fruchtbarkeit des Bodens auf natürliche Art und Weise verbessert.

SAMMELN UND VERWENDEN

Die höchste Heilkraft befindet sich beim Rotklee in den Blütenköpfen, doch sind auch die Blätter nicht zu unterschätzen und können ebenso in unsere Ernährung eingebaut werden.

Die süßlichen Blüten, aber auch die Blätter, die im Geschmack an Erbsen und Feldsalat erinnern,[19] eignen sich hervorragend als Zugabe für Wildkräutersalate, für Aufstriche oder Gemüsegerichte – ab April die jungen Triebspitzen und Blätter und ab Mai die schmackhaften roten Blüten.

Man kann Rotklee auch in Teig einbacken, wie etwa in Brot, Knäckebrot und Müsliriegel. Rotklee ist wegen seines süßen, milden Geschmacks eine perfekte Zutat für Smoothies. Blüten und Blätter gemixt mit verschiedenen Beeren und ein paar Datteln, damit lassen sich mit Sicherheit selbst Smoothieskeptiker überzeugen. Auch Kinder greifen bei roten Drinks meist lieber zu als bei grünen, und doch haben wir die Pflanzenkraft mit eingebaut.

Aus den roten Blüten wird auch gerne Sirup zubereitet, der eine schöne rosa Farbe entwickelt und in Kombination mit Sekt als Aperitif serviert werden kann. Rotklee eignet sich aufgrund seiner Wirkstoffe und seines Geschmacks zudem wunderbar für Teeauszüge.

Ob für Heilzwecke ausschließlich die Blüten oder auch die Blätter verwendet werden können, darüber herrscht in Expertenkreisen Uneinigkeit. Ersteren wird die höchste Heilkraft zugeschrieben, die in der Volksheilkunde bei Asthma, Keuchhusten und Gicht zum Einsatz kommt. Laut Verbraucherschutzzentrale werden in den Nahrungsergänzungsmitteln mit Rotklee die Blätter verwendet, die sogar eine größere Menge der Isoflavone Genistein und Daidzein enthalten sollen als die Blüten.

GESUNDHEIT UND HEILEN

Rotklee ist eine heimische östrogenhaltige Pflanze, die immer noch vielerorts ein Schattendasein führt. Dabei belegen mittlerweile Studien und die Erfahrungen vieler Menschen die positive Wirkung der kleinen roten Kleepflanze. Auch ich, die ich inzwischen die magische 50 überschritten habe, verwende den Rotklee seit geraumer Zeit und stelle eine wohltuende, ausgleichende Wirkung auf meinen Hormonhaushalt fest.

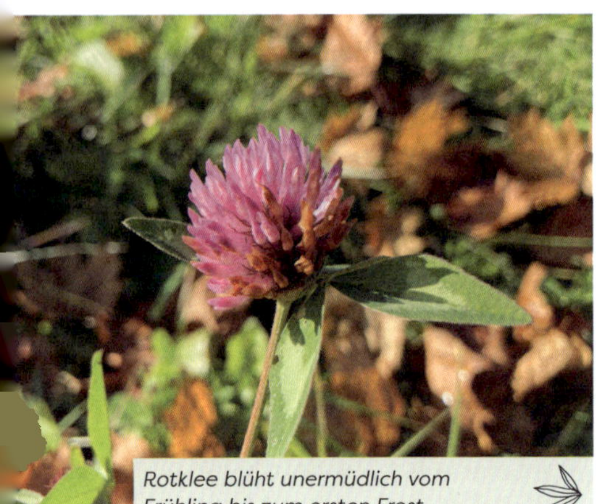

Rotklee blüht unermüdlich vom Frühling bis zum ersten Frost.

Rotklee enthält nämlich Phytoöstrogene (Pflanzeninhaltsstoffe mit hormonähnlicher Wirkung), die sogenannten Isoflavone. Schon länger weiß man, dass auch seine Hülsenfruchtschwester, die Sojabohne, solche pflanzlichen Östrogene enthält. Phytohormone, die zu den sekundären Pflanzenstoffen gehören, finden wir in einigen hundert Gewächsarten. Zwei bedeutende Gruppen sind die erwähnten Isoflavone, die in Soja und Hülsenfrüchten wie Bohnen, Erbsen und unserem Rotklee stecken, und die Lignane, die besonders in ölhaltigen Samen wie Leinsamen, Kürbiskernen und Nüssen, aber auch in vielen Getreidearten, etwa Hafer, Buchweizen und Roggen, zu finden sind. Auch Heilpflanzen wie Salbei, Hopfen und Heidelbeere enthalten Lignane, wobei der Wirkstoffgehalt in den Pflanzenarten natürlich variiert. Rotklee gilt im Vergleich zu anderen in Mitteleuropa wachsenden Pflanzen aber als der stärkste Phytoöstrogen-Lieferant – hat davon also mehr zu bieten als unser Frauenmantel.

HAUPTWIRKSTOFFE
Vitamin C, B-Vitamine, Kalium, Kalzium und Magnesium, ätherische Öle, Flavonoide, Kumarine, Proteine, Salicylate, Pflanzenhormone (Isoflavone und Lignane)

HEILWIRKUNG
entzündungshemmend, blutverdünnend, blutreinigend, cholesterinsenkend, hautregenerierend, hormonregulierend, krampflösend und schmerzlindernd

Phytohormone sind in ihrer Struktur dem körpereigenen Östrogen sehr ähnlich, docken sie doch an denselben Hormonrezeptoren im Körper an. Sie wirken jedoch viel sanfter als die körpereigenen Stoffe und regulieren unseren Hormonhaushalt – und zwar den von Frauen wie von Männern.

Dem Rotklee wird nachgesagt, dass er dazu beiträgt, sowohl einen zu niedrigen als auch einen erhöhten Östrogenspiegel im Körper auszugleichen. Bei einem zu hohen Östrogenspiegel, was oft bei jüngeren Frauen der Fall sein kann, können diese Isoflavone eine antiöstrogene Wirkung erzeugen, während bei Frauen in den Wechseljahren, die mit niedrigeren Werten und den daraus resultierenden Beschwerden zu kämpfen haben, ein Mangel sanft ausgeglichen wird. Der Grund ist, dass die Phytoöstrogene sich an die Östrogenrezeptoren heften und somit verhindert wird, dass das wesentlich stärker wirksame körpereigene Hormon dort andockt.

Die hormonelle Wirksamkeit des Rotklees sowie sein Nutzen werden immer wieder stark diskutiert, und auch Studien liefern keine einheitlichen Ergebnisse. Solche Untersuchungen werden meist mit Nahrungsergänzungsmitteln von Rotklee-Extrakten durchgeführt, in denen zudem meist nur die Blätter verwendet werden.

Im Rotklee sind diese Isoflavone in einem natürlichen Verbund und mit vielen Wirkstoffen vorhanden, wodurch die Aufnahme im Körper in der Regel besser ist als bei manchen chemisch isolierten Einzelsubstanzen. Natürlich ist die Wirkung der Pflanzenhormone geringer als die des körpereigenen Östrogens, doch wir können mit einer regelmäßigen phytoöstrogenreichen Ernährung unseren Hormonhaushalt wunderbar unterstützen. Da die pflanzlichen Substanzen sehr sanft wirken, ist es empfehlenswert, den Klee regelmäßig in die Ernährung einzubauen. Trotzdem sollte man es nicht übertreiben, es ist nicht sinnvoll, kiloweise Rotklee zu verzehren. Bei extremen hormonellen Schieflagen sollte man stets ärztlichen Rat einholen und prüfen lassen, inwieweit eine Behandlung mit höher konzentrierten Phytohormonen möglich erscheint.

Phytoöstrogene im Rotklee werden also unterstützend eingesetzt bei Frauen mit Wechseljahresbeschwerden, bei Menstruationsbeschwerden wie PMS und sollen für einen geregelten Monatsfluss sorgen. Durch die hormonregulierende Wirkung hat das auch positive Auswirkungen auf unsere Knochengesundheit. Wie gesagt können auch Männer von der Heilwirkung des Rotklees profitieren, da die Isoflavone auch in den männlichen Hormonhaushalt regulierend eingreifen.

Der Pflanze wird auch eine entzündungshemmende, krampflösende und zellschützende Wirkung nachgesagt. Die Volksheilkunde schätzt sie als hautregenerierendes Kraut und setzt sie auch bei Bronchitis und Husten, Rheuma und Gicht ein.

Rotklee wirkt aufgrund seines Kumaringehalts blutverdünnend und positiv auf das Herz-Kreislauf-System. Er unterstützt die Leber- und Gallenfunktion und damit auch die Verdauung.

Auch Weißklee kommt im Übrigen in der Volksmedizin zum Einsatz. Er wird zur Blutreinigung und Förderung der Lebertätigkeit eingesetzt. Deshalb nehme ich beim Sammeln immer gerne auch Weißkleeblüten und -blätter mit nach Hause.

Eine weitere gute Möglichkeit, sich mit dem gesunden Rotklee zu versorgen, sind dessen winzige, fast unscheinbare Samen, die wir im späten Sommer in den Schoten der Pflanze finden und in Keimgläsern zu schmackhaften, gesunden Sprossen heranziehen können. Wer keine Möglichkeit hat, die Samen selbst zu ernten, kann sie auch im Internet bestellen. Besonders in der kalten Jahreszeit können wir dann von den gekeimten Samen profitieren, die unter anderem wertvolle Aminosäuren enthalten. Sprossen sind neben den Teeauszügen eine gute, natürliche Nahrungsergänzung, wenn die Blühsaison des Rotklees langsam endet. Sie schmecken nicht nur köstlich auf dem Butterbrot, im Salat oder Dip, sondern unterstützen den Körper mit ihrem umfangreichen Vitalstoffpaket und sorgen obendrein noch für eine Verbesserung unseres Säure-Basen-Haushaltes, da sie basisch verstoffwechselt werden – vor allem im Winter, wenn uns Plätzchen, Glühwein und Co. übersäuern können.

Rotkleeblütentee

1 2 TL frische oder getrocknete Rotkleeblüten mit 250 ml nicht ganz kochendem Wasser (80 °C) übergießen und abgedeckt 10–15 Min. ziehen lassen. Abseihen, auf Trinktemperatur abkühlen lassen.
2 Täglich bis zu 3–4 Tassen als Kur 6 Wochen anwenden, dann 2–3 Wochen pausieren und die Kur wiederholen.

★ Eine solche Teekur empfiehlt sich besonders bei Beschwerden im Hormonhaushalt während der Wechseljahre. Sorgt für Wohlbefinden durch die Phytohormone.
★ Bei Hauterkrankungen können Umschläge mit lauwarmem Rotkleetee Linderung bringen.

Rotkleeblütenöl

1 Frische Rotkleeblüten in ein Schraubglas geben, bis es zu 3/4 voll ist. Mit Mandelöl auffüllen und mit einem Tuch einige Tage abdecken, damit die Restfeuchte der Blüten entweichen kann.
2 Dann den Schraubdeckel schließen und die Blüten 3 Wochen bei Zimmertemperatur ausziehen lassen. Ab und zu schütteln.
3 Filtern und zur Aufbewahrung in dunkle Flaschen füllen.

★ Zur Hautpflege oder bei juckender, irritierter Haut nach einem Bad einmassieren. Die Kumarine im Rotklee wirken leicht blutverdünnend und verbessern so die Fließgeschwindigkeit des Blutes. Regenerierende, verjüngende Wirkung.

Rotkleeknäckebrot

60 g Dinkelmehl (Vollkorn oder Type 630)
100 g Haferflocken (fein oder kernig)
100 g Saaten (Sesam, Leinsamen, Nüsse, Kürbiskerne, Sonnenblumenkerne)
1 TL Salz
1 TL Honig
2 EL Olivenöl
1 Handvoll Rotkleeblüten (Röhrenblüten abgezupft)

1 Mehl mit Haferflocken, Saaten, Salz, Honig, Öl, abgezupften Rotkleeblüten und etwa 200 ml Wasser vermischen. Nach Belieben Nüsse und Kerne grob hacken oder auch ganz lassen. Die Masse soll dünn und streichfähig sein, aber nicht wässrig auseinanderlaufen. Vollkornmehl braucht eventuell etwas mehr Wasser als helles Mehl.
2 Die Masse 10–30 Min. quellen lassen. Den Backofen auf 180 °C (Ober-/Unterhitze) vorheizen. Ein Blech mit Backpapier belegen und die Masse möglichst dünn daraufstreichen, eventuell braucht man ein zweites Blech. Ein zweites Stück Backpapier auf die glattgestrichene Masse legen und mit dem Nudelholz vorsichtig darüberrollen. Das zweite Papier wieder abziehen.

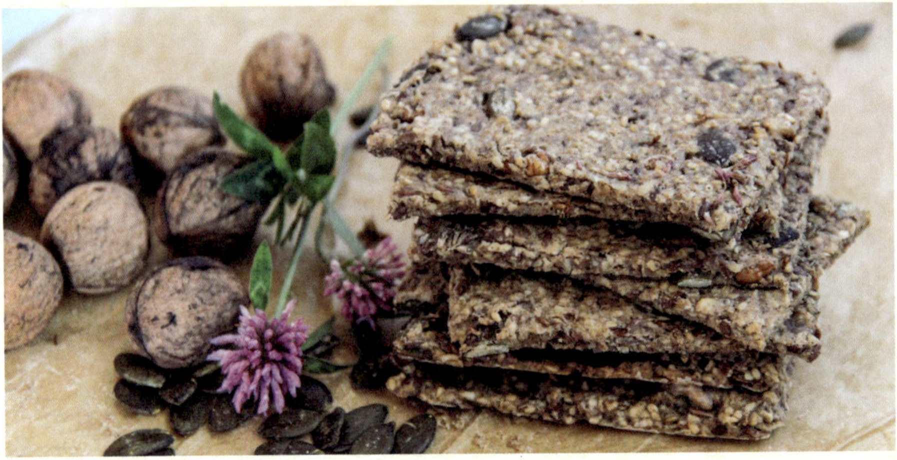

3 Das Blech in den vorgeheizten Backofen schieben und das Knäckebrot etwa 30–40 Min. backen (je nachdem, wie dick oder dünn es ausgestrichen ist). Dabei nach etwa 10 Min. das Blech herausnehmen und die Platte mit einem scharfen Messer oder einem Pizzaschneider in Rechtecke schneiden. Danach wieder in den Ofen schieben und fertig backen. Das Knäckebrot abkühlen lassen und in einer Blechdose aufbewahren, damit es knusprig bleibt.

Rotkleesmoothie mit Beeren

1–2 Handvoll Rotkleeblüten und -blätter
1 Handvoll Heidelbeeren oder Himbeeren
1 Apfel
½ Biozitrone mit Schale
1 Banane
1 Stück frischer Ingwer oder 2–3 Datteln

---

1 Kräuter, Beeren, Apfel und Zitrone, wenn unbedingt nötig, waschen. Banane schälen. Ingwer waschen oder schälen, Datteln entkernen.
2 Alle Zutaten mit 250 ml Wasser in einen leistungsstarken Mixer geben und zu einem sämigen Smoothie verarbeiten.
3 Die Früchte können durch andere Obstsorten ersetzt werden. Wer sein Getränk dünnflüssiger möchte, nimmt mehr Wasser.
4 Wer einen sehr nahrhaften Smoothie bevorzugt, kann noch 1 EL Haferflocken zufügen.

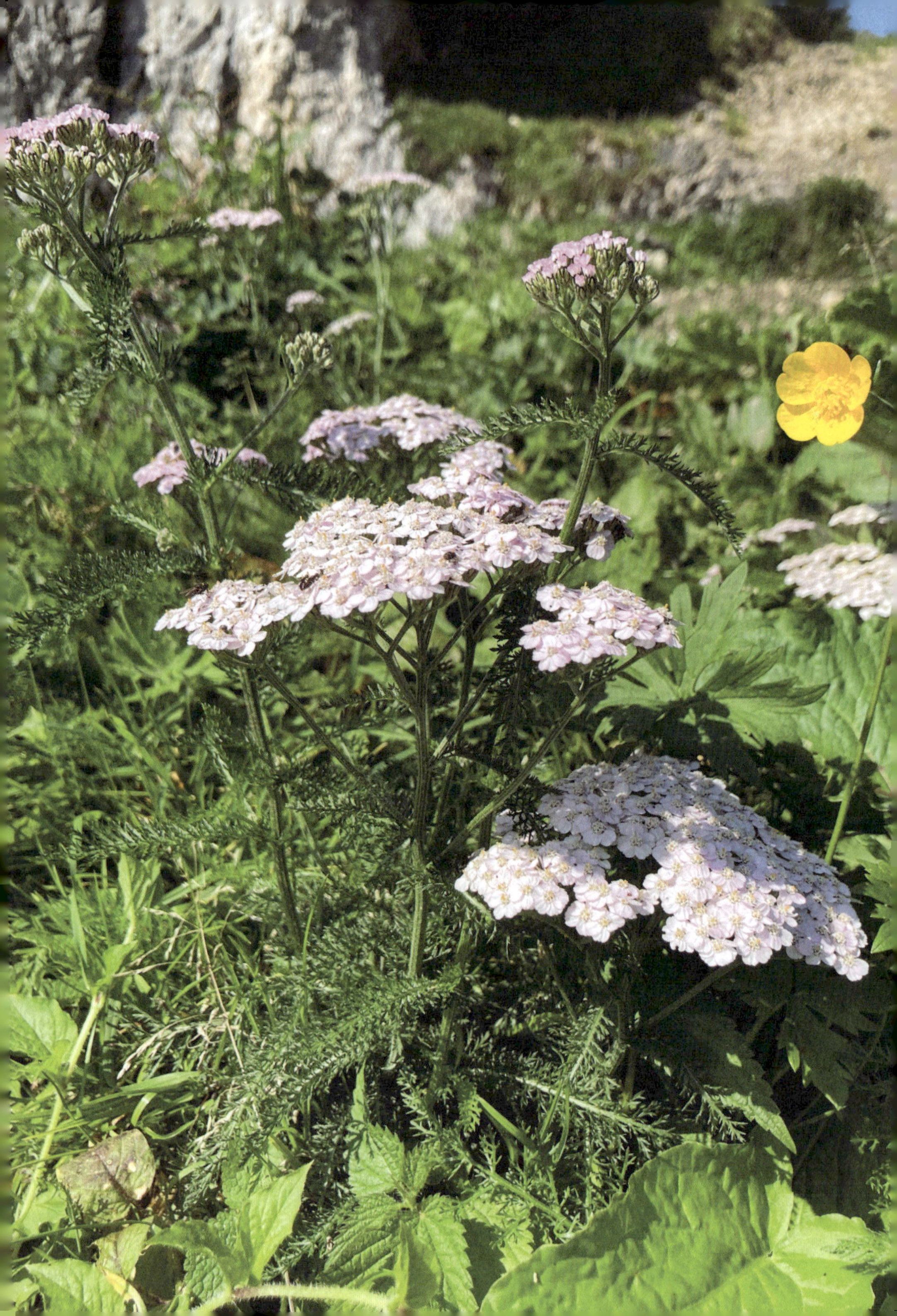

GEWÖHNLICHE SCHAFGARBE

(Achillea millefolium)

GEHÖRT ZUR Familie der Korbblütler *(Asteraceae)*

ANDERE NAMEN Augenbraue der Venus, Blutstillkraut, Bauchwehkraut, Soldatenkraut
STANDORT sonnige, trockene Wiesen, Weiden, Wegränder, Schotterhalden
WAS WIRD GESAMMELT Blätter, Blüten, Triebe
SAMMELZEIT: Blätter März - Oktober, Blüten Mai - Oktober

WIE KONSERVIEREN/VERWENDEN Kraut frisch oder getrocknet als Tee, Tinktur, Sitzbäder; junge Blätter in Salaten, Gemüsegerichten, Aufstrichen, Gebäck

---

Die mehrjährige, krautige Pflanze bevorzugt trockene, sonnige Standorte, ist ansonsten aber sehr anspruchslos und noch in Höhenlagen von 2000 Metern zu finden. Beheimatet in Europa und Nordasien wird sie je nach Standort 15–80 Zentimeter hoch. Im Frühjahr erscheint sie als Rosette aus fein gefiederten Blättern, aus der bis zum Sommer die zähen, kräftigen, markgefüllten Blütenstängel herauswachsen. Jeder Stängel ist gekrönt von einer Scheindolde aus zahlreichen weißen bis rosafarbenen Einzelblüten.

Die Gattung umfasst über 150 Arten, wobei erwähnt werden sollte, dass gelbe und rote Züchtungen für jegliche Heilzwecke ungeeignet sind.

NATÜRLICHE WUNDHEILUNG

Die ersten Schafgarbepflanzen begegnen mir meist, wenn wir Mitte Mai zum Zäunen auf die Alm gehen: feine, zart gefiederte Blättchen, kaum zu erkennen auf den allmählich grüner werdenden Almwiesen. Bis vor einigen Wochen war es hier noch weiß, und im Winter verschwinden diese Weiden hier am Spitzingsee unter einer teils mehrere Meter hohen Schneedecke. Es ist immer wieder faszinierend, wie schnell sich die Wildpflanzen nach der Schneeschmelze so kraftstrotzend der Sonne entgegenstrecken.

Die Schafgarbe ist im Grunde eine Sommerpflanze, doch ihre feinen Blätter, direkt über der Erde, entdeckt man schon sehr zeitig im Frühjahr, wenn man mal ein Auge dafür entwickelt hat. Die ersten frischen Triebe gebe ich gleich in den Salat. Zusammen mit dem Löwenzahn haben wir hier schon früh in der Saison zwei potente Leberpflanzen an der Hand.

Ab Juni schieben sich dann langsam die Blütentriebe aus dem oft sehr harten und steinigen Bergboden. Da spürt man schon, welche Kraft und somit auch Heilkraft diesem wertvollen Kraut innewohnt – eine Leberpflanze, eine Wundheilerin, eine Frauenpflanze, eine absolute Allrounderin.

Gleich zu Beginn der Almzeit kam dann der Tag, an dem wir ihr sehr dankbar waren.

Der gesamte Stacheldraht um die 140 Hektar große Almfläche, das sind einige Kilometer Zaun, muss, bevor die Tiere Ende Mai hochgetrieben werden, instand gesetzt werden, damit im Sommer keines ausbüxt oder abstürzt. Ein kleines Team – der Almbauer, einige Helfer und wir, die Almleute – ist damit einige anstrengende Tage lang beschäftigt.

Die Schneemassen des Winters haben ihre Spuren hinterlassen. Drähte und Stempen – also die Pfähle, an denen der Draht befestigt ist – müssen repariert oder sogar ersetzt werden. Das Gelände ist sehr steil, weitläufig und unwegsam. Plötzlich hörten wir einen Steinschlag vom gegenüberliegenden Hang, an dem einer der Helfer mit dem Zaun beschäftigt war, und sahen, wie er offenbar ausgerutscht war und über die rauen, kantigen Felsen hinunterschrappte. Gott sei Dank kam er auf einem flacheren Wiesenstück zum Liegen. Er stand auf und hinkte in unsere Richtung. Vom Schienbein lief das Blut aus einer tiefen Wunde und aus Kratzern, verursacht auch vom rostigen Stacheldraht, der noch auf dem Boden lag.

Was nun? In der Almhütte hatten wir uns noch nicht eingerichtet. Das Einzige, was uns zur Verfügung stand, war eine Mullbinde, die jemand zufällig noch im Rucksack hatte. Aber kein Desinfektionsmittel und nichts zur Wundversorgung.

Spontan suchte ich nach Spitzwegerich, um die Blutung zu stillen, der aber an diesem Platz nicht wuchs. Dafür entdeckte ich plötzlich einige kleine Blätter der Schafgarbe. Ich liebe die Schafgarbe als Leberpflanze und Unterstützung in der Frauenheilkunde. Aber sie bietet uns noch viel mehr, daran erinnerte ich mich jetzt: Sie ist eine hervorragende Wundheilerin, innerlich wie äußerlich.

Zügig sammelte ich einige frische Blätter, quetschte sie etwas zwischen meinen Fingern, um die Zellstruktur der Pflanze zu öffnen und den heilenden Pflanzensaft austreten zu lassen. Die Blättchen legte ich eng aneinander auf die handtellergroße offene Wunde und die Kratzer und befestigte sie mit der Mullbinde am Bein. Anschließend wurde bis abends weitergearbeitet, und unser Patient hatte sehr bald kaum mehr Schmerzen am Bein. Am nächsten Tag lösten wir den Verband und staunten: Die Striemen waren getrocknet, die große Wunde sauber, und von der starken, blau verfärbten Schwellung, die sich nach dem Sturz gebildet hatte, war nichts mehr zu sehen. Die Verletzung hatte sich nicht entzündet, was ich in diesem Fall der Wirkung der Schafgarbe zuschreibe.

ZIEGEN WISSEN, WAS GUT FÜR SIE IST

Das Bauchwehkraut ist für mich vor allem die wichtigste Heilerin für das Magen-Darm-System. Es entkrampft, hilft mit seinen Bitterstoffen, alles gut zu verdauen, und entspannt. Am liebsten nutze ich dafür ihre Blüten, die gegen Mitte bis Ende Juni hier auf der Alm erscheinen. Wenn ich auf den Wiesen unterwegs bin, zupfe ich immer wieder einige Blütenköpfe ab, stecke mir einen in den Mund und den Rest auf Vorrat in die Jackentasche. Beim langsamen Kauen schmecke ich dann allmählich die feinen Bitterstoffe im Mund und spüre, wie sich mein ganzer Bauch warm und wohlig anfühlt.

Natürlich kann man aus den Blüten auch einen Tee aufgießen, doch ich finde es auch beeindruckend, dass man nur eine so kleine Blüte abzupfen und in den Mund stecken muss, um gleich darauf ein Wohlgefühl zu spüren. Die Heilkraft der Wildkräuter entfaltet sich oft schon beim Kauen, wenn man die Pflanzenteile gut einspeichelt. So unterstütze ich meinen Körper im Laufe des Tages immer wieder mit kleinen »Häppchen« direkt aus der Natur. Die gehackten jungen Blättchen mische ich auch gerne unter Rührei oder bereite eine Kräuterbutter daraus.

Ich schaue mir das gerne von den Ziegen ab: Die zupfen auch mal hier ein bisschen und dort ein wenig. Bleiben also nie wirklich länger bei einer Pflanze, sofern sie eine große Auswahl haben, wie hier auf der Alm. Sie suchen sich instinktiv genau das, was ihr Körper gerade benötigt.

Die Bitterstoffe der Schafgarbe tun nicht nur dem menschlichen Verdauungssystem gut, auch die Ziegen lieben dieses heilkräftige Kräutlein. Für die Tiere ist es natürlich eine große Umstellung, wenn sie aus dem Stall im Tal auf die Alm kommen. Im letzten Jahr stürzten sie sich gleich auf das frische Grün und stopften sich die Bäuche mit dem Ampfer voll, der in großen Mengen direkt an der Hütte wächst. Durchfall und Blähungen waren die Folgen, und dann beobachtete ich, wie sie den Ampfer mieden und mit Vorliebe Schafgarbe abzupften.

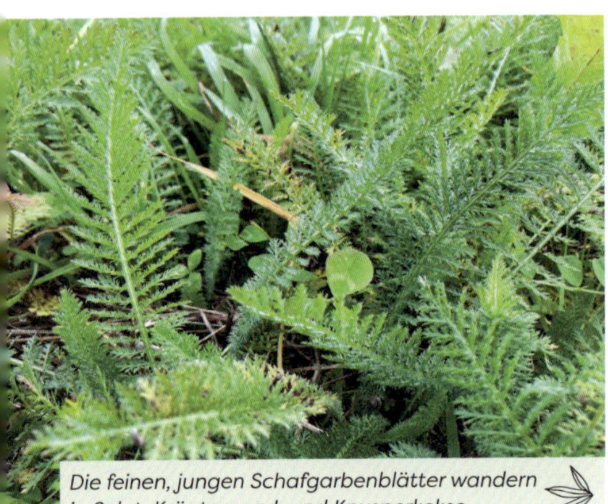

Die feinen, jungen Schafgarbenblätter wandern in Salat, Kräuterquark und Knusperkekse.

Ein Kitzlein, Alisa, kam mit dem oxalsäurereichen Ampfer überhaupt nicht zurecht, es wurde schwach, fraß nicht mehr und schlief viel an der warmen Hüttenwand. Ich brachte ihr dann so viele Schafgarbenblätter mit, wie ich finden konnte. Alisa fraß sie mir sofort aus der Hand, sodass ich ihr noch mehrmals die heilsamen Blätter brachte. Bald kam sie wieder zu Kräften und suchte sich dann selbst immer wieder ein paar Schafgarbenblättchen. Im Hochsommer, wenn die Pflanze in voller Blüte steht, ist es lustig zu beobachten, wie die Ziegen einen ganzen Stängel abbeißen, akrobatisch die Blättchen abknabbern, als Letztes die Blüte verspeisen und den kahlen, harten Stängel wie einen abgelutschten Schaschlikspieß zum Mundwinkel wieder hinausschieben und fallen lassen.

HISTORISCHES

Das Wort »Schafgarbe« leitet sich ab vom althochdeutschen *garwa,* was so viel wie »die Gesundmacherin, die Heilerin« heißt. »Der Ursprung des Namens«, schreiben die Grimms in ihrem Wörterbuch, »ist wohl in seiner Hauptbedeutung als Wundkraut zu suchen.« Und sie zitieren eine Schrift, in der es heißt, die Schafgarbe sei »innerlich und äußerlich zu gebrauchen, stillet allerhand Blutflüsse. Der frische Saft oder das Kraut zerstoßen, pflasterweise aufgelegt, auch zu Pulver gerieben aufgestreut, heilt alte Schäden, Fisteln und giftiger Tiere Stich.«[20]

Der erste Wortteil wird oft damit erklärt, dass Schafe das Kraut gerne fressen, was aber nicht stimmt. Denn sie sind wählerisch, wie die Ziegen, und fressen Schafgarbe auch nicht lieber als andere Almkräuter – nur eben, wenn sie sich krank fühlen. »Schaf-« ist vermutlich eine verballhornte Form von *schabab.*[21] Dieser alte Begriff kann vieles bedeuten, immer im Sinne von: »schieb ab«, »hau ab« oder auch »zu Ende sein« oder auch »schlecht angesehen sein«. »Der Sommer ist schabab«, sagte man – vielleicht heißt die Schafgarbe so, weil sie bis weit in den Herbst hinein blüht und das Ende des Sommers ankündigt? Es gab aber auch Pflanzen, die eine Frau ihrem Verehrer in einem Korb überreichte, um ihn im wörtlichen Sinn durch die Blume ihre Ablehnung wissen zu lassen. Das waren die bei den Herren gefürchteten *Schabab*-Kräuter, wozu vielleicht auch die Schafgarbe gehörte.

Die hohe Wertschätzung der Schafgarbe in der Volksmedizin zeigt sich in dem alten Brauch, dass die Schafgarbe immer noch Bestandteil der Kräuterbuschen ist, die die Frauen am Fest Mariä Himmelfahrt, dem 15. August, zur Weihe in die Kirche tragen. Der geweihte Strauß soll Glück und Gesundheit für Mensch und Tier bedeuten. Und es hieß, dass die roten Blüten für die Männer, die weißen für die Frauen da sind – zum Glück! Denn weiße Blüten finden sich wesentlich häufiger.

Sebastian Kneipp wird der Spruch zugeschrieben: »Die Schafgarbe im Leib, tut wohl jedem Weib.« Vielen Frauenbeschwerden, sagte er, könnten vorgebeugt werden, wenn die Frauen täglich eine Tasse Schafgarbentee trinken würden.

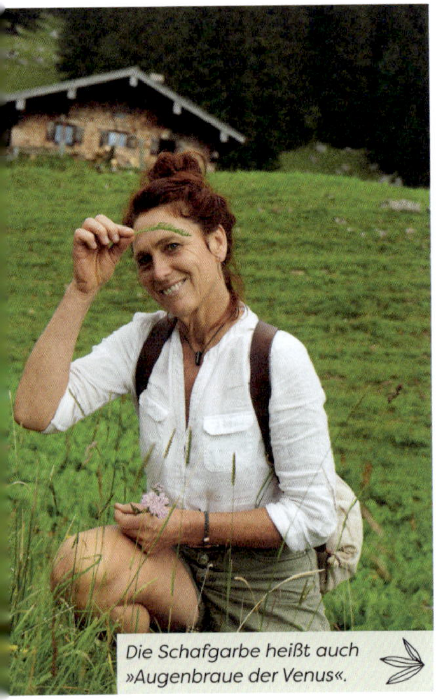

Die Schafgarbe heißt auch »Augenbraue der Venus«.

Als Frauenheilkraut schätzte man die Schafgarbe schon seit Tausenden von Jahren, weil sie in der Lage sei, auch starke Blutungen zu stillen. Im Mittelalter schrieb Hildegard von Bingen, die Pflanze »ist warm und trocken und hat gesonderte und feine Kräfte für Wunden«. Sie nannte die Schafgarbe *Garwa millefolium*, »Tausendblättrige Heilerin«, und empfahl, sie in Pulverform einzunehmen (siehe Rezept Seite 156).

»Herrgotts Ruckenkraut« nannte man die Schafgarbe früher in Österreich und trank den Tee gegen »Kreuzweh«, Rückenschmerzen. Kräuterkundler vermuten, dass man die gefiederten Blättchen in der Signaturenlehre mit dem Rückgrat verglich und diese Indikation davon ableitete.[22]

In alten Kräuterbüchern finden wir auch noch den Namen *Herba militaris*, da die Heilpflanze früher verwundeten Soldaten zur Blutstillung gegeben wurde.

Der botanische Name der Schafgarbe, *Achillea*, stammt von dem Helden der griechischen Sage, Achilles, der seine Wunden auf Rat von Aphrodite mit Schafgarbe behandelt und geheilt haben soll und so – bis auf seine Achillesferse – unverwundbar wurde.

Die Schafgarbe wurde als Blume des Liebeszaubers benutzt – das zeigt der Brauch, dass junge Mädchen ihre Kopfkissen mit Schafgarbenblüten füllten, um im Traum ihren Zukünftigen zu sehen. In jeden Brautstrauß, hieß es außerdem, gehöre eine blühende Schafgarbe, um die Liebe der Eheleute für die ersten sieben Jahre der Ehe zu sichern. Nicht umsonst hat sie den Beinamen »Augenbraue der Venus«.

SAMMELN UND VERWENDEN

Der Stängel ist sehr hart, sehr zäh, leicht behaart und lässt sich nur schwer abbrechen. Man muss entweder mit der zweiten Hand nachhelfen, oder man nimmt ein Messer zu Hilfe. Sonst reißt man die Pflanze leider mit der Wurzel aus.

Die feinen Blätter sind wechselseitig gefiedert. Die Blüten sitzen als Trugdolden auf dem Stängel, es sind also keine echten Dolden, weil sie nicht aus einem Punkt entspringen, sondern sich aus vielen kleinen Seitenästchen zusammensetzen.

Die Blüten duften herb-würzig. Im Frühjahr ab März und im Sommer verwendet man die frischen Blätter, im Hochsommer erntet man die Blüten samt Stängel zum Trocknen und hängt sie in Büscheln kopfüber an einem warmen Ort in der Stube auf, nicht aber in der direkten Sonne.

GESUNDHEIT UND HEILEN

HAUPTWIRKSTOFFE
ätherische Öle, Kalium und Eisen, Flavonoide, Bitterstoffe, Gerbsäure, Kieselsäure, Terpene

HEILWIRKUNG
Adstringierend, antibakteriell, appetitanregend, blutreinigend, blutstillend, entzündungshemmend, schmerzstillend, wärmend, entkrampfend, hormon- und menstruationsregulierend, verdauungsregulierend, wundheilend

Die drei Hauptanwendungsbereiche der Schafgarbe sind die Wundheilung, Beschwerden des Verdauungssystems und die Frauenheilkunde. Bei Frauenleiden und Rückenschmerzen wird die Schafgarbe für Sitzbäder verwendet. Sie ist eine Progesteronpflanze und wirkt ausgleichend auf das weibliche Hormonsystem. Viele Frauen haben in stressigen Zeiten einen Progesteronmangel, da der Körper zur Herstellung der Stresshormone gerne das körpereigene Progesteron verwendet. Somit steht nicht mehr ausreichend davon für einen ausgeglichenen Hormonhaushalt zur Verfügung. Ausgleichend wirkt die Schafgarbe auch bei Menstruationsbeschwerden, sowohl bei zu starker als auch zu schwacher/ausbleibender oder unregelmäßiger Blutung.

Hervorragende Wirkung zeigt die Schafgarbe auch auf das Verdauungssystem. Bei Dysfunktionen, Blähungen, Krämpfen oder auch zur Darmsanierung empfiehlt es sich, regelmäßig Schafgarbentee zu trinken. Durch die Stärkung des Darms kräftigt man gleichzeitig sein Immunsystem, das zum großen Teil von einem gesunden Darm ausgeht. Heutzutage ist die Schafgarbe auch Bestandteil vieler Fertigarzneimittel für Magen- und Darmbeschwerden.

Zusätzlich ist die Schafgarbe eine gute, wertvolle Eisenlieferantin, da das enthaltene Eisen – wie das der Brennnessel – sehr gut vom Körper aufgenommen werden kann.

Schafgarbentee

1 Etwa 1 TL frisches oder getrocknetes Schafgarbenkraut mit 250 ml kochendem Wasser überbrühen, 5–10 min zugedeckt ziehen lassen und abseihen.
2 Auf Trinktemperatur abkühlen lassen und genießen.
3 Die Mengengabe der Droge gerne dem persönlichen Geschmack anpassen. Mir sind die vorgeschlagenen Dosierungen der Tees meist zu stark. Deshalb bereite ich mir lieber öfter eine Tasse Tee zu, für die ich das Kraut dann jeweils schwächer dosiere.
4 Im Herbst/Winter mache ich immer wieder gerne eine Trinkkur mit Schafgarbentee. Dabei gibt es 3 Wochen lang täglich drei Tassen Tee, und ich versuche in der Zeit, auf mein Gläschen Wein am Abend zu verzichten. So entlaste ich meine Leber und unterstütze ihre Entgiftungsfunktion durch die Bitterstoffe aus dem Tee. Zudem wirkt die Schafgarbe ausgleichend auf die Darmflora und sorgt auch noch für ein stabiles hormonelles Gleichgewicht.

Schafgarbensitzbad

1 100 g Schafgarbenkraut (frisch oder getrocknet) klein schneiden und mit 1 ½ l Wasser aufkochen.
2 Zugedeckt 20 Min. ziehen lassen, abseihen und dem Badewasser zufügen.
3 Dauer eines Sitzbades etwa 15 Min., Badetemperatur 37 °C. Bei akuten Beschwerden 2-mal täglich, anschließend nach Bedarf.

★ Bei Menstruationsbeschwerden, Krämpfen, Unterleibsbeschwerden, kleineren Wunden/Entzündungen im Genital- und Analbereich, Hämorrhoiden, Rückenschmerzen.

★ Die Sitzbäder wirken entspannend auf die Muskulatur, entkrampfend und beruhigend auf die Gebärmutter. Die adstringierende Wirkung ist positiv für Hämorrhoiden und Krampfadern.

Schafgarbentinktur

1 Frisches Schafgarbenkraut mit Blüten klein schneiden, grobe Stiele entfernen.

2 Ein Schraubglas locker mit dem Kraut füllen, eventuell leicht drücken, das Glas aber nicht vollstopfen. Mit einem 38–40%igen Schnaps, Obstbrand oder Korn auffüllen, bis alle Pflanzenteile komplett bedeckt sind.

3 Mit einem Deckel verschließen und 4–6 Wochen ziehen lassen. Zwischendurch immer wieder mal schütteln, um die Wirkstoffe besser zu lösen.

4 Die Tinktur abseihen und in ein Braunglas gefüllt an einem kühlen, dunklen Ort aufbewahren.

5 Für die äußerliche Anwendung die Tinktur 1 : 10 mit Wasser verdünnen, ein Tuch damit befeuchten und auf die betroffene Stelle legen. Bei Nasenbluten, Hämorrhoiden und Schnittwunden.

6 Für die innerliche Anwendung höre ich auf mein Bauchgefühl. Bei diffusem Unwohlsein im Magen oder Krämpfen nehme ich gerne 1 EL der Tinktur pur in den Mund. Man kann sie aber jederzeit mit etwas Wasser verdünnen. Möchte man sie kurmäßig über einen längeren Zeitraum einnehmen, kann man 1- bis 2-mal täglich 15–20 Tropfen in Wasser verdünnt einnehmen.

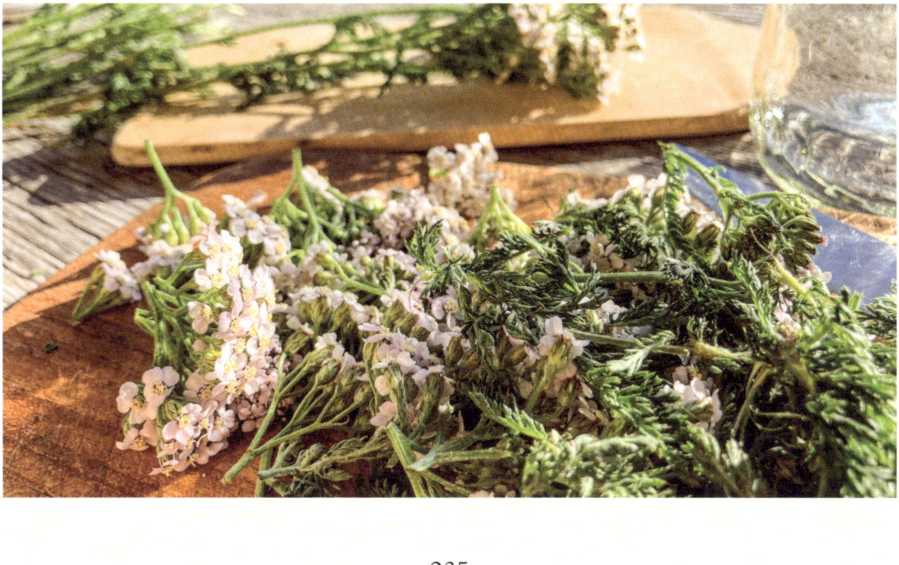

Schafgarben-Hafer-Taler

Für etwa 50 Stück

100 g kernige Haferflocken
100 g Buchweizenmehl oder Dinkelmehl (Type 630)
70 g Vollrohrzucker oder Dattelsirup
3 EL Apfelmus (100 g)
1 Handvoll frische Schafgarbenblätter mit ein paar Blüten, fein gehackt
50 g Sesamsamen oder Sonnenblumenkerne
50 g Walnüsse oder Mandeln, gehackt
1 TL Zimt
1 TL Backpulver
2 EL Zitronensaft
1 Prise Salz
80 g Olivenöl

---

1 Alle Zutaten mit einem großen Löffel vermengen, dabei erst zum Schluss das Olivenöl hinzugeben. Dann nochmals intensiv durchrühren, damit die Masse eine gute Bindung hat.

2 Backofen auf 160–170 °C (Ober-/Unterhitze) vorheizen. Backblech mit Backpapier auslegen und mit einem Esslöffel, den man immer wieder in lauwarmes Wasser taucht, kleine Häufchen aufs Blech geben. Mit dem Löffelrücken zu flachen Talern streichen. Wenn sie dünner sind, werden sie richtig schön knusprig.

3 Im Backofen etwa 12–15 Min. knusprig backen, abkühlen lassen und genießen.

★ Das Verhältnis Buchweizenmehl und Hafer kann man nach Belieben variieren – so erhalten wir verschiedene Texturen. Je mehr Hafer, umso »kerniger« wird das Ganze.

★ Dattelsirup hat etwas weniger Süßkraft als der Zucker. Er lässt die Kekse aber schön knusprig werden.

★ Statt Schafgarbe kann man 2–3 EL Brennnesselsamen verwenden.

★ Im Winter nehme ich statt frischer Schafgarbenblätter getrocknete Blüten, die ich etwas zerreibe und mit in den Teig gebe. Da sie intensiver an Bitterstoffen sind, reichen hier 1–2 EL zerriebener Blüten.

★ Zusätzlich gebe ich gerne in den Teig 6–7 Tropfen eines ätherischen Öls, z. B. Lärche, Wacholder – da hat sicher jeder sein Lieblingsöl. Einfach mal experimentieren.

★ Mein persönlicher Favorit: zusätzlich 2 EL Kakaonibs in den Teig geben.

★ Nach Belieben in die Hälfte des Teiges 1 EL Kakaopulver rühren, dabei dann aber noch 1 EL Wasser hinzufügen. Dann bekommt man etwa 20 Schokokekse und 20 »normale«.

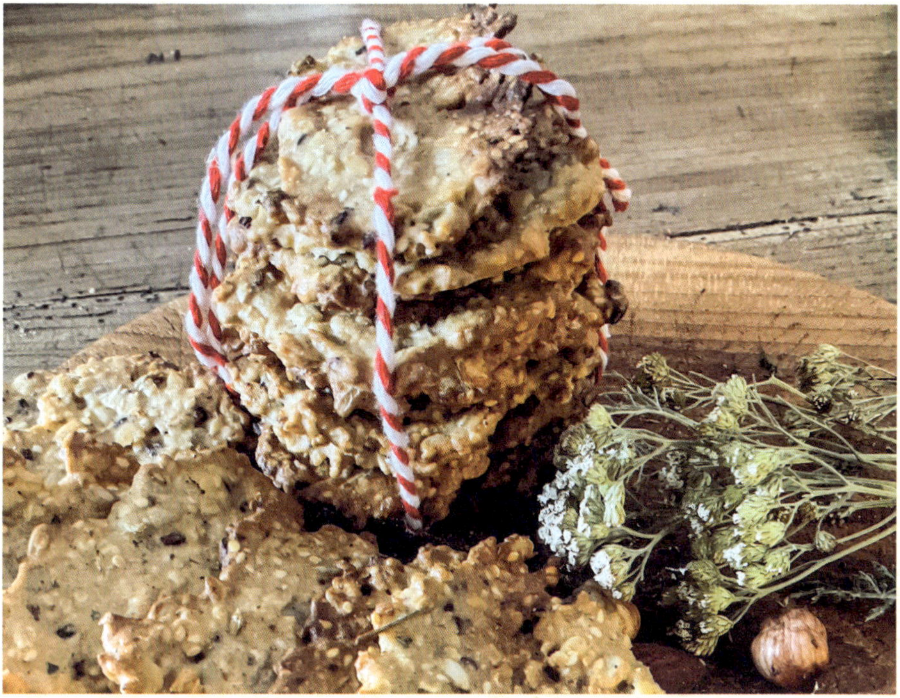

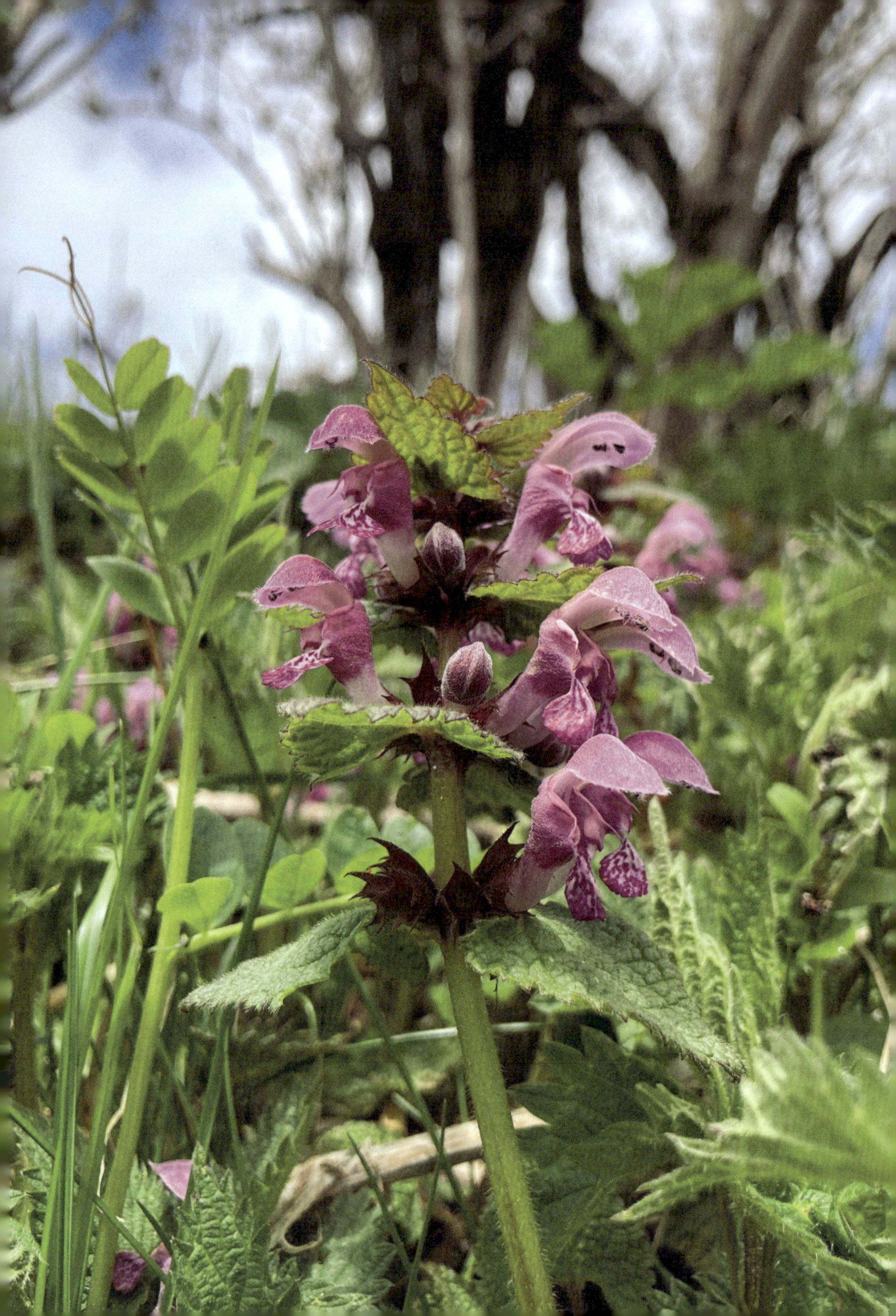

TAUBNESSEL

(Lamium)

GEHÖRT ZUR Familie der Lippenblütler *(Lamiaceae)*

ANDERE NAMEN Kuckucksnessel, Honigblume, Bienensaug
STANDORT Halbschatten, nährstoffreiche Lehmböden, Wald- und Wegränder, Unterwuchs von Gebüsch
WAS WIRD GESAMMELT Blätter, Blüten, Triebspitzen
SAMMELZEIT März-Oktober, Hauptblütezeit April-September, ganze Triebspitzen März-Mai, Sommer/Herbst Triebspitzen mit Blüten

WIE KONSERVIEREN/VERWENDEN Blätter und Blüten roh oder gedünstet, als Tee, Tinktur, Öl, Salat, Gemüse, Kräuterquark

---

Die Taubnessel ist weltweit verbreitet und weist etwa 30 Arten und zahlreiche Unterarten auf. Wir finden sie sowohl als ein-, zwei- oder mehrjährige krautige Pflanzen, einige Arten sind sogar immergrün und winterhart – stehen uns also in einer Jahreszeit zur Verfügung, in der es ansonsten kaum essbares Grün in der Natur gibt.

Taubnesseln werden je nach Art 20 bis 50 Zentimeter hoch und weisen einen vierkantigen, fein behaarten Stängel auf. Die gezähnten, herzförmigen Blätter stehen kreuzgegenständig und sehen der Brennnessel verblüffend ähnlich, besitzen aber keine Brennhaare. Ihre Blüten – je nach Art rötlich, weiß oder gelb – sind am oberen Teil des Stängels etagenweise, in Quirlen angeordnet.

Die Blütenform, die aus Ober- und Unterlippe besteht, erinnert an den tiefen Rachen eines offenen Tiermauls. Wegen ihrer Blüten wird die Taubnessel heute der Familie der Lippenblütler zugeordnet und nicht wie früher den Nesselgewächsen.

DAS VERSTECKSPIEL DER TAUBNESSEL

Die Ähnlichkeit mit ihrer großen Schwester, der Brennnessel, ist nicht von der Hand zu weisen. Wobei das Wort »Schwester« nicht ganz korrekt ist. Die beiden sind nämlich überhaupt nicht verwandt. Die Taubnessel gehört wie erwähnt zu den Lippenblütlern, deshalb verbindet sie mehr mit den Aromakräutern wie Basilikum, Thymian oder auch der Minze. Doch vor allem im jungen Stadium, wenn im Frühling die ersten Triebe aus der Erde spitzen, muss ich selbst oft zweimal hinschauen, um sicherzugehen, mit welcher Pflanze ich es zu tun habe. Sind aber kurz darauf die attraktiven, farbenfrohen Blüten am Start, ist eine Verwechslung fast nicht mehr möglich.

Und wenn man die Pflanzen berührt, stellt man erstaunt fest, dass die so brennnesselartig aussehende Taubnessel wirklich ganz und gar nicht brennt oder sticht. Sie ist taub oder – wie man früher sagte – eine tote Nessel.

Ein paar Taubnesselblüten und -blätter sind immer dabei, wenn ich mir morgens frische Kräuter für meinen Frühstückssmoothie zusammensuche.

Die Blüten verwende ich auch gern als Deko für Salate oder – getrocknet – als Farbklecks im Wildkräutersalz oder in der Blütenkräuterbutter.

Über die Taubnessel freuen sich auch viele Insekten, die sich den süßen Nektar tief aus den Lippenblüten saugen. Allerdings finden nur Hummeln, Wildbienen und

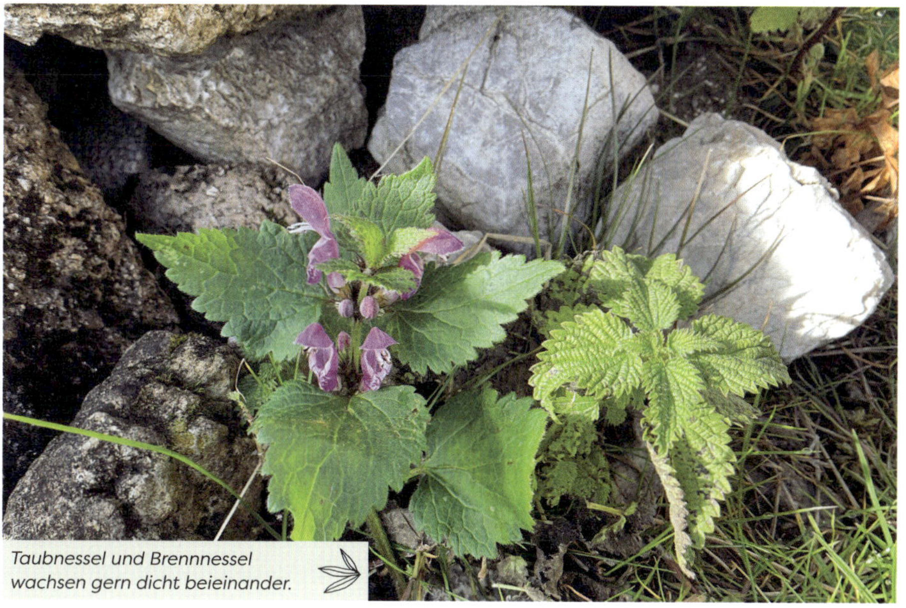

Taubnessel und Brennnessel wachsen gern dicht beieinander.

Schmetterlinge den Eingang. Denn wie beim Rotklee gelangen nur Insekten mit langen Rüsseln in die tiefen Blütenhälse, weshalb Honigbienen sich mit den Pollen zufriedengeben müssen.

Die Taubnessel verknüpfe ich mit lange zurückliegenden Erinnerungen an meine glückliche Kindheit auf dem Land: Sorgfältig zupften wir die rosa Lippenblüten von den Nesseln und saugten daraus den süßen, feinen Nektar, ebenso wie aus den Rotkleeblüten. Wie ein Wunder erschien es uns, dass ein unscheinbares Kräutlein so herrlich zuckerige Süße enthielt!

HISTORISCHES

»Als der liebe Gott gerade fertig geworden war mit der Erschaffung der Pflanzen und sich ein wenig ausruhen wollte – denn er hatte ja ganz schön viel zu tun gehabt an diesem Tag –, da hörte er mit einem Mal ein bitterliches Weinen. Ein Nesselpflänzchen konnte sich gar nicht mehr beruhigen und schluchzte: ›Alle Nesseln haben Brennhaare bekommen, nur ich nicht! Und die schönsten Raupen lieben Brennnesselblätter, und meine Blätter nicht!‹ Da hatte Gott Mitleid mit der Pflanze und suchte und suchte, aber er fand kein einziges Brennhaar mehr. Er hatte alle verbraucht für die vielen Brennnesseln, die er über die Erde verteilt hatte. Blüten waren noch übrig – rosa, violette, gelbe, weiße, gefleckte –, und die gab er alle dem traurigen Nesselpflänzchen. Von nun an lebten sie in inniger Nachbarschaft, die Brennnessel und die Taubnessel, denn die Raupen liebten die Brennnesselblätter, und die Schmetterlinge labten sich am Nektar der schönen Taubnesselblüten.«

Mit dieser Geschichte, die ich mal in irgendeinem alten Kinderbuch gelesen habe, kann man sich die Unterschiede ganz gut merken, finde ich.

In den historischen Kräuterbüchern wird die Taubnessel kaum erwähnt, und wenn, dann die weiß blühende Art, *Lamium album*. Wohl nach der Signaturenlehre – dass nämlich Ähnliches durch Ähnliches geheilt werden kann – wurde die Weiße Taubnessel »gegen den Weißfluss der Frauen« empfohlen, ebenso gegen »Bleichsucht«. Auch magische Anwendungen sind überliefert. So hieß es im 19. Jahrhundert in Tirol: »Wer einem Rinde das Kraut um den Hals bindet, dem folgt es überall nach.« Das sollte ich auf der Alm mal ausprobieren!

SAMMELN UND VERWENDEN

Zeitig im Frühjahr, ab März, gebietsweise schon ab Februar, zeigen sich die frischen Triebe der Taubnessel – denen der Brennnessel zum Verwechseln ähnlich, nur ohne Brennhaare.

Ab Ende März, Anfang April erscheinen ihre wunderschönen Lippenblüten, die sie dann unverwechselbar machen. Ihre Farben variieren von Weiß, Purpurrot, Violett über Gelb, je nach Taubnesselart.

Für das Sammeln und Ernten ist es zum Glück nicht wichtig, alle Taubnesselarten genau bestimmen zu können, sondern zu wissen, dass wir alle Arten gleich welcher Blütenfarbe verwenden können.

Die Taubnessel kann in ihrer gesamten Wachstumsperiode geerntet werden: im Frühjahr der ganze zarte Trieb (Spross), im Sommer und Herbst die oberen Triebspitzen, die jungen Blätter und Blüten. Bis zum Frost ist die Taubnessel zu finden, winterharte Sorten wie die Goldnessel sogar noch etwas länger.

Vom Frühling bis in den Sommer hinein verwende ich die Blätter und Blüten am liebsten frisch, gebe sie in Salate und Kräuterquark und klein gehackt in Omeletts, in die man sogar die ganze Pflanze integrieren kann, weil die feine Behaarung am Stängel hier nicht stört. Taubnesseln schmecken wunderbar mit Joghurt-Senf-Dressing, gerösteten Nüssen oder Schaf- bzw. Ziegenkäse.

Die oberen Triebe oder Blätter können fast das ganze Jahr auch gegart und wie Spinat zubereitet werden. Wegen ihres leicht an Pilze erinnernden Geschmacks verwende ich die Taubnessel gerne in Getreidebratlingen, Reisgerichten und Suppen. Einfach die Triebe klein gehackt mit Zwiebeln kurz andünsten und in den Gerichten weiterverarbeiten.

Die Blüten der Taubnessel auf jeden Fall immer mitgenießen! Von feiner Textur und mit zarter Süße lassen sie sich leicht aus dem Kelch herauszupfen. So eignen sie sich wunderbar als Farbtupfer auf Salaten, in Kräuterbutter und auf Desserts.

Bei Taubnesseln im Smoothie rate ich zum langsamen Herantasten. Nicht jeder mag den würzigen Geschmack der Blätter in einem süßen Smoothie, wobei jede Taubnesselart etwas anders schmeckt. Die rote Taubnessel finde ich für meinen Smoothie am besten geeignet, sie ist aromatisch, aber dennoch mild im Geschmack. Die honigsüßen Blüten dagegen kann man großzügig verwenden.

Die in der Hauptblütezeit geernteten Blätter und Blüten weisen den höchsten Wirkstoffgehalt auf. Zum Trocknen für den Wintervorrat sollte man deshalb rechtzeitig ans Sammeln denken. Die Taubnessel macht sich auch wunderbar in Teemischungen. Ein klassischer Frühjahr-Blutreinigungstee könnte zum Beispiel bestehen aus Taubnessel, Brennnessel, frischen Birkenblättern, ein paar Gundermannblättern und Gänseblümchen.

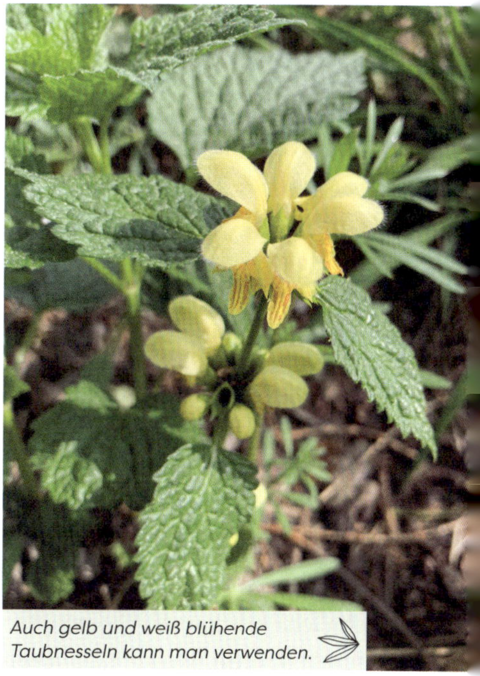

Auch gelb und weiß blühende Taubnesseln kann man verwenden.

Wer große Taubnesselbestände findet, kann einen Teevorrat nur aus den Blüten herstellen. Man sollte aber darauf achten, dass die Blüten zügig an einer luftigen, schattigen Stelle getrocknet und anschließend in Schraubgläsern an einem dunklen Ort aufbewahrt werden. Die ätherischen Öle in den Blüten sind sehr empfindlich und verflüchtigen sich, wenn sie zu lange offen gelagert werden.

In der Heilkunde werden in vielen Rezepten die Blüten bevorzugt, wobei die Wirkstoffe sowohl in Blüten als auch Blättern vorhanden sind.

Auch die Wurzeln der frischen Ausläufer, berichten die Teilnehmer von Survivalcamps, können im Herbst roh geknabbert werden – was ich selbst noch nicht getestet habe. Aber es ist ja immer gut zu wissen, was man im Fall der Fälle alles essen kann. Generell bin ich aber keine große Freundin vom Wurzelgraben. Zum einen ist es mir ehrlich gesagt vor allem bei kleinen Wurzeln wie denen der Taubnessel zu mühsam, zum anderen sollten wir immer bedenken, dass es mit jeder Wurzel, die wir ausreißen, eine Pflanze weniger gibt. Bei großen, ungefährdeten Beständen, wie etwa dem Löwenzahn, oder bei Pflanzen, die sich über ihre weit verzweigten Wurzelausläufer vermehren, wie dem Beinwell, aus dessen Wurzeln ich gerne Salbe herstelle, kann man aber sicher Ausnahmen machen.

GESUNDHEIT UND HEILEN

HAUPTWIRKSTOFFE
Kalium, Kalzium und Magnesium, ätherische Öle, Flavonoide und Saponine, Schleim- und Gerbstoffe, Bitterstoffe

HEILWIRKUNG
adstringierend, antibakteriell, blutreinigend, beruhigend, entzündungshemmend, harntreibend, krampf- und schleimlösend, schleimhautschützend und wundheilend

In der Pflanzenliteratur wird meist auf die am häufigsten vorkommende Weiße Taubnessel, vermehrt aber auch auf ihre rote Verwandte verwiesen. Als Heilpflanze ist aber bis heute überwiegend die Weiße Taubnessel aufgeführt als die wissenschaftlich am besten untersuchte Art. Die Wirksamkeit ihrer Blüten ist sogar vom Bundesinstitut für Arzneimittel und Medizinprodukte anerkannt. Bei den Blättern reicht die derzeitige Studienlage hingegen noch nicht aus, um positive Wirkungen nachzuweisen. Aber die Volksmedizin, die auf Erfahrungen beruht und nicht auf Doppelblindstudien, empfiehlt die Anwendung der Blüten und Blätter aller Arten.

Die Heilkraft der anderen, weniger häufig vorkommenden Taubnesselarten sollten wir nicht außer Acht lassen, nur weil es keine anerkannten wissenschaftlichen Studien gibt. Es wird nämlich angenommen, dass auch die farbig blühenden »Schwestern« ähnliche Inhaltsstoffe besitzen. Man kann also beim Sammeln eigentlich nichts falsch machen – egal welche Taubnessel sich vor der eigenen Haustür am häufigsten zeigt.

Die Taubnessel wirkt beruhigend bei Magen-Darm-Beschwerden, schleimlösend und entzündungshemmend bei Katarrhen der oberen Luftwege, bei Hautproblemen sowie bei Ekzemen, Ausschlägen und Mundschleimhautentzündungen. Auch bei Harnwegsinfekten unterstützt sie uns aufgrund ihrer mild harntreibenden Wirkung.

Von jeher werden diese Erkrankungen vorrangig mit dem regelmäßigen Trinken von Taubnesseltee behandelt. Zusätzlich kann man sich mit Teeauszügen auch äußerlich (etwa bei Hautproblemen, Ausschlägen und Juckreiz) durch teegetränkte Umschläge Linderung verschaffen. Dazu einfach ein Baumwoll- oder Leinentuch mit lauwarmem Tee tränken und auf die gereizten Stellen auflegen. Durch die Wärme wird die Haut stärker durchblutet, und die Wirkstoffe können besser in sie eindringen.

Sind größere Hautpartien betroffen oder handelt es sich um Entzündungen im Unterleib (zum Beispiel chronischer Weißfluss oder Hämorrhoiden), sind Sitzbäder mit Teeauszügen das klassische Mittel der Wahl.

Bei Mundschleimhautentzündungen hat auch mir das Gurgeln mit warmem Taubnesseltee in der Vergangenheit gute Dienste erwiesen. Eine Teemischung aus Schafgarbe und Taubnessel, die ich mir in solchen Fällen zubereite, führt zu einer noch besseren Wundheilung. Diese Mischung kann übrigens auch bei Magen-Darm-Beschwerden eingesetzt werden. Die Schafgarbe als Wundheilerin wirkt wie schon beschrieben mit ihrem hohen Gerbstoffgehalt Entzündungen entgegen und ist auch sehr hilfreich bei Menstruations- und Wechseljahresbeschwerden (zyklusregulierend, wiederkehrende Unterleibsinfektionen, Dysmenorrhö, entspannend und schlaffördernd in den Wechseljahren, regeneriert die Schleimhäute im weiblichen Unterleib) – die beiden Pflanzen bilden also ein gutes Team, das in Kombination wahre Stärke beweist.

Die beruhigende Wirkung der Taubnessel macht sie zu einem idealen Teekraut bei Schlafstörungen – einfach mal ausprobieren, ob eine Tasse Taubnesseltee vor dem Zubettgehen hilfreich ist.

Interessant finde ich, dass die Taubnessel ähnlich auf unseren Körper wirkt wie der Rotklee: eine Frauenpflanze, bei diversen Menstruations- und Wechseljahresbeschwerden, bei Weißfluss, Entzündungen der Atemwege, Husten, bei Hautproblemen und Verdauungsbeschwerden. Alle diese Indikationen haben wir auch beim Rotklee – kein Wunder, sind die Inhaltsstoffe doch sehr ähnlich. Wichtigster Unterschied: Die Taubnessel kann nicht mit Phytoöstrogenen aufwarten.

Taubnesseltee

2 EL frisches oder 1 EL getrocknetes Kraut mit oder ohne Blüten mit 250 ml kochendem Wasser übergießen und zugedeckt 10 Min. ziehen lassen, abseihen.

Findet man große Taubnesselbestände vor, kann man auch nur die Blüten ernten, gerne auch in verschiedenen Blütenfarben, und diese frisch oder getrocknet als sehr feinen, nach süßem Nektar schmeckenden Tee zubereiten.

Empfohlen wird, je nach Beschwerdebild, im Rahmen einer mehrwöchigen Teekur mehrmals täglich eine Tasse zu trinken. Auch hier sollte man den eigenen Körper beobachten und auf seine Signale achten – er wird klar zu erkennen geben, wann es genug ist, vielleicht einfach dadurch, dass man keine Lust mehr hat, den Tee zu trinken.

Taubnesselblütentee

2 TL frische oder getrocknete Blüten mit 250 ml heißem (80 °C) Wasser übergießen, 5–10 Min. zugedeckt ziehen lassen, abseihen.

Taubnesselumschläge

3 TL frische oder getrocknete Blüten und Blätter mit ½ l heißem Wasser überbrühen, 10 Min. ziehen lassen. Mit dem Sud Tücher befeuchten und damit körperwarme Umschläge machen.

Taubnessel-Hafer-Bratlinge

Für 4 Portionen

2–3 Handvoll Taubnesselkraut mit Blüten
etwa 350 ml Gemüsebrühe
1 große Zwiebel
2 Knoblauchzehen
2 Karotten
Olivenöl
250 g Haferflocken (⅔ grob, ⅓ zart)
je 2 EL Sesamsamen und Sonnenblumenkerne
2 EL Kürbiskernöl
1 Ei
1 EL Vollkornmehl
2 EL Zitronensaft
50 g Bergkäse, Emmentaler oder Greyerzer, gerieben
50 g Schafsfeta, zerbröckelt
etwa 1–2 TL Kräutersalz oder Salz
frisch gemahlener Pfeffer

1 Taubnesseln fein schneiden. Gemüsebrühe erhitzen.
2 Zwiebel und Knoblauch schälen und fein hacken, die Karotten putzen und raspeln. Alles in 1 EL Olivenöl andünsten.
3 Haferflocken und heiße Gemüsebrühe zugeben und einige Minuten rühren, bis die Masse eindickt. Taubnesseln unterrühren, abkühlen lassen.
4 Restliche Zutaten untermischen. In einer beschichteten Pfanne Olivenöl erhitzen und aus der Masse kleine Bratlinge von beiden Seiten knusprig ausbraten.

★ Dazu passen ein Wildkräutersalat und ein Kräuterdip mit Quark oder Joghurt. Die Bratlinge kann man auch gut am nächsten Tag als Proviant für unterwegs mitnehmen.

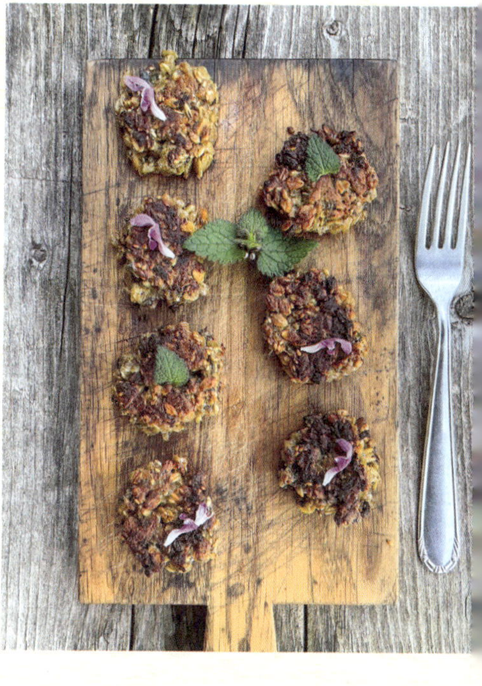

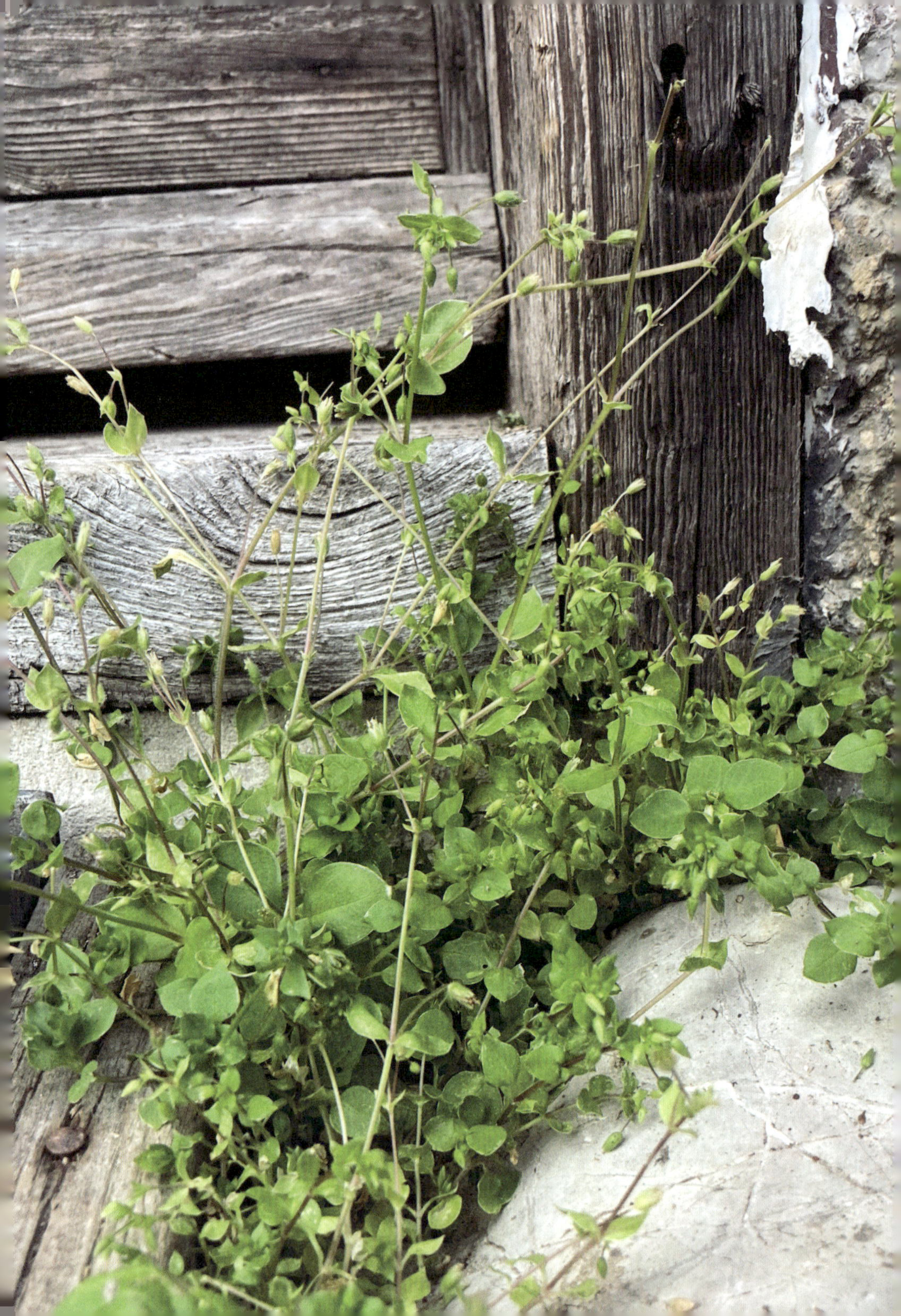

GEWÖHNLICHE VOGELMIERE

(Stellaria media)

GEHÖRT ZUR Familie der Nelkengewächse *(Caryophyllaceae)*

ANDERE NAMEN Vogelsternmiere, Hühnerdarm, Mäusedarm, Hühnerabbiss
STANDORT feuchte, nährstoffreiche Böden, Äcker, Gärten, Schuttplätze, weit verbreitet von der Ebene bis hoch ins Gebirge, ursprünglich in Europa heimisch, ist sie inzwischen weltweit anzutreffen
WAS WIRD GESAMMELT Stängel, Blüten, Knospen, Samen (gesamtes Kraut)
SAMMELZEIT ganzjährig, Hauptblütezeit März - Oktober

WIE VERWENDEN/KONSERVIEREN Kraut frisch in Salaten, Kräuterquark, auf Butterbrot, in Pesto, gedünstet als Gemüse, als Tee, Heilöl

---

Die Vogelmiere ist eine einjährige krautige Pflanze mit meist flachem, manchmal auch aufrechtem Wuchs bis 20, 30 Zentimeter Höhe. Sie hat 3 bis 40 Zentimeter lange, einreihig behaarte Stängel. Ihre eiförmigen, zugespitzten Blätter sind gegenständig am Stiel angeordnet.

Die Vogelmiere, auch Vogelsternmiere, ist eine Ruderalpflanze, das heißt, sie wächst an Standorten, die vom Menschen beeinflusst und geschaffen worden sind, wie etwa Schuttplätze, steinige Böschungen, Wegränder, Gartenbeete, Ackerland. Dort wächst sie gerne in Gruppen. Es gibt mehrere Sternmierearten, wobei die Vogelmiere zu der meist verbreiteten und geschmacklich zu der saftigsten ihrer Gattung gehört. Auch eine Verwechslung innerhalb der Gattung wäre kein Grund zur Sorge, da alle Arten genießbar sind.

Ihr Name deutet schon darauf hin, dass die Wildpflanze bei den Vögeln sehr begehrt ist, und ganz besonders im Winter sind ihre zahlreichen Samen bei den Singvögeln eine Delikatesse. Eine Pflanze kann im Jahr zwei bis drei neue Generationen bilden, mit jeweils 15 000 Samen. Die Vogelmiere ist ein Selbstausstreuer, wird aber auch über Ameisen und Vögel und natürlich gärtnernde Menschen vermehrt.

Zieht man den Stängel vorsichtig auseinander, wird ein dehnbarer Faden in der Stängelmitte sichtbar: Er hat der Vogelmiere zum Beinamen »Hühnerdarm« verholfen.

WETTERZEIGERPFLANZE

Die fünf kleinen weißen Blütenblätter sind jeweils tief gekerbt, sodass sie wie zehn kleine Strahlen wirken, wie die eines Sterns. Bei feuchtem Wetter oder wenn die Nacht beginnt, schließen sich die Blüten, wie es etwa auch die der Gänseblümchen tun. Man bezeichnet die Vogelmiere, wie auch die Silberdistel, die Ringelblume oder die Sonnenblume, als Wetterzeigerpflanze. Bleiben ihre Blüten geschlossen, obwohl die Sonne scheint, kündigt dies baldigen Regen oder Gewitter an. Die Pflanzen reagieren auf die erhöhte Luftfeuchtigkeit vor einem Wetterumschwung und schließen zum Schutz vor Regen ihre Blüten – schon einige Stunden bevor wir Menschen den herannahenden Regen erahnen können.

Auf Gemüsebeeten kann die Vogelmiere zu dichten, niedrigen Polstern wachsen, auf der Wiese hangelt sie sich dagegen gerne an den Halmen der Gräser in die Höhe. Man findet sie oft im Garten – für viele ist sie ein lästiges Unkraut, das auch in Gemüse- und Blumentöpfen mitwächst und sich selbst im Winter bei Temperaturen knapp über dem Gefrierpunkt vermehrt. Lernen wir die Vogelmiere aber als vitaminspendendes Wildkraut schätzen und lieben und belassen sie im Herbst in unseren Beeten, so sät sie sich wieder reichlich aus, und wir können das ganze Jahr über, vor allem in den langen Wintermonaten, frisches, nährstoffreiches und schmackhaftes Wildgemüse ernten. Denn die Vogelmiere hat sogar die Fähigkeit, unter einer schützenden Schneedecke weiterzuwachsen.

Die dichten, langen Ausläufer der Vogelmiere können in Weinbergen oder Gärten sommers den Boden vor Austrocknung und winters vor starker Kälteeinwirkung schützen – ein wunderbarer Bodendecker. Sie ist auf jeden Fall pflegeleichter als jede Salat- und Kulturpflanze, die ich vor Schnecken, Ungeziefer und Trockenheit schützen muss. Gleichzeitig bietet das Kraut ein Nährstoffpaket, dem kein Kultursalat, ob Feldsalat oder Batavia, das Wasser reichen kann. Nutzt man Wildpflanzen gezielt im Garten, erleichtern sie uns die Arbeit, bringen den Boden wieder ins natürliche Gleichgewicht und versorgen uns mit wertvollsten Pflanzenstoffen. Diese Tatsache erfüllt mich immer wieder mit tiefer Dankbarkeit und Freude.

GESCHMACK DER KINDHEIT

Die Vogelmiere ist mir richtig ans Herz gewachsen, erinnert ihr frischer Geschmack doch an junge Maiskolben. Auf einem Bauernhof aufgewachsen, haben wir drei Geschwister nach der herbstlichen Futtermaisernte oft die übersehenen Maiskolben gesammelt und dann die noch frischen, saftigen Körner, auf einem Baumstamm sitzend, genüsslich abgeknabbert. Die Vogelmiere erinnert mich durch ihren Geschmack immer wieder an diese schönen Kindheitstage – süß und saftig, nach frischem, noch jungem Mais. Kinder müssen diese Pflanze einfach lieben.

Sie ist gleichzeitig heilkräftig und so schön unkompliziert, wächst schnell und ist fast überall anzutreffen, sogar an so unwirtlichen Plätzen wie in den Ritzen zwischen Pflastersteinen. Bei meinen regelmäßigen Lauf- oder Radrunden komme ich meist einer großen Handvoll dieser vitalstoffreichen Pflanze nach Hause. Ich schnipsle die zarten Vogelmierentriebe samt Blüten in meinen Salat oder mache mir schnell ein frisches Pesto in Kombination mit ein paar Gierschblättern oder werfe sie in meinen morgendlichen Smoothie.

Wenn wir nicht gerade im Schnee versinken, kann ich frische Vogelmiere sogar im Januar und Februar ernten. Deshalb lasse ich immer einige Blumenkübel über den Winter draußen stehen, in denen Tomaten oder Paprika wuchsen. Die Tomatenpflanzen wandern im Herbst auf den Kompost, und wenn sich in der verbleibenden Kübelerde nicht sowieso schon Vogelmiere angesiedelt hat, setze ich ein Pflänzchen aus dem Gartenbeet hinein, das mir dann den ganzen Winter frisches Kraut liefert.

HISTORISCHES

Die Vogelmiere gilt als Kulturbegleiter der Menschen seit der Jungsteinzeit. Der Gattungsname *Stellaria* enthält das lateinische *stella* für Stern, was Bezug auf die zarten, sternförmigen Blüten nimmt.

Nachweise zur Verwendung der Vogelmiere in der Pflanzenheilkunde finden sich aber kaum – im Gegenteil: Jätet man den »Hühnerdarm« zu Johanni (24. Juni) während des Mittagsläutens an allen vier Ecken des Hauses, kann man die Vogelmiere gänzlich ausrotten, hieß es früher im Allgäu. Diese Empfehlung lässt darauf schließen, dass die Pflanze in der Volksmedizin der vergangenen Jahrhunderte keine große Rolle spielte, sondern dass man das »Unkraut« im Gegenteil loswerden wollte, ebenso wie heute die modernen Gärtner. Erst Pfarrer Sebastian Kneipp nahm sie wieder in die Heilmedizin auf. Er empfahl die Vogelmiere als Tee bei Lungenleiden, als beruhigendes und schleimlösendes Hustenmittel und setzte sie auch bei Hämorrhoiden und zur Unterstützung bei Nieren- und Blasenleiden ein.

SAMMELN UND VERWENDEN

Essbar ist das gesamte Kraut der Vogelmiere. Wir können die Triebspitzen mit den Blüten immer wieder abpflücken, da sie relativ schnell nachwachsen. Man erntet die Vogelmiere meistens büschelweise und entfernt anschließend einzelne, härtere Stiele. Nur die Stängel an den Triebspitzen lassen sich gut verwenden, da sie dort noch zart und fein sind. Sie kann ganzjährig gesammelt werden, wächst aber natürlich am üppigsten in den wärmeren Monaten von April bis November. In den Wintermonaten muss man die frischen Triebe oft etwas mühsamer aus den bereits abgestorbenen Pflanzenteilen herausklauben.

HAUPTWIRKSTOFFE
Provitamin A, B-Vitamine, Vitamin C, Kalium, Kalzium, Magnesium, Eisen und Selen, Flavonoide und Saponine, Schleimstoffe

HEILWIRKUNG
blutbildend, blutdrucksteigernd, entzündungshemmend und harntreibend, immunstärkend, schmerzlindernd, stoffwechselanregend, verdauungsregulierend und wundheilend

In der Naturheilkunde spielt die Vogelmiere meist nur eine untergeordnete Rolle, sie erkämpft sich in letzter Zeit aber als nährstoffreiches und vitalisierendes Wildkraut ihren würdigen Platz. Da sie fast keine Bitterstoffe enthält, ist sie auch bei Kindern sehr beliebt.

Auch wenn sie in der offiziellen Heilkunde etwas stiefmütterlich behandelt wird, in der Volksmedizin wird sie von jeher eingesetzt, doch gehörte sie nicht zu den wichtigen Heilpflanzen. Bei Lungenerkrankungen, Erkrankungen der Atemwege, Leberbeschwerden, Hautausschlägen oder Hämorrhoiden verabreichte man den Tee. Vogelmiere wird auch eine schmerzlindernde Wirkung nachgesagt, man setzt sie deshalb bei rheumatischen Beschwerden ein. Auch die Homöopathie empfiehlt die Heilpflanze bei wandernden rheumatischen Schmerzen und Leberleiden.

Vogelmiere gehört zu unseren drei eisenreichsten heimischen Wildpflanzen, neben Brennnessel und Franzosenkraut. Durch ihren hohen Eisengehalt, der gut bioverfügbar ist, unterstützt sie die Blutbildung. Sie regt zudem Stoffwechsel und Verdauung an und hat somit eine reinigende und stärkende Wirkung auf den ganzen Körper.

Interessant ist der hohe Gehalt an B-Vitaminen – essenziell für unser Nervensystem – und dem Spurenelement Selen, das wir für unser Immunsystem brauchen.

Ferner enthält die Vogelmiere reichlich Mineralstoffe wie Kalzium, Kalium, Magnesium und Eisen, außerdem weist sie einen außerordentlich hohen Vitamin-C-Gehalt auf. Mit 50 Gramm Vogelmiere nehmen wir die Menge an Vitamin C auf, die als täglicher Bedarf für einen Erwachsenen empfohlen wird.

Zusätzlich enthält sie Pflanzenfarbstoffe wie Flavonoide, die vielfältigste positive Wirkungen auf unseren Organismus haben, und Saponine. Diese gehören zu den sekundären Pflanzenstoffen, schmecken bitter und dienen der Pflanze zur Abwehr von Pilz- und Insektenbefall. Ihr Name leitet sich vom lateinischen Wort *sapo* (Seife) ab. Sie haben tatsächlich seifenartigen Charakter und weisen eine emulgierende Wirkung auf. Die Bitterstoffe schäumen in Flüssigkeiten auf, was beim Kochen von Hülsen-

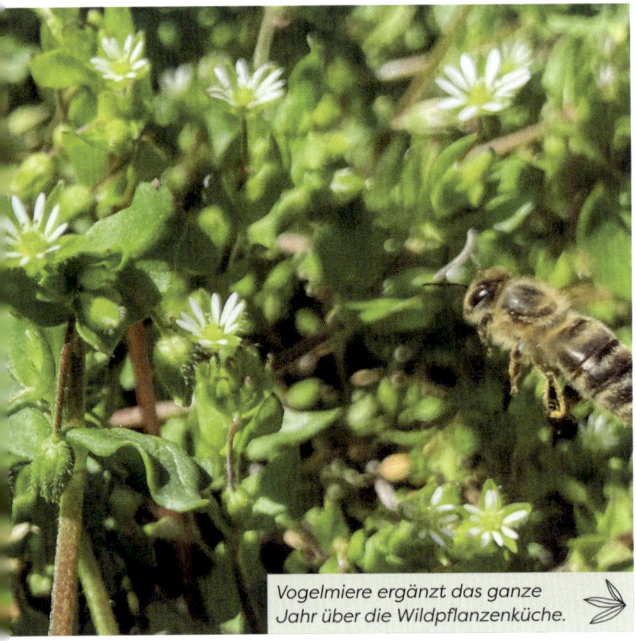

Vogelmiere ergänzt das ganze Jahr über die Wildpflanzenküche.

früchten zu beobachten ist. Saponine stabilisieren Öl-Wasser-Gemische und unterstützen so die Aufnahme anderer Inhaltsstoffe aus dem Darm. Auf der anderen Seite binden sie dort Cholesterin, sodass sie die Aufnahme vermindern, und regen die Bildung von Gallensäuren an, was eine Reduktion des Gesamtcholesterinspiegels im Blut bewirkt.

Aufgrund ihrer komplexen Struktur können Saponine sehr unterschiedliche pharmakologische Wirkungen auslösen, unter anderem sind sie antibiotisch, fungizid (pilzhemmend), immun- und blutdrucksteigernd sowie harntreibend. Saponine können vom menschlichen Körper nicht direkt aufgenommen werden, bewirken jedoch die Aufnahme anderer Inhaltsstoffe aus dem Darm. Und sie fungieren als Hustenlöser, weshalb die Vogelmiere zu Recht in Hustentees enthalten ist.

KÜCHE UND REZEPTE

Vogelmiere mische ich gerne mit in meine Salate, kombiniere sie mit anderen Kräutern in Pesto und Kräuterquark, Aufstrichen, Salatsaucen und Smoothies.

Natürlich kann man aus der Vogelmiere auch ein spinatähnliches Gemüse zubereiten, wobei ich die meisten Wildpflanzen, außer der Brennnessel, am liebsten frisch und roh verspeise.

Vogelmiere ist viel aromatischer als übliche Blattsalate und hat einen maisähnlichen, leicht süßlichen Geschmack. Manche sagen auch, sie schmecke nach frischen grünen Erbsen.

Vogelmierentee

1 1 EL Vogelmierenkraut (getrocknet oder frisch) mit 250 ml kochendem Wasser überbrühen. 10 Min. ziehen lassen, täglich zwei Tassen davon trinken.

2 Der Tee regt durch seinen hohen Eisengehalt die Blutbildung an und trägt zur Reinigung von Nieren und Blut bei.

3 Der Tee wird auch für Umschläge verwendet und wirkt kühlend, entzündungshemmend und schmerzstillend. Man kann ihn deshalb auch bei Insektenstichen, Verbrennungen oder Geschwüren einsetzen.

4 Bei Insektenstichen verwende ich auch gerne das frische Kraut, zerquetsche es leicht und lege das Kraut direkt auf die betroffene Stelle.

Pflegendes Heil- und Körperöl

1 Frische Vogelmiere klein schneiden, locker in ein Schraubglas füllen und mit hochwertigem Oliven- oder Mandelöl auffüllen.

2 Falls das Kraut sehr feucht ist, empfiehlt es sich, es vor der Verarbeitung ein paar Stunden in der Küche antrocknen zu lassen. Eventuell mit einem Tuch abdecken, damit die Feuchtigkeit entweichen kann. Nach einem Tag das Glas mit Schraubdeckel verschließen.

3 Bei Zimmertemperatur 1 Woche an einem hellen Ort, aber nicht in der prallen Sonne ziehen lassen, dabei gelegentlich leicht schütteln. Nach 1 Woche abseihen, das Kraut ausdrücken und das Öl an einem dunklen, kühlen Ort aufbewahren.

4 Bei entzündlichen Hautreizungen, Juckreiz, Insektenstichen und Verbrennungen einfach auf die Haut auftragen. So sollten die Wunden rasch abheilen, die Narbenbildung wird reduziert.

Vogelmiere-Wildkräuter-Salat

Für 4 Portionen

6–8 Handvoll Kräuter (Vogelmiere, evtl. gemischt mit Löwenzahn, Franzosenkraut, Giersch …)
2 reife Tomaten
3 Knoblauchzehen
2 Handvoll geröstete, gesalzene Pistazien in der Schale
10 EL Olivenöl (optional 8 EL Olivenöl und 2 EL Kürbiskernöl)
1 EL Zitronensaft
Salz, frisch gemahlener Pfeffer
nach Belieben rosa Pfefferbeeren, etwas Kürbiskernöl und Schafskäse

---

1 Kräuter bei Bedarf waschen und abtropfen lassen. In etwa ½ cm breite Streifen schneiden. Tomaten waschen und in kleine Würfel zerteilen. Knoblauchzehen schälen und fein hacken. Pistazien aus der Schale lösen und grob hacken oder die Kerne mit einem breiten Messer zerdrücken. Alle vorbereiteten Zutaten vermengen.
2 Mit Olivenöl, Zitronensaft, Salz und Pfeffer würzen. Nach Belieben mit den Fingern zerquetschte rosa Pfefferbeeren, ein paar Spritzer Kürbiskernöl und etwas zerdrückten Schafskäse dazugeben.

★ Feiner geschnitten und mit etwas mehr Olivenöl vermischt ergibt dieses Rezept ein hervorragend schmeckendes Pesto – geeignet zu Pasta oder auch auf geröstetem Bauernbrot.
★ Bei der Wildkräuterauswahl kann natürlich nach Belieben variiert werden, der Salat kann auch nur aus Löwenzahn und Vogelmiere bestehen oder aus einer bunten Mischung aus allem, was die Natur gerade so bietet.
★ Klein geschnittene Ringelblumenblüten oder auch Malvenblüten geben einen wunderbaren Farbkontrast dazu.

★ Generell dürfen wir die vielen bunten essbaren Blüten nicht vergessen, sie gehören natürlich als wertvolle Bereicherung zu unseren Wildkräutergerichten: etwa Blüten von Nachtkerze, Königskerze, Kapuzinerkresse, Beinwell, Gänseblümchen, Knoblauchrauke, Ehrenpreis, Wiesenschaumkraut und Wegwarte - um nur einige Pflanzen zu nennen. Blüten sind ein Geschenk der Natur, die nicht nur unseren Körper, sondern schon durch ihren Anblick unsere Seele nähren.

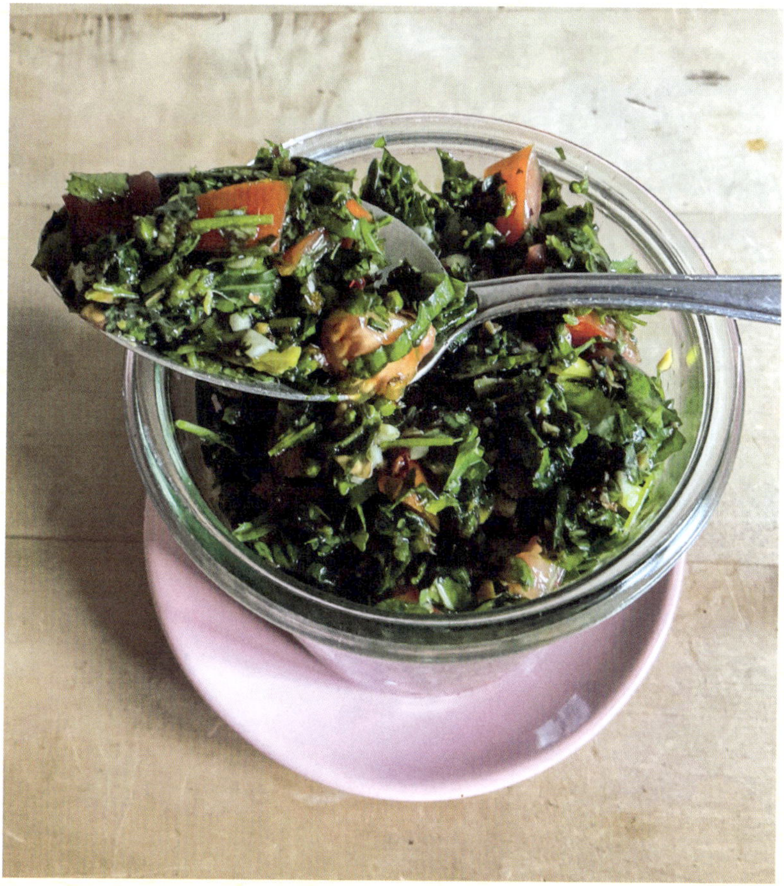

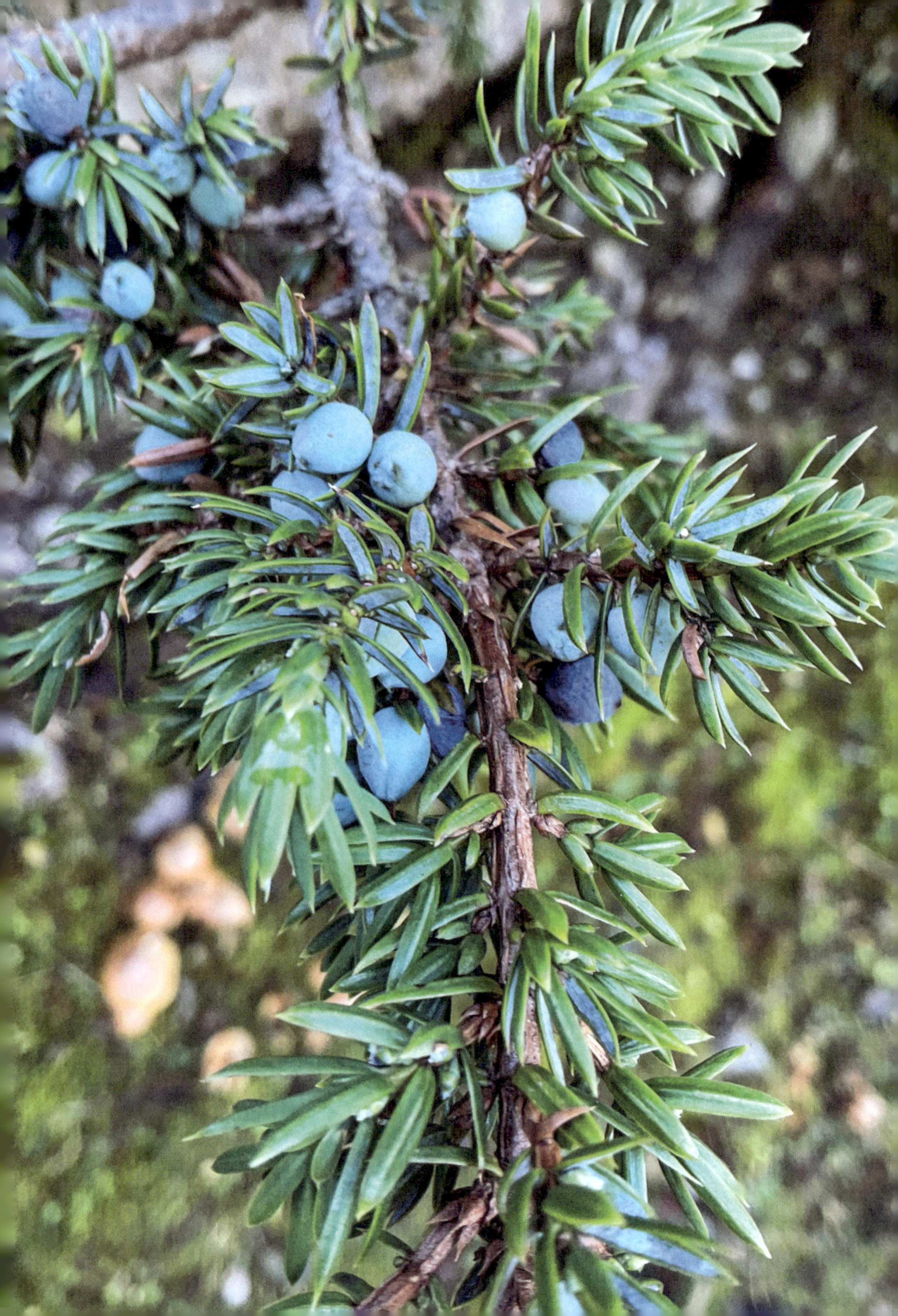

GEMEINER WACHOLDER

(Juniperus communis)

GEHÖRT ZUR Familie der Zypressengewächse *(Cupressaceae)*

ANDERE NAMEN Kranewitt, Kronawitt, Feuerbaum, Weckholder, Räucherstrauch, Machandelbaum
STANDORT Kalkmagerrasen, saure Kiefernwälder, trockene, sandige, nährstoffarme Standorte
WAS WIRD GESAMMELT Triebspitzen, Beeren
SAMMELZEIT Triebspitzen März - April; beerenförmige Zapfen September-November; Nadeln ganzjährig; Blüten April - Anfang Juni

WIE KONSERVIEREN/VERWENDEN Zweige/Nadeln zum Räuchern, Beeren frisch oder getrocknet als Gewürz, zum Kauen, als Tee, Tinktur, Heilöl

---

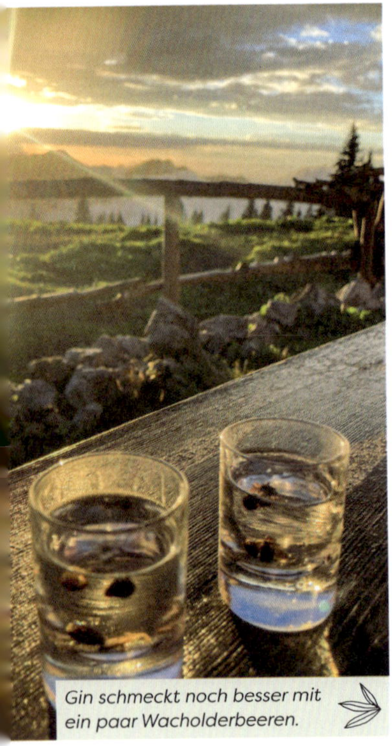

Gin schmeckt noch besser mit ein paar Wacholderbeeren.

Wacholderpflanzen sind immergrüne Sträucher oder Bäume mit kugeligen Beeren, die an ihrer Oberseite einen charakteristischen »Deckel« aus drei Dreiecken aufweisen. Aus botanischer Sicht sind die »Früchte« allerdings keine Beeren, sondern Zapfen, da es bei den Nadelbäumen keine Früchte gibt.

Wacholderbeeren kennen wir alle vorrangig als Würze von Sauerkraut oder Wildgerichten, wo sie ihr wunderbares Aroma entfalten und die Speisen besser verdaulich machen. Aber auch in der Schnapsbrennerei hat der Wacholder einen festen Platz: Als Gin oder Wacholdergeist ist er heute beliebt wie nie.

Wacholder kann je nach Sorte flach, kriechend wachsen oder bis zu 12 Meter hoch werden, dabei erreicht er ohne weiteres ein Alter von 400 bis 600 Jahren. Mancherorts findet man sogar Exemplare, die angeblich bis zu 2000 Jahre alt sind. Weltweit umfasst die Gattung der Wacholder rund 60 Arten, wobei in unseren Breiten der Gemeine Wacholder und der giftige Sadebaum *(Juniperus sabina)* beheimatet sind.

DER KLEINE BRUDER

Eine Unterart des Wacholders ist der Zwerg- oder Alpenwacholder *(Juniperus communis alpina),* der vor allem im Gebirge und auch bei uns auf der Alm reichlich zu finden ist – ein verzweigter Strauch mit einer Höhe bis maximal 70 Zentimeter. Er bleibt aber meist kleiner und duckt sich unter den eisigen Winden und meterhohen Schnee. Seine Nadeln sind nur halb so lang wie die des Gemeinen Wacholders und nicht so spitz und stachelig wie die des großen Bruders. Auf der Oberseite der Nadeln befindet sich ein bläulich gefärbter Wachsstreifen. Er wächst gerne in felsigem Gelände, an Steilhängen und direkt auf den Berggipfeln.

Durch sein tief hinabreichendes Wurzelsystem gedeiht er auch noch gut in Höhen von bis zu 4000 Metern. Wacholder mag keine Konkurrenz, er steht gerne allein. In den Weidegebieten der Almen fühlt er sich wohl, weil die Rinder ihn verschmähen.

Die Wacholderpflanze ist zweihäusig, also zweigeschlechtlich, es gibt männliche und weibliche Pflanzen, und zur Befruchtung braucht es immer beide in relativer Nähe zueinander. Die männliche Blüte ist gelb, die sehr unscheinbare weibliche Blüte grün. Aus ihr entwickeln sich über einen Zeitraum von drei Jahren die Beeren. An einem weiblichen Strauch finden wir meist alle drei Stadien: die grünen vom ersten Jahr, die violetten vom zweiten und die reifen schwarz-blauen Beeren, die wirken, als seien sie mit einer Reifschicht überzogen.

Vielen Vogelarten, Säugetieren und Insekten, darunter einigen spezialisierten Schmetterlingsarten und ihren Raupen, bietet der Wacholder einen geschützten Lebensraum, unter anderem der Wacholderdrossel und der Waldeidechse. Erstere ist die aktivste Verbreiterin des Wacholders, indem sie die Beeren frisst und die Samen wieder ausscheidet.

MEIN SCHUTZGEIST AUF DER ALM

Bedächtig und ausdauernd halten die alten, zauseligen Alpenwacholder in den Bergen ihre Stellung – fast wie die Wächter und Beschützer der Bergwelt. In ihrer Gegenwart fühle ich mich richtig wohl. Nicht umsonst gelten sie von jeher als Schutz- und Zauberpflanzen. Einen Steig oberhalb unserer Almhütte wacht ein imposanter, kraftvoller Wacholder, an einen großen Felsblock mit einem »Gesicht« gelehnt, der Augen, Mund und Nase zu haben scheint. Wir nennen ihn unseren »Wacholdergeist«. Fast täglich gehe ich an ihm vorbei, begrüße ihn und bitte um Schutz für den jeweiligen Tag. Manchmal habe ich fast das Gefühl, er blinzelt mir dann kurz zu.

Jedes Jahr hänge ich, wie alle Almleute rundherum, zu Beginn der Almzeit Wacholderzweige über die Türen von Hütte und Stall. Ein Schutzritual seit Jahrhunderten, das uns vor Blitz und Unwetter sowie vor ungebetenen Gästen und Geistern beschützen soll. Man kann daran glauben oder nicht, aber es fühlt sich einfach gut und sicher an.

Im Herbst werden zum Almabtrieb Zweige des Wacholders in den Schmuck der Tiere gebunden. Denn man sagt, dass das Vieh auf dem Weg ins Tal dann vor den bösen Geistern und Hexen gefeit ist, die sich in den Wäldern herumtreiben.

Übrigens wirken die weiblichen Wacholderstöcke auf der Alm oft wild und leicht zerzaust, während der männliche Wacholder kompakt und stark ist – das gefällt mir, denn auch ich laufe gerne wild und zerzaust durch die Welt.

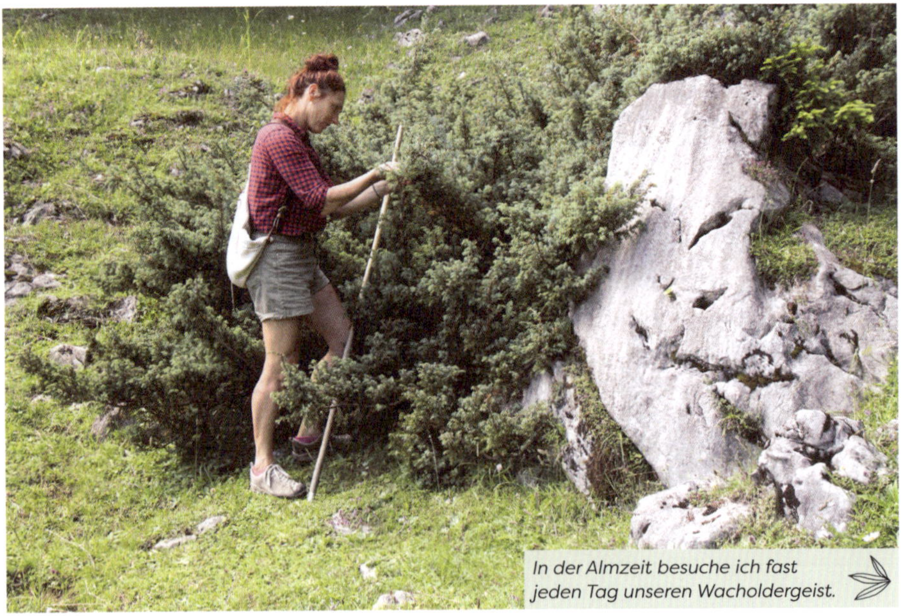

In der Almzeit besuche ich fast jeden Tag unseren Wacholdergeist.

Die noch schön weichen Beeren des Wacholderstrauches genieße ich ab Ende August direkt vom Strauch. Beim Vorbeigehen zupfe ich mir ein paar davon ab, kaue sie langsam und bedanke mich bei dem Schutzstrauch. Frisch schmecken die Zapfen am allerbesten. Noch weich, süßlich, mild und würzig, machen sie ein gutes, warmes Gefühl im Bauch. Ich liebe diese, genau wie den mit ihren Beeren gebrannten Gin, den ich nicht selbst brenne, sondern wie die meisten von uns einfach kaufe. Allerdings gebe ich in meinen Gin zusätzlich ein paar zerdrückte Beeren.

NICHT VERWECHSELN: SADEBAUM, STINKWACHOLDER *(JUNIPERUS SABINA)*

Alle Pflanzenteile dieser auch bei uns vorkommenden Wacholderart sind stark giftig. Sie bildet ebenfalls schwarz-blaue Beeren, wächst aber eher kriechend und wird nur maximal 2 Meter hoch.

Die Unterscheidung ist leicht anhand der Triebe möglich: Die Blätter/Triebe des Sadebaums sind nicht stachelig, sondern schuppenartig und riechen im Gegensatz zum Gemeinen oder zum Alpenwacholder sehr unangenehm.

HISTORISCHES

Schon im alten Ägypten nutzte man Wacholderbeeren zum Räuchern und zum Einbalsamieren der Toten. Den Kelten wie den Germanen galt der Wacholder als heilig, sie setzten ihn als Schutz gegen Hexen, Dämonen und negative Energien ein – besonders als Räucherkraut war er beliebt, zum Vertreiben von Ungeziefer, Schlangen und bösen Geistern. Der aromatische Rauch desinfiziert tatsächlich, er wirkt nachweislich antimikrobiell, und das Räuchern war eine der wenigen Methoden früherer Jahrhunderte, hochinfektiösen Krankheiten zu begegnen. In den Pestwellen, die Europa seit dem 14. Jahrhundert immer wieder heimsuchten, war die Heilkraft des Wacholders so hoch geschätzt, dass man ihn fast ausgerottet hätte.

Zahlreiche überlieferte Sprüche erinnern daran: »Vor dem Holunder sollst du den Hut ziehen, vor dem Wacholder das Knie beugen«, und: »Esst Kranewitt und Bibernell, dann sterbt ihr nicht so schnell.«

Auch Pfarrer Sebastian Kneipp arbeitete mit dem Wacholder. Eine recht einfach durchzuführende stärkende Kur, die »Wacholderbeerenkur« (siehe Seite 267) soll von ihm stammen. Sie soll den Magen wärmen und stärken und die Verdauung anfeuern.

Wegen des hohen Zuckergehalts der Beeren (30 Prozent Glukose und Fruktose) brannte man gerne Schnaps aus ihnen, den Wacholderschnaps oder Gin, was dem Wacholder zum Beinamen »Schnapsbeere« verholfen hat.

Heute steht der Wacholder unter Naturschutz, es dürfen nur reife Beeren in Maßen geerntet werden. Daher wird für den Gin heutzutage meist nur noch ein geschmacksneutraler Korn oder Wodka mit wenig Wacholder und anderen Gewürzen als Destillationszutat verwendet.

SAMMELN

Geerntet werden die reifen schwarz-blauen Beeren von September bis November. In dieser Zeit lösen sie sich sehr gut vom Strauch. Es hat keinen Sinn, die grünen unreifen Beeren zu pflücken, sie reifen nicht nach!

Vorsicht ist geboten bei den teils sehr spitzen, stacheligen Nadeln, die die Haut reizen können. Bei uns auf der Alm wächst eine Unterart, der Alpenwacholder, bei dem die Nadeln etwas weicher sind, was mir das Pflücken sehr erleichtert.

GESUNDHEIT UND HEILEN

HAUPTWIRKSTOFFE
Gerbstoffe (bis zu 5 %), Flavonoide, Harze, Kampfer, Bitterstoffe, ätherische Öle (Beeren bis zu 2 %), Mangan, Phosphor und Zink

HEILWIRKUNG
antimikrobiell, antiviral, blutreinigend, durchblutungsfördernd, entgiftend, harntreibend, menstruationsfördernd, schleimlösend, schmerzlindernd und verdauungsregulierend

Auch das Holz enthält ätherische Öle, die aber in einer anderen Zusammensetzung als in den Beeren enthalten sind. Arzneilich verwendet man beim Wacholder die Beeren sowie das aus ihnen gewonnene ätherische Öl.

Die Volksmedizin setzt den Wacholder gerne bei Magenbeschwerden und zur besseren Verdauung ein. Die Beeren sind blähungswidrig und lindern Koliken, Sodbrennen und Völlegefühl. Zudem wirken sie harntreibend und dadurch auch blutdrucksenkend und entgiftend. Deshalb werden sie gerne bei Harnwegsinfektionen und rheumatischen Erkrankungen eingesetzt.

Eine Anwendung mit Wacholder soll aber auf einige Wochen beschränkt sein. Eine Kur von wenigen Wochen ist empfehlenswert, sollte aber dann durch eine längere Pause unterbrochen werden. Menschen mit Nierenerkrankungen wird geraten, den Wacholder nur in kleinen Mengen zu konsumieren und die Einnahme am besten mit ihrem Arzt abzusprechen. Der Wacholder regt die Nieren zur Ausscheidung an, und es kann längerfristig zu einer Nierenreizung kommen.

Die für den Verzehr empfohlene Tagesdosis liegt bei 2 bis maximal 10 Gramm getrocknete Beeren.

Ein Teeaufguss aus Wacholderbeeren wirkt anregend auf den Stoffwechsel und wird deshalb gerne zur Blutreinigung eingesetzt. Er soll auch menstruationsfördernd sein.

Bei Mundgeruch und Sodbrennen reicht schon oft das Kauen einiger Beeren.

WICHTIG
Schwangere sollten auf Wacholder vollständig verzichten, da seine ätherischen Öle vorzeitige Wehen auslösen können.

Wacholderbeerentee

1 1 TL frische oder getrocknete Wacholderbeeren im Mörser leicht anquetschen und mit 250 ml kochendem Wasser übergießen.
2 10 Min. zugedeckt ziehen lassen, abseihen, auf Trinktemperatur abkühlen lassen.
3 Der Tee kann im Rahmen einer Teekur 2- bis 3-mal täglich getrunken werden.

Wacholderbeerentinktur

1 Wacholderbeeren leicht im Mörser anquetschen, in ein Schraubglas geben, sodass es zur Hälfte gefüllt ist. Mit 40%igem Alkohol aufgießen.
2 Gut verschließen und 3–4 Wochen an einem dunklen, warmen Ort ziehen lassen, dabei gelegentlich leicht schütteln.
3 Anschließend filtern und in eine dunkle Flasche füllen.

★ Ich verwende als Ansatzalkohol gerne einen möglichst puren Gin (Wacholdergeist) mit nur wenigen zusätzlichen »Botanicals«, also Zusatzgewürzen.
★ Bei Magenverstimmung oder Verdauungsbeschwerden nehme ich davon 30–40 Tropfen verdünnt in Wasser ein.
★ Möchte man eine kleine Entschlackungskur mit Wacholder machen, nimmt man 3 Wochen lang täglich 10–20 Tropfen. So unterstützt man den Körper dabei, sich zu reinigen, und stärkt die Selbstheilungskräfte. Wichtig ist, zusätzlich täglich ausreichend gutes Wasser zu trinken (mind. 2–3 Liter), um die Nieren und die Leber bei der Entgiftung zu unterstützen. Denn der Wacholder schwemmt Harnsäureablagerungen aus und wird deshalb auch gerne bei Gicht und Arthritis eingesetzt.
★ Äußerlich kann diese Tinktur in Form von Umschlägen bei schlecht heilenden Wunden und Durchblutungsstörungen verwendet werden.

Wacholderbeerenölauszug

KALTAUSZUG

Wacholderbeeren im Mörser anquetschen und mit gutem, kaltgepresstem Oliven- oder Mandelöl 4–6 Wochen kalt ausziehen lassen. Verhältnis Wacholderbeeren zu Öl: ⅓ : ⅔.

WARMAUSZUG

1 Wacholderbeeren im Mörser anquetschen, mit gutem, kaltgepresstem Oliven- oder Mandelöl auf 40–50 °C erwärmen und zugedeckt 12 Stunden abkühlen lassen. Verhältnis Wacholderbeeren zu Öl: ⅓ : ⅔.

2 Diesen Vorgang zweimal wiederholen, also an 3 Tagen nacheinander jeden Tag einmal erwärmen.

3 Das Öl abseihen und in dunklen Flaschen aufbewahren.

★ Den Auszug mit Mandelöl verwende ich nicht nur bei Rückenschmerzen oder Muskelverspannungen, sondern auch als beruhigendes und gleichzeitig belebendes Öl zur Hautpflege.

★ Der Ölauszug wirkt durchblutungsfördernd, schmerzlindernd und wundheilend – wohltuend bei Rückenschmerzen, Muskelverspannungen, Rheuma, aber auch bei kalten Füßen.

★ Bei Erkältungen kann er hervorragend zum Inhalieren verwendet werden: In eine Schüssel mit heißem Wasser 10–15 Tropfen Wacholderbeeren-Ölauszug hinzugeben und 5–10 Min. über der Schüssel inhalieren.

★ Auch bei Nagelpilz und anderen Pilzerkrankungen der Haut hat sich der Ölauszug mit seiner desinfizierenden und pilzhemmenden Wirkung bewährt.

★ Wacholderöl hat auch auf unser Gemüt eine belebende und gleichzeitig beruhigende Wirkung. Ich gebe gerne immer wieder mal ein paar Tropfen in meine Duftlampe.

Wacholderbeerenkur nach Sebastian Kneipp

1. TAG: 5 Beeren gründlich kauen und ein Glas Wasser trinken.
2.–11. TAG: 6 Beeren, dann die Dosis täglich um eine Beere steigern, bis eine Tagesdosis von 15 Beeren erreicht ist.
Anschließend täglich reduzieren, bis man wieder bei 5 Beeren angelangt ist. So dauert die Kur 3 Wochen.

★ Wer einen empfindlichen Magen hat, sollte vorsichtig sein und mit 1 Beere beginnen und – wenn keine Beschwerden auftreten – die Dosis bis maximal 10 Beeren steigern, bis die Menge wieder reduziert wird.

★ Diese Kur wird von Kräuterkennern im gesamten Alpenraum und überall dort, wo Wacholder wächst, empfohlen.

★ Seit ich jeden Sommer auf der Alm verbringe, schließe ich jede Saison mit dieser leicht durchzuführenden Kur mit den frisch gepflückten Beeren ab. Die vielen Wacholdersträucher auf der Alm animieren mich regelrecht dazu. Ich spüre, dass mir die reinigende und immunsteigernde Kraft der Beeren guttut und ich mich dann für die kalte Winterzeit gestärkt fühle. Natürlich lässt sich die Kur auch mit getrockneten Beeren durchführen. Ich kann sie nur allen empfehlen, die den Geschmack von Wacholder lieben.

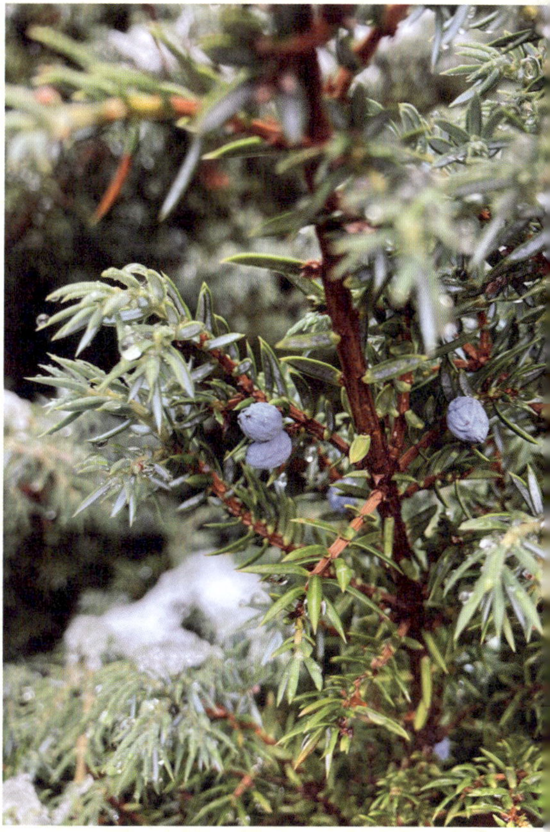

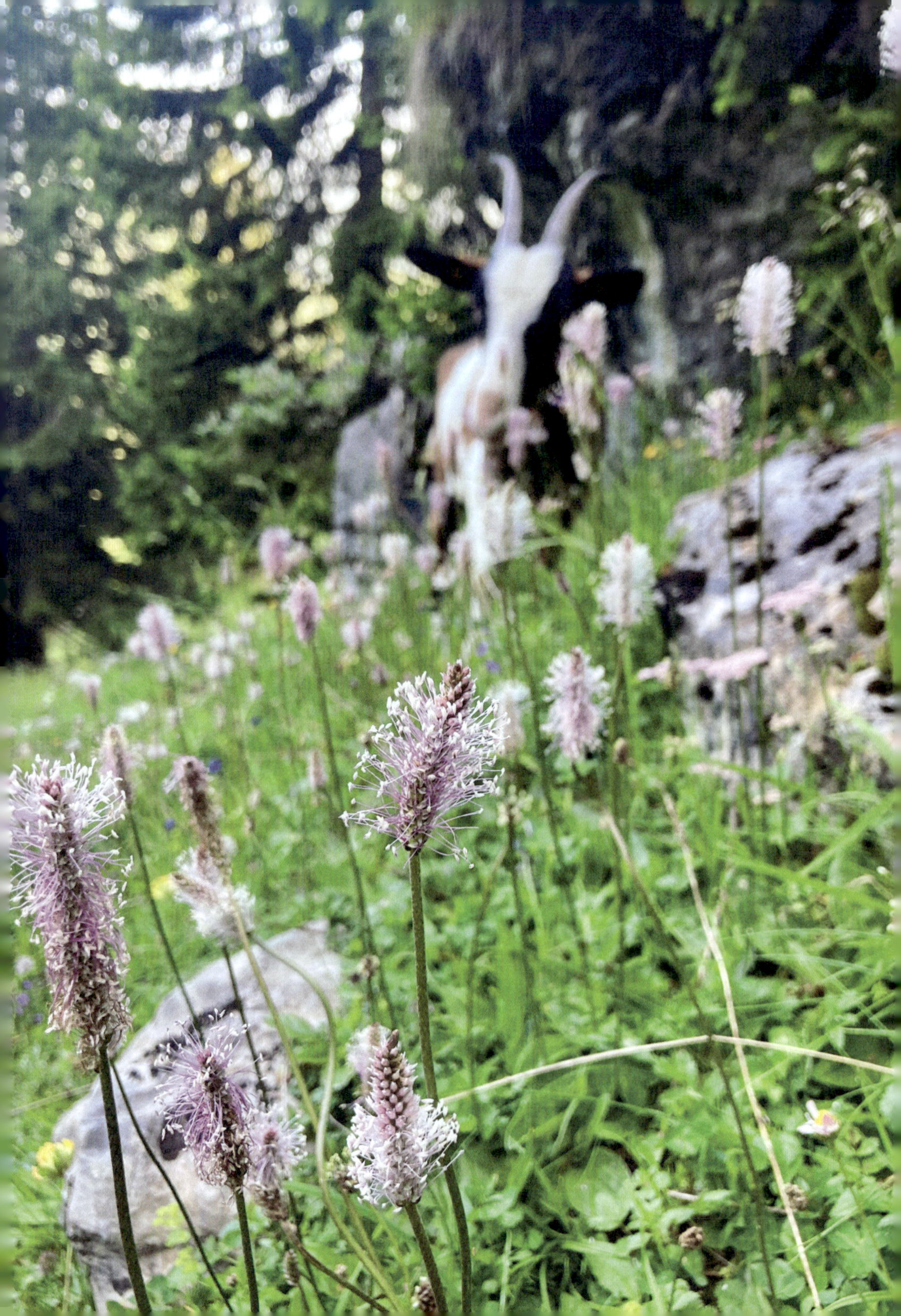

WEGERICHE

(Plantago)

GEHÖREN ZUR Familie der Wegerichgewächse *(Plantaginaceae)*

ANDERE NAMEN Lungenblattl, Wegtritt, Wundwegerich
STANDORT nährstoffreiche, feuchte Böden und Wiesen, Wegränder; Spitzwegerich und Mittlerer Wegerich sind bis 1800 m, Breitwegerich sogar bis 2400 m anzutreffen
WAS WIRD GESAMMELT Blätter, Blüten- und Samenstand, Wurzeln
SAMMELZEIT Blätter fast ganzjährig, Hauptzeit April-Oktober; beste Heilwirkung und Zeit zum Konservieren Mai-Juli, Hauptblütezeit Mai-August; Samen August-Oktober, Wurzeln Oktober-April

WIE KONSERVIEREN/VERWENDEN Blätter roh oder gedünstet, als Salat, Gemüse, Kräuterquark, Blätter frisch als Wundauflage, Honigauszug, Blätter frisch oder getrocknet als Tee, Tinktur, Öl, Samen frisch oder getrocknet in Salat, Müsli, auf Butterbrot

Wegerich ist ein ausdauerndes Kraut mit einem feinfaserigen Wurzelwerk. Die Blätter bilden am Boden eine auffällige Rosette und sind fest mit deutlichen fadenartigen Blattadern sowie starken Längsfasern. Die Pflanze hat lange Stängel mit länglichen bzw. kugeligen Samenständen.

Wegeriche sind sehr häufig vorkommende Pflanzen, deren Heilkraft sich nur wenige Menschen bewusst sind. Oft treten wir sie im Wortsinn mit Füßen, wachsen sie doch an jedem Wegrand, in Pflasterritzen, auf Wiesen.

Breitwegerich wächst da, wo wir gehen. Er hält unseren Tritten stand und zeigt uns so seine große Widerstandskraft. Auch seine beiden Wegerichbrüder, Spitz- und Mittlerer Wegerich, sind kraftvoll und zäh.

Die Gattung der Wegeriche umfasst etwa 200 Arten, die alle krautig, mehrjährig und winterhart sind. Es wird angenommen, dass alle Wegericharten ähnliche Inhaltsstoffe und Heilwirkungen aufweisen, obwohl in Kräuterbüchern meist nur der Spitzwegerich erwähnt wird. Ich möchte deshalb auf alle drei Arten eingehen.

UNTERSCHEIDUNG DER WEGERICHARTEN

Der Unterschied zwischen Spitz- und Breitwegerich erschließt sich sofort:

Die Blätter des **Spitzwegerichs** *(Plantago lanceolata)* strecken sich schmal, lang, lanzettlich gen Himmel, sie besitzen gut erkennbare, parallel verlaufende Blattadern. Sein Blütenstiel ist kantig und lang, oft ragt er über die Blätter hinaus. An der Spitze des Stiels sitzt eine kurze, kugelige bis eiförmige Ähre mit winzigen weiß-gelblichen Blüten; die gesamte Ähre mit Blüten hat einen intensiven, feinen Pilzgeschmack.

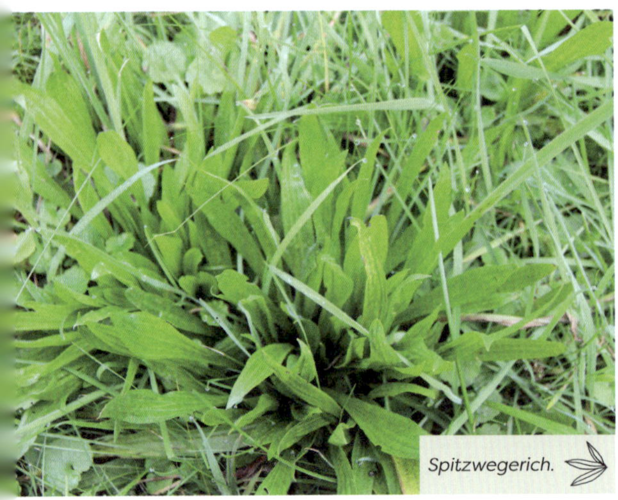

Spitzwegerich.

Der **Breitwegerich** *(Plantago major)* hat bis zu handtellergroße, runde bis ovale Blätter, mit dicken Blattadern an der Rückseite, die in einer bodenständigen Rosette angeordnet sind. Zieht man ein Blatt der Länge nach auseinander, bleiben die feinen Adern wie Fäden stehen. Zwar ist das bei allen Wegerichen so, beim Breitwegerich mit seinen extradicken Blattadern aber besonders eindrucksvoll. Die Blüten sitzen dicht an dicht entlang eines relativ kurzen Stiels, der aus der Mitte der Rosette senkrecht emporwächst.

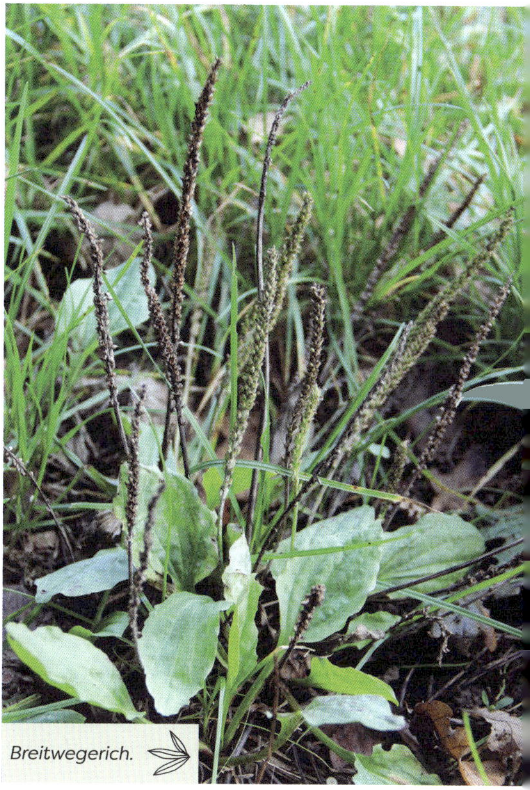

Breitwegerich.

Den Breitwegerich nennt man auch den »Wegbegleiter der Wanderer«. Unermüdlich hält er allen Tritten der Wanderschuhe stand, beweist eine extreme Unempfindlichkeit gegen Druck und war früher bei Wanderern beliebt als natürliches Blasenpflaster. Man kann ihn auch vorbeugend als Einlage verwenden: einfach ein bis zwei größere Blätter auf die empfindlichen Stellen am Fuß legen, gut sitzende Socken darüberziehen und losmarschieren. Durch die Bewegung und Wärme lösen sich die heilenden und entzündungshemmenden Stoffe aus der Pflanze und verhindern so oft ein Wundlaufen. Speziell bei neuen Schuhen, die erst eingelaufen werden müssen, habe ich gute Erfahrungen mit einem Wegerichpflaster gemacht.

Die Blätter des **Mittleren Wegerichs** *(Plantago media)* sehen tatsächlich aus wie ein Mittelding zwischen Breit- und Spitzwegerich: Sie sind breiter als die des Spitzwegerichs und länger als die des Breitwegerichs, und sie sind locker behaart. Seine Blütenstände erinnern an die des Spitzwegerichs: langer, kahler Blütenstiel, Blütenstand zylindrisch, weiß mit langen violetten Staubfäden (Fotos Seite 268 und 279).

Alle Wegeriche besitzen annähernd die gleichen Inhaltsstoffe und sind ähnlich zu verwenden. Sie haben ein breites Wirkspektrum in Bezug auf die Haut, die Atemorgane und das Verdauungssystem. Wegeriche werden äußerlich und innerlich zu Heilzwecken angewandt, aber auch in der Küche sind sie vielseitig einsetzbar.

WIDERSTANDSFÄHIGKEIT IN SCHÖNSTER FORM

Die Hauptsaison für Wildpflanzen, Mai bis Oktober, fällt mit meiner Almzeit zusammen, deshalb finden viele meiner Erlebnisse mit unseren Wildkräutern auf der Alm statt. Doch alle Pflanzen, die ich beschreibe, wachsen nicht nur hier in den Bergen, sondern auch im Tal – eventuell ein bisschen zeitverschoben.

Auf einer Höhe von 1500 bis 1800 Metern hier in den Alpen wachsen die Wildpflanzen aufgrund der niedrigeren Temperaturen, des rauen Klimas und der mageren Böden langsamer, sie blühen später und sind kleiner.

Wenn im Tal schon die Löwenzahnwiesen gelb leuchten, dann bin ich froh, wenn auf der Alm schon die ersten Blättchen geerntet werden können. Zwar ist die Auswahl an Wildpflanzen hier nicht so breit wie im Tal, dafür sind die vorhandenen umso stärker und widerstandsfähiger. Ich erlebe im Grunde zweimal das Frühjahr und zweimal den Herbst. Wenn hier auf dem Berg im September schon der erste Schnee gefallen ist, erlebe ich nach dem Almabtrieb im Tal das Kontrastprogramm: üppige, farbenfrohe herbstliche Vegetation, die mich überwältigt, die mir spontan fast zu viel ist.

Ende September sind die Almweiden abgegrast, die Tiere freuen sich auf den warmen Stall zu Hause und auf volle Futtertröge – kein mühsames, stundenlanges Zupfen mehr an den letzten Grashalmen. Dieses Jahr ist die Weide wirklich »zu Ende«, wie wir Almleute sagen. Wenig Niederschläge und viele warme, heiße Sonnentage hinterlassen ihre Spuren an der Vegetation.

Umso mehr bin ich erstaunt, dass ich in diesem kargen Herbst in den Bergen immer noch frische Blätter von Spitzwegerich, Schafgarbe und Frauenmantel finde. Kraftvoll, noch sattgrün, überstanden sie auch die letzten schneereichen und eisigen Tage. In den Bergen kommt es Ende September nicht selten zu Schneeeinbrüchen. Doch selbst sie können den wetterfesten Wildpflanzen nichts anhaben. Ihre unheimliche Kraft und Ausdauer gibt mir ein gutes Gefühl und schenkt mir Sicherheit.

HISTORISCHES

Die Wegeriche wuchsen bei uns schon in der Steinzeit. Seit diesen Zeiten haben die Menschen sie gegessen und als Heilkräuter genutzt. Die breiten Blätter des Breitwegerichs folgten den siedelnden Menschen buchstäblich auf Schritt und Tritt. Denn wie wir gesehen haben, sind sie trittfest und wachsen hartnäckig da, wo Füße, Hufe und Wagenräder Konkurrenzkräutern den Garaus machen; zudem haben sie Samen, die kleben, wenn sie feucht werden. An Füßen, Schuhen, Kleidung und Tierfellen haftend verbreiteten sich die Wegeriche, und den Entdeckern der Neuen Welt folgten sie schließlich auch über die Ozeane. Die indigenen Bewohner Nordamerikas ebenso wie die Neuseelands nennen insbesondere den Breitwegerich deshalb »Fußstapfen des weißen Mannes«.

Auch der botanische Gattungsname *Plantago* nimmt darauf Bezug: *planta* ist lateinisch und heißt nicht nur »Pflanze«, sondern auch »Fußsohle« – nach dem bevorzugten Standort des Wegerichs, der breiten Form der Blätter und der Tatsache, dass man diese früher, wie schon erwähnt, als Schuheinlage verwendet hat, zum Schutz vor Blasen. Auch der deutsche Name »Wegerich« entstand wegen seiner auffälligen »Wegelagerei«: Alt- und mittelhochdeutsch *rihhi/rich* bedeutete »Herrschaft, beherrschtes Land« – unser heutiges Wort »Reich« – und bezeichnet den Wegerich also als »König des Weges«.

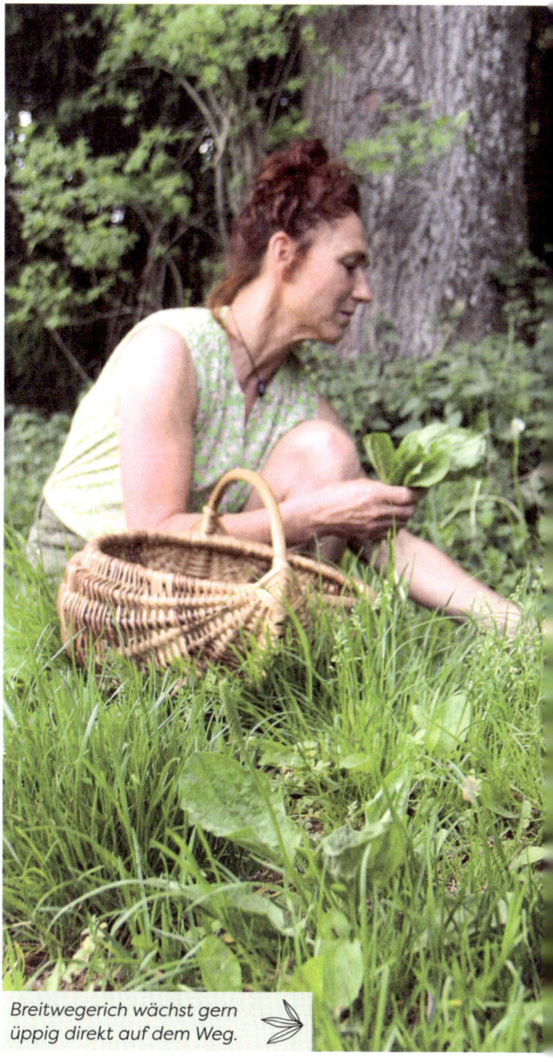

Breitwegerich wächst gern üppig direkt auf dem Weg.

Wieder einmal eine Heilpflanze, die da wächst, wo man sie braucht. Als wichtiger, vielleicht wichtigster Blutstiller früherer Zeit wird der Wegerich in den Kräuterbüchern aller Zeiten erwähnt. Welche Art jeweils genau gemeint ist, weiß man bei den alten Schriften nicht so genau, weil meist nur von »Wegerich« die Rede ist. Die Blätter legte man nicht nur als Ganzes auf, man kaute sie auch zu Brei oder stampfte sie und trug so die freigesetzten Pflanzensäfte direkt auf die Wunden auf. Auch innerliche Blutungen suchte man mit dem Verzehr des Krautes oder einem Absud zu kurieren – gerade Frauen setzten auf den Wegerich bei heftigen Wochenbett- oder Menstruationsblutungen. Bis weit ins Mittelalter hielt sich sogar der Glaube, dass eine gebärende Frau nur ein Breitwegerichblatt in der Hand halten müsse, um davor geschützt zu sein.

Auch die vielen Wurzeln der Wegeriche haben die Fantasie der Menschen seit jeher angeregt. So hieß es schon bei Dioskurides im Rom des 1. Jahrhunderts, dass drei Wegerichwurzeln mit drei Bechern Wein und ebenso viel Wasser gegen das dreitägige Fieber helfen, vier Wurzeln gegen das viertägige Fieber. Als Amulett hängte man sich die Wurzeln ebenfalls schon vor 2000 Jahren um den Hals, und in den Jahrhunderten der Pest sollte die um den Hals getragene Wegerichwurzel »gegen die Pestilenz«[23] helfen, wenn sie zwischen den zwei Frauentagen ausgegraben wird, also Mariä Himmelfahrt (15. August) und Mariä Geburt (8. September). 77 Wurzeln soll der Wegerich haben, hieß es, an anderer Stelle sogar 99 Wurzeln, und eine jede vertreibe »ein Fieber«. Deshalb müsse man dem Patienten alle Wurzeln verabreichen, weil man nicht wisse, welche Wurzel gegen welches Fieber wirke. Im Österreich ob der Enns waren bis vor gut 100 Jahren die »Fieberpackerl« beliebt, bei denen man drei Wegerichwurzeln zusammen mit 72 Buchsbaumblättern – einer alten Zauberpflanze – in ein Leinensäckchen nähte, dem Kranken abends um sieben Uhr um den Hals band und um sieben Uhr morgens wieder abnahm. Das Packerl sollte das Fieber über Nacht wegnehmen. Und mit einer ins Ohr gesteckten Wegerichwurzel versuchte man Zahnschmerzen auszuleiten – bitte nicht nachmachen!

Noch heute haben die Kinder ihre Freude daran, die Breitwegerichblätter auseinanderzuziehen und zu zählen, wie viele Fäden aus den Blätterhälften hängen. Das soll dann je nach Spiel bedeuten, wie viele Kinder man bekommt oder wie viele Freunde man schon geküsst hat.

SAMMELN UND VERWENDEN

Am besten benutzt man junge, zarte Blätter, vor allem von April bis Juni/Juli, da ältere Blätter zäh und fasrig werden. Bis in den Herbst hinein kommen aber immer wieder junge Blätter hervor, besonders auch an den schon abgeernteten Stellen.

Die weichen, jungen Knospen und Blütenstände sind eine Delikatesse von Mai bis Juli. Man kann sie einfach im Vorbeigehen knabbern, in Salate geben oder in

Öl anbraten. Später im Jahr, wenn die Samen ausgereift sind, können die kugeligen Blüten-/Samenstände des Spitzwegerichs im Ganzen und die Samen von Breit- und Mittlerem Wegerich abgerebelt verwendet werden – entweder in Gemüsegerichten oder Omeletts oder auch übers Müsli gestreut. Zum Trocknen für den Wintervorrat ernte ich die braunen reifen Samenstände. Hier sind besonders diejenigen des Breitwegerichs ergiebig: lange, satte Samenstände, die mit der Hand leicht vom Kolben abzustreifen sind. Zum Trocknen lege ich sie, wie die Brennnesselsamen, auf ein mit Backpapier ausgelegtes Blech oder Gitter und stelle sie für einige Tage an einen warmen Platz. So bieten sie uns einen eiweißreichen, gesunden Wintervorrat und können, ähnlich wie die Brennnesselsamen, in Müsli oder auch Brotteig und herzhaftes Gebäck gemischt werden.

Zum Trocknen bzw. Konservieren der Blätter empfiehlt es sich, sie vor Ausbildung des Blütenstandes zu ernten, um den höchsten Wirkstoffgehalt sicherzustellen. Die Blätter werden in dünner Schicht auf Gitterhorden oder Leinentüchern ausgelegt und an einem warmen Ort zügig getrocknet, da sich ansonsten schwarze Flecken auf ihrer Oberfläche bilden können. Man kann die Blätter auch im Dörrapparat trocknen, dabei sollte die Temperatur maximal 40 °C betragen, da das Laub sonst schnell braun wird. Das getrocknete Pflanzengut anschließend in Gläser füllen und dunkel aufbewahren.

Spitzwegerich passt gut in selbstzusammengestellte Kräuterteemischungen, kann aber auch pur als Tee aufgegossen werden.

Auch nach dem Erscheinen der Blütenstände können die Blätter natürlich noch in der Küche verwendet werden. Aber der ideale Zeitpunkt zur Ernte für Tees und Tinkturen ist vor der Blüte.

GESUNDHEIT UND HEILEN

Beim Abnehmen bietet die Heilpflanze eine tolle Unterstützung. Es empfiehlt sich eine 3-wöchige Teekur mit drei Tassen Tee täglich, um den Stoffwechsel anzuregen. Zusätzlich täglich die Blätter in den Speiseplan einbauen.

In frischen Salaten gegessen stärken Wegerichblätter, -samen und -blüten uns in der Rekonvaleszenz nach langer Krankheitsphase.

ANWENDUNG

Innerlich

Bei Formen von Durchfall als Teekur; Linderung bei Lungen- und Atemwegserkrankungen wie Erkältung, Husten; regt stark die Selbstheilungskräfte an; bei Entzündungen im Mund-Rachen-Raum; beruhigend auf den Magen-Darm-Trakt, bei Entzündungen der Harnwege.

HAUPTWIRKSTOFFE

Kieselsäure über 1 %, Aucubin ca. 2–3 % (natürliches Antibiotikum), Schleim- und Bitterstoffe, Flavonoide, Gerbstoffe, Saponine, Vitamin C und B-Vitamine sowie Kalium und Zink

HEILWIRKUNG

antibakteriell, abschwellend, adstringierend, blutstillend, entzündungshemmend, leberschützend, immunstimulierend, schleimlösend, reizmildernd, blutreinigend, verdauungsfördernd und wundheilend

Äußerlich

Frischer Saft der Blätter bei Verbrennungen, Geschwüren, offenen oder eitrigen Wunden, Insektenstichen; Auflagen mit frischen, gequetschten, zerriebenen Blättern; schließt Wunden durch seine Gerbstoffe.

Als »Wiesenpflaster«: Dabei zerquetsche ich die Blätter mit den Fingern oder nehme sie in den Mund und kaue sie kurz, um die Pflanzenstruktur aufzubrechen, dann lege ich sie auf die Wunde oder auf einen Insektenstich.

Als erste Hilfe zur Blutstillung: Blätter zerreiben oder kauen und auf die Wunde legen.

Eine weitere Möglichkeit bei Verletzungen, falls keine frischen Blätter zur Hand sind: Wundauflagen mit einem teegetränkten Baumwoll- oder Leinentuch. Dazu bereitet man einen Teeauszug aus getrockneten Blättern, tränkt das saubere Tuch und legt es, noch leicht warm, auf die betroffenen Stellen.

TIPP

Akute Zahnfleischentzündung oder Zahnschmerzen kann man versuchen zu lindern, indem man frische Wegerichwurzel kaut.

Interessant finde ich, dass Breitwegerich als Zugabe in Tabak helfen soll, sich das Rauchen abzugewöhnen. Bei anderen Pflanzen, wie dem Oregano, wird die Pflanze als Aromastoff bzw. Antidot zur Mischung von Tabak sogar empfohlen, der Breitwegerich als Zugabe soll eine Pflanze »zum Abgewöhnen« sein.

KÜCHE UND REZEPTE

Der Wegerich besitzt pilzig-nussig-aromatische, leicht bittere Blätter und Samen, ihr Geruch ist sehr schwach.

Blätter und Blütenköpfe kann man gut als Zutat in Salate, Pestos und in Smoothies geben, Breitwegerich macht sich auch sehr gut gegart in Gemüsegerichten und Suppen.

Bei den Samen: einfach die ganzen Köpfchen essen, entweder pur als Snack oder als feine pilzige Zugabe in jeglicher Art von Gerichten.

Blüten sind am schmackhaftesten, bevor sie aufblühen und ihre weißen Staubbeutel bilden.

Die Wurzel verzehrt man besten angedünstet oder gebraten, gemischt mit Wurzelgemüse etwa als Ofengemüse.

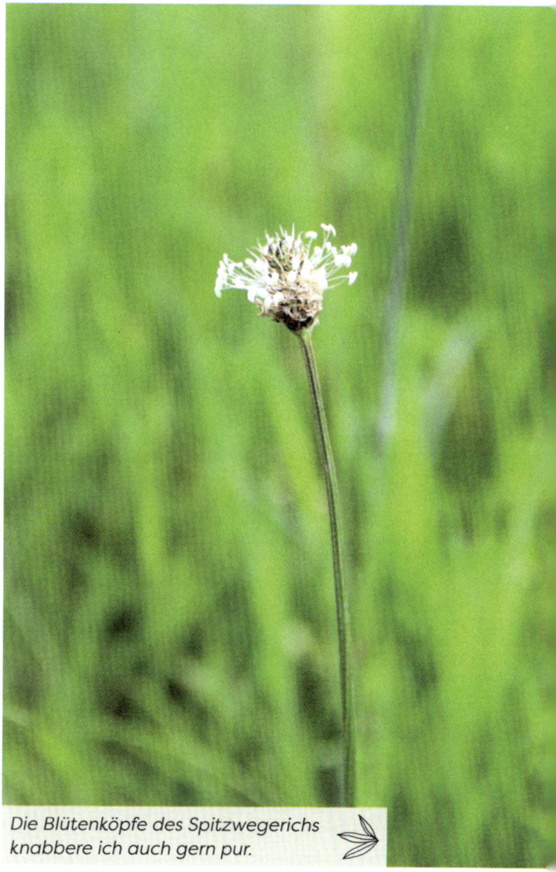

Die Blütenköpfe des Spitzwegerichs knabbere ich auch gern pur.

TIPP

Die Samen der Wegeriche, besonders des Breitwegerichs mit seinen gut gefüllten Samensträngen, sind unsere heimischen Flohsamen. Der Indische Flohsamen (Plantago indica), *den wir im Bioladen kaufen, ist nämlich nichts anderes als eine Wegerichart. Mit den Samen unserer heimischen Wegericharten können wir ebenso die Darmtätigkeit unterstützen. Wenn man die Samen kaut, spürt man, wie sich die Schleimstoffe lösen und die Samen im Mund aufquellen – eine hervorragende Unterstützung für unseren Verdauungstrakt, eine gute Ballaststoffquelle, anregend für die Darmperistaltik.*

Spitzwegerichwasser

Morgens einige Spitzwegerichblätter in einen Krug mit frischem Quell- oder Heilwasser geben, auch gut mit anderen Pflanzen wie Gänseblümchen, Minze und Melisse kombinierbar. Das Wasser über den Tag hinweg trinken. Ich lasse die Pflanzenteile im Wasser, bis der Krug leer ist, um in den Genuss möglichst vieler ausgezogener Pflanzenstoffe zu kommen.

★ Das Wasser ist ein Immunbooster, der uns gut durch den Tag trägt. Lebendiges Wasser ist ein exzellenter Informationsträger, und somit gehen die wertvollen Inhaltsstoffe und die Lebensenergie der Pflanzen in Wasser über und werden direkt in den Wasserhaushalt unseres Körpers eingeschleust.

Spitzwegerichhonig

1 1 Handvoll frische Spitzwegerichblätter klein schneiden und in flüssigen, guten Imkerhonig geben, optional noch ein paar Fichtenspitzen oder Spitzwegerichblüten dazugeben.

2 1–2 Wochen ziehen lassen, in einem groben Sieb abgießen, Sieb mit warmem Wasser auswaschen und dieses Honigwasser trinken, der Spitzwegerichhonig kann wie normaler Honig verwendet werden.

3 Bei ersten Erkältungsanzeichen gönne ich mir täglich 1–3 TL.

Wegerichtinktur

1 Frische Blätter in feine Streifen schneiden, ein Schraubglas zu ⅔ damit befüllen und mit 38%igem Schnaps auffüllen, 4 Wochen an einem dunklen Ort ziehen lassen.
2 Nach Bedarf bei »Anflug« eines Infektes 20–30 Tropfen auf ein Glas Wasser schluckweise trinken, um den Körper an seine Selbstheilungskräfte zu erinnern und diese zu aktivieren.

★ Der Wegerich gilt als Hüter des Heilweges, er mindert die Angst vor dem Tod.

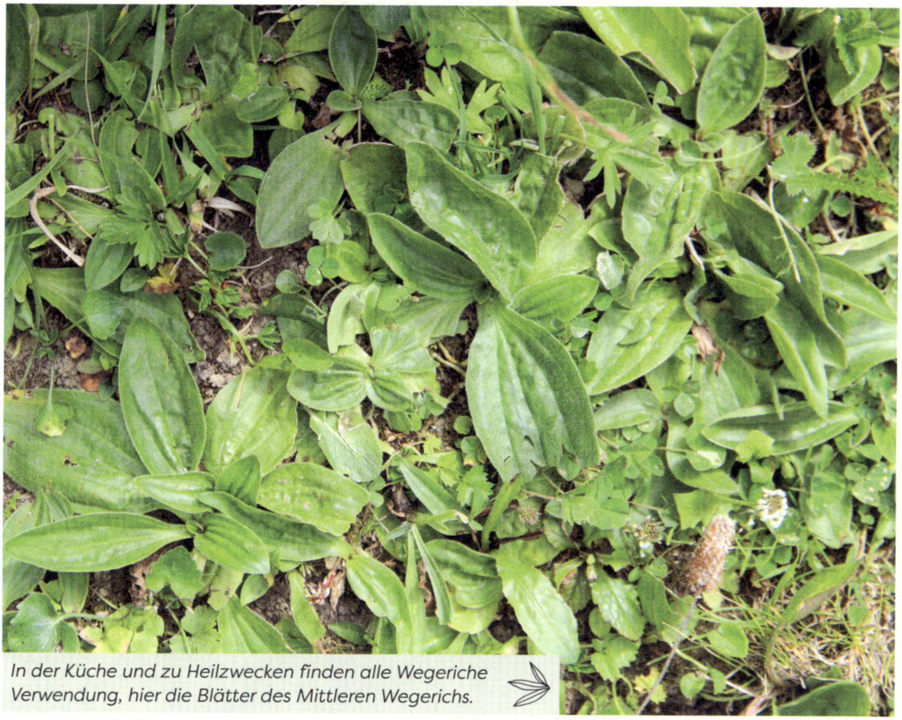

In der Küche und zu Heilzwecken finden alle Wegeriche Verwendung, hier die Blätter des Mittleren Wegerichs.

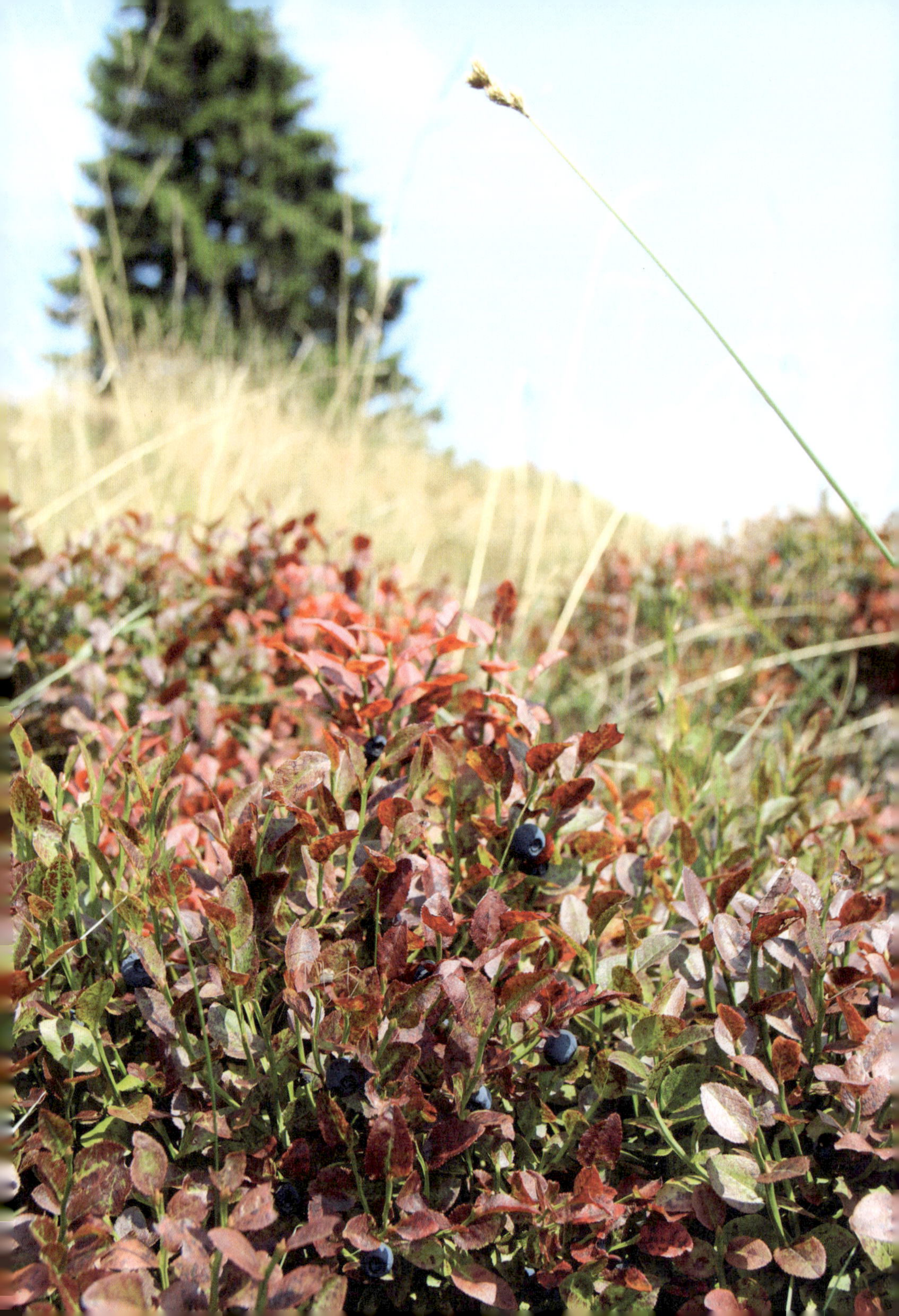

HEIDELBEERE

(Vaccinium myrtillus)

GEHÖRT ZUR Familie der Heidekrautgewächse *(Ericaceae)*

ANDERE NAMEN Schwarzbeere, Blaubeere, Taubeere
STANDORT humose, luftdurchlässige, saure Böden, Wald-, Heide- und Moorlandschaften
WAS WIRD GESAMMELT Beeren und Blätter
SAMMELZEIT Juni–September

WIE KONSERVIEREN BZW. VERWENDEN Heidelbeeren roh, getrocknet, gekocht als Marmelade/Kompott, einkochen, einfrieren, in Kuchen, Gebäck, Desserts, getrocknet zum Kauen, als Tee, Heidelbeerblätter als Tee

---

> **HAUPTWIRKSTOFFE**
> *Antioxidantien, Provitamin A, B-Vitamine, Vitamin C und E; Kalium, Kalzium, Magnesium und Phosphor; Zink und Eisen; Flavonoide, Anthocyane, Karotinoide; Gerbstoffe; Fruchtsäure*
>
> **HEILWIRKUNG**
> *antioxidativ, adstringierend, entzündungshemmend, blutstillend, harntreibend, immunstärkend, verdauungsfördernd und wundheilend*

Essbare wilde Beeren werden meist Waldbeeren genannt, obwohl sie nicht alle im Wald wachsen. Ich nenne sie hier deshalb Wildbeeren. Dazu gehören zum Beispiel Brombeeren, Himbeeren, Schlehen, Hagebutten und Vogelbeeren, Walderdbeeren, Preisel- und Heidelbeeren, Holunderbeeren, Sanddorne, Weißdorne, Berberitzen und Wacholderbeeren.

Ich liebe alle diese Beeren, werde hier aber nur die ausführlicher vorstellen, die in meiner Umgebung und auf der Alm wachsen. Während man im hohen Norden reichlich Sanddorn findet, gibt es bei uns in den bayerischen Voralpen etwa reichlich Heidel- und Preiselbeeren. Neben diesen beiden widme ich mich hier noch der Schlehe und der Vogelbeere. Holunder und Wacholderbeere haben eigene Kapitel bekommen.

Was alle essbaren Wildbeeren gemeinsam haben, sind ihr großer Nährstoffgehalt (siehe Kasten oben) und ihr hervorragender, intensiver Geschmack, besonders im Vergleich zu vielen ihrer Kulturpflanzenschwestern. Sie wachsen auf sehr nährstoffreichen, gesunden Böden, was sich dann natürlich auch auf die Frucht auswirkt. Sie werden nicht gedüngt, nur vom Regen gegossen, müssen Trockenperioden, Wind und starken Regenfällen trotzen, was sie widerstandsfähig und vital macht. Diese Eigenschaft, sich an widrigste Bedingungen anzupassen, macht die Wildpflanzen auch für Mensch und Tier so wertvoll. Die Gewächse entwickeln Schutzstoffe unter anderem gegen zu starke UV-Bestrahlung und gegen allerlei Fressfeinde. Der Genuss solcher starker Pflanzen stärkt auch unseren Körper, beschenkt uns mit einem Teil dieser Widerstandsfähigkeit, sodass auch wir uns den Herausforderungen in unserem Leben besser stellen können.

Heidelbeeren waren für mich schon als ganz kleines Kind etwas Besonderes. Wir hatten daheim einen großen Obstgarten mit den unterschiedlichsten Apfel- und Birnensorten, Zwetschgen- und Pflaumenbäumen, es gab Weintrauben und Johannisbeeren in Fülle. Mein Vater hatte auch einen Heidelbeerstrauch gepflanzt, und er pflegte ihn mit viel Liebe. Doch davon durfte keines von uns drei Geschwistern ohne Erlaubnis naschen – natürlich stibitzten wir doch schon mal heimlich die eine oder andere Beere, aber wir sollten uns nicht dabei erwischen lassen.

Heidelbeeren und Blaubeeren sind absolut dasselbe. Der Unterschied liegt nur in der Region, in der sie wachsen: Im Ruhrgebiet heißen sie Blaubeere, Rheinländer nennen sie Heidelbeere, die Oberpfälzer Schwarzbeere, und bei uns in der Region spricht man von »Daubern«, Taubeeren.

Ein großer Unterschied besteht jedoch zwischen Wild- und Kulturheidelbeeren. Diese weichen in Geschmack, Aussehen und Nährwert voneinander ab. Die im Supermarkt angebotenen Kulturheidelbeeren stammen nicht von der in Europa heimischen Beere ab, sondern von der Amerikanischen Heidelbeere *(Vaccinium corymbosum)*. Deren Fruchtfleisch ist fast weiß und färbt Zunge und Lippen nicht blau. Sie ist größer, süßer und hat einen viel niedrigeren Nährstoffgehalt als ihre wilde, kleine Schwester. Diese schmeckt säuerlicher, aber immer noch angenehm süß, mit dunklem Fruchtfleisch, das unsere Finger, Zähne und den Mund schön blau färbt. Die Beeren sind blauschwarz und mit hellblau-grauem Reif überzogen, die ovalen Blätter am Rand fein gesägt. Die zarten grünen Blüten, oft etwas rötlich angelaufen, sehen fast wie kleine Glöckchen aus.

Die wilde Heidelbeere, ein Zwergstrauch, wird bis zu 30 Jahre alt und vermehrt sich überwiegend über Ausläufer. So kann eine Mutterpflanze mit ihren »Kindern« bis zu 1000 Quadratmeter besiedeln. Bis in Höhenlagen von über 2000 Metern fühlt sich diese Beere wohl. Wenn ich vor unserer Almhütte, dem Hochleger, sitze, blicke ich auf Berghänge voll von Heidelbeersträuchern ab 1600 Metern bis zu den Gipfeln auf etwa 1800 Metern. Wenn man bedenkt, dass diese vielleicht aus nur wenigen Mutterpflanzen bestehen, dann ist das für mich ein wahres Wunder der Natur.

Auch unsere Rinder grasen sich gerne durch die ausgedehnten Heidelbeerfelder und kommen dann mit ihren blau verschmierten Mäulern an der Hütte vorbei.

HISTORISCHES

Paracelsus nutzte die Blaubeere als vor Giften schützendes Mittel und ihr Öl als Arznei gegen Gelbsucht. Ebenfalls im Mittelalter meint Hildegard von Bingen eindeutig die Heidelbeere, wenn sie von »den Waldbeeren« spricht, »die man auch heydelbeeren nennt und die schwarz sind«. Der kräuterkundige Arzt Hieronymus Bock im 16. Jahrhundert weiß, dass man aus den Heidelbeeren einen Sirup gegen langwierigen Husten und »versehrte Lungen« herstellt, und er beschreibt, dass Maler und Färber die blaue Farbe der Beeren schätzen, die ja ansonsten in der Natur nicht so oft verfügbar ist.

Später, bis ins 20. Jahrhundert hinein, verwendete man die Heidelbeere in der Volksmedizin vor allem gegen leichten Durchfall, auch bei Kindern, die die wohlschmeckenden Beeren ja gerne essen. Bis vor wenigen Jahrzehnten gab es in den wald- und heidelbeerreichen Gebieten, etwa im Bayerischen Wald, Scharen von Heidelbeerpflückern, die in die Wälder ausschwärmten und ihr Sammelgut an die Aufkäufer der Marmeladenhersteller verkauften. Es existieren noch viele Spottlieder über diese »Schwarzbeerleute«, denn es waren vor allem arme, kinderreiche Familien, die sich so ein Zubrot verdienten. Die Kinder beim Schwarzbeerpflücken, auch das ist überliefert, legten neun Stück in einen hohlen Baum, damit sie beim Sammeln reiche Ausbeute machten – vermutlich die Reste eines uralten Opfers an die Erdgeister. Und in Oberösterreich erzählte man sich, die Beeren würden da wachsen, wo die Eingänge zu den Wohnungen der Zwerge lägen. Diese würden unterirdisch reiche Goldschätze hüten, um die böse Geister sie beneiden. Deshalb erbarmte sich der kleine Heidelbeerbusch einst und versprach ihnen, die Schätze zu verbergen.

GESUNDHEIT UND HEILEN

Wildheidelbeeren sind im Vergleich zu ihren kultivierten Verwandten reich an Anthocyanen. Sie schützen die Frucht vor UV-Licht. Es handelt sich dabei um Pflanzenfarbstoffe, welche sowohl in der Schale als auch im Fruchtfleisch enthalten sind. Bei den Kulturheidelbeeren findet man sie nur in der Schale und deshalb in wesentlich geringerer Menge. Anthocyane befinden sich in größerer Konzentration in allen tiefblauen Früchten, etwa auch in Schlehe, Holunder und Brombeeren. Diese Farbstoffe verursachen beim Verzehr auch die Blaufärbung von Fingern, Zunge und Zähnen. Sie versorgen unseren Körper mit einem effektiven Rundumschutz vor den verschiedenen Zeichen vorzeitiger Alterung. Anthocyane zählen zu den stärksten Antioxidantien, die freie Radikale neutralisieren und somit unsere Zellen schützen und gesund erhalten. Sie bewahren unsere Leber vor Einlagerungen von Fett und wirken lindernd bei Magen-Darm-Beschwerden.

Dieser Zellschutz durch die sekundären Pflanzenstoffe hat auch positive Auswirkungen auf die Elastizität unserer Blutgefäße. Anthocyane hemmen die Entzündungsbereitschaft in unserem Körper und beugen somit alterungsbedingten Zellschädigungen vor. Den Heidelbeeren wird auch eine Heilkraft für unser Sehvermögen nachgesagt, insbesondere auf die Sehkraft bei Nacht.

GETROCKNETE HEIDELBEEREN

Heidelbeeren lassen sich ganz einfach trocknen: auf Backpapier einlagig in einem luftigen Raum einige Tage liegen lassen.

Interessant ist die gegensätzliche Wirkung von getrockneten und frischen Heidelbeeren: Frische Beeren wirken in größeren Mengen abführend, während die getrockneten Früchte bei leichten Durchfallerkrankungen eingesetzt werden. Verantwortlich dafür ist der erhöhte Gerbstoffgehalt in getrockneten Früchten mit seiner adstringierenden (zusammenziehenden) Wirkung.

Die trockenen Beeren kann man auch bei leichten Entzündungen des Mund- und Rachenraumes verwenden. Einfach 1 TL getrockneter Beeren gut und lange im Mund kauen und dann hinunterschlucken.

Auch gegen Durchfall kann man die Beeren mehrmals täglich kauen oder einen Tee aus ihnen bereiten und mehrmals täglich trinken. Beide Varianten wirken meist in kürzester Zeit, schon nach 30 Minuten spüren viele eine Verbesserung.

HEIDELBEERBLÄTTER

In der Volksmedizin wurde der Tee aus den Blättern früher gerne bei leichten Durchfällen und zur Senkung des Blutzuckerspiegels bei Diabetikern verwendet.

Mittlerweile weiß man, dass sich in den Blättern das Glykosid Arbutin befindet, das bei Überdosierung leberschädigend sein kann. Es schützt die Pflanze vor Fressfeinden und ist auch in anderen Nahrungspflanzen enthalten, etwa in Birnen. Der Stoff steht unter dem Verdacht, kanzerogen (krebserregend) zu sein. Doch auch hier gilt der Spruch des Paracelsus: »Die Dosis macht das Gift.« Kleine Mengen, die wir zu uns nehmen, schaden nicht, sie werden über den Urin wieder ausgeschieden.

Für arbutinhaltige Drogen wurde folgender Hinweis formuliert: nicht öfter als fünfmal im Jahr und nur 1 Woche lang eine Teekur.

KÜCHE UND REZEPTE

Wer die Möglichkeit hat, vor seiner Haustür wilde Heidelbeeren zu sammeln, kann sich wirklich glücklich schätzen, da sie mit ihrer Heilkraft viele andere Früchte in den Schatten stellen. Kulturheidelbeeren sind wie gesagt nur eine Alternative mit Abstrichen, da der Gehalt an wertvollen Inhaltsstoffen sehr gering ist und die Pflanzen meist sehr schnell hochgezüchtet werden.

Im Winter kann man gut tiefgekühlte Wildheidelbeeren aus dem Supermarkt verwenden, die wesentlich nährstoffreicher sind als frische Kulturheidelbeeren.

Eine weitere Möglichkeit bietet schonend getrocknetes Wildheidelbeerpulver, das man gut in verschiedenen Gerichten einsetzen kann, sozusagen ein natürliches Nahrungsergänzungsmittel. So habe ich die wertvollen Pflanzenstoffe, die ich in keinem Wintergemüse finde, in meiner täglichen Ernährung und kann mir an kalten Tagen den Sommer mit einem Heidelbeersmoothie ratzfatz in die warme Stube zaubern.

Heidelbeeren können, wie die anderen Wildbeeren, auf vielerlei Arten verarbeitet werden: frisch und getrocknet in Müsli und Joghurt, zu Pfannkuchen oder in Kuchen und Gebäck, als Marmelade, Saft oder Kompott.

Wer getrocknete Heidelbeeren in die Müslimischung gibt, erlebt im wahrsten Sinn sein blaues Wunder: Gibt man nämlich Joghurt oder Milch dazu, löst sich der Pflanzenfarbstoff, und das Müsli bekommt eine wunderbare blaue Farbe – Qualitätsmerkmal der wilden Heidelbeeren.

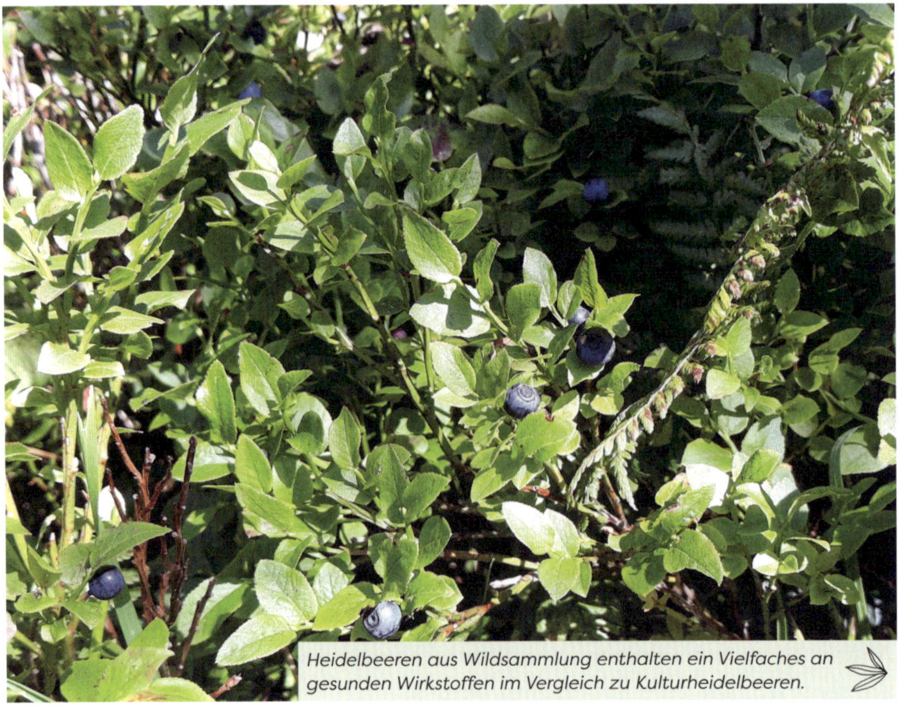

Heidelbeeren aus Wildsammlung enthalten ein Vielfaches an gesunden Wirkstoffen im Vergleich zu Kulturheidelbeeren.

Tee aus getrockneten Heidelbeeren

1 2 EL getrocknete Beeren in einem Topf mit 250 ml Wasser zum Kochen bringen, vom Herd nehmen und zugedeckt 10 Min. ziehen lassen.
2 Abseihen und trinken.
3 Bei Durchfall mehrmals täglich eine Tasse. Auch bei Durchfall von Säuglingen ab 6 Monaten geeignet – einfach lauwarmen Tee in Fläschchen oder Tasse geben. Achtung: Frische Heidelbeeren bewirken das Gegenteil – sie sind leicht abführend!

Heidelbeerblättertee

1 1 TL Heidelbeerblätter mit 250 ml kochendem Wasser übergießen und 5–10 Min. zugedeckt ziehen lassen.
2 Abseihen, auf Trinktemperatur abkühlen lassen und 2–3 Tassen täglich trinken.

★ Der Tee aus den Heidelbeerblättern kann leichte Formen des Diabetes lindern. Zudem hilft er gegen Entzündungen im Mund-Rachen-Bereich.
★ Den Tee nicht über einen längeren Zeitraum und nicht überdosiert trinken, da die Blätter das Glykosid Arbutin enthalten und bei langem Gebrauch und zu hoher Dosis leberschädigend wirken können.

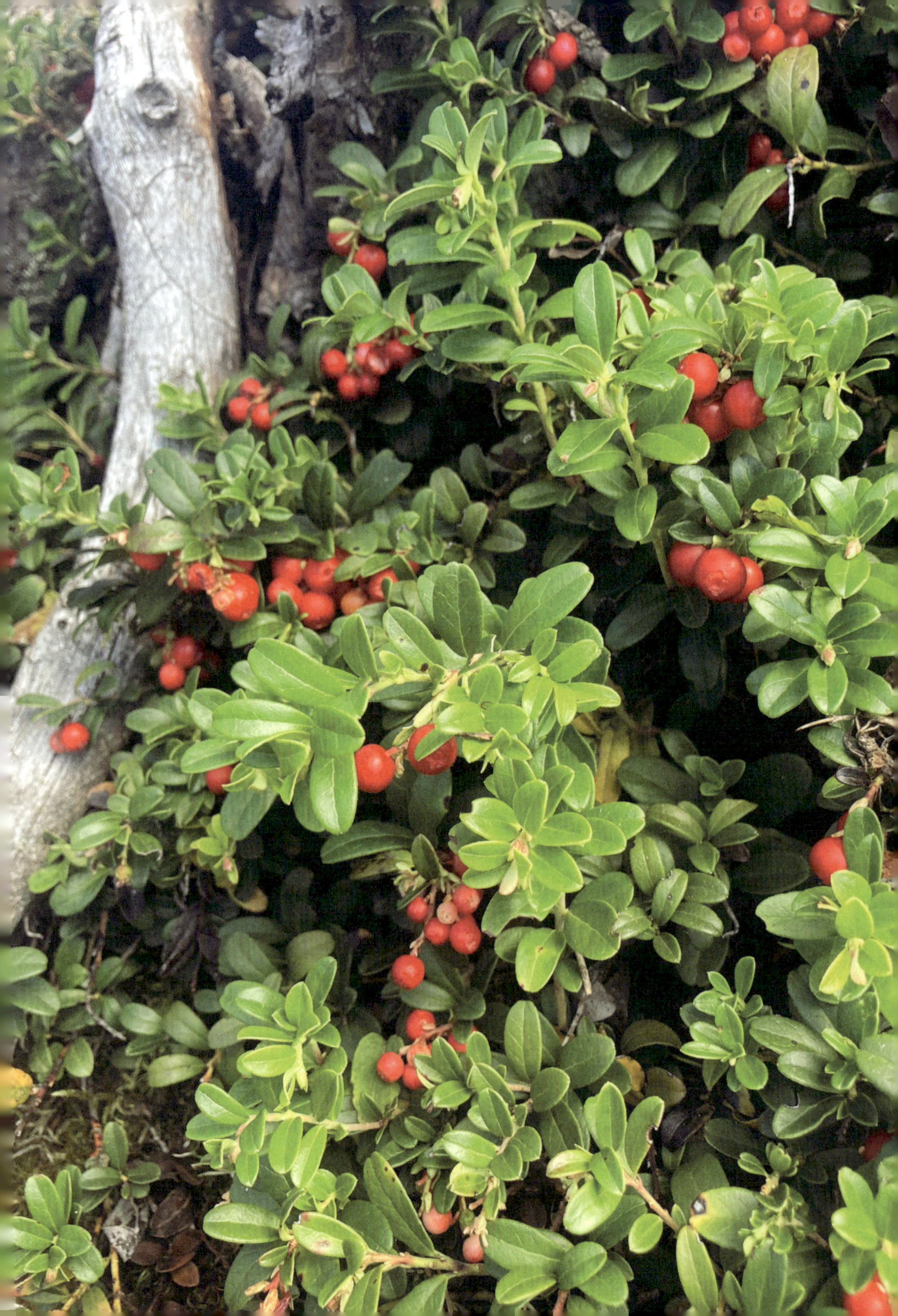

PREISELBEERE

(Vaccinium vitis-idaea)

GEHÖRT ZUR Familie der Heidekrautgewächse *(Ericaceae)*

ANDERE NAMEN Kronbeeren, Riffelbeeren, die Pflanze selbst auch als Wilder Buchs
STANDORT sandige, steinige, saure Böden, Moore, Fichten- und Kiefernwälder
WAS WIRD GESAMMELT Beeren
SAMMELZEIT Beeren August - Oktober

WIE KONSERVIEREN/VERWENDEN Preiselbeeren als Marmelade/Kompott, einkochen, einfrieren, in Pfannkuchen, Kuchen, Gebäck

---

Wenn wir an die Preiselbeere denken, kommt uns Schweden in den Sinn oder Finnland. Ein Großteil der bei uns in Gläsern und Dosen verkauften Kronbeeren wächst auf skandinavischen Waldböden. Sie sind aber auch in ganz Eurasien und Nordamerika zu finden. Äußerst kälteresistent gedeihen sie auch in etwas höheren Berglagen noch sehr gut.

Die einzelnen kleinen roten Beeren wachsen in Trauben zusammengefasst auf einem verästelten, immergrünen Zwergstrauch, der meist nicht höher als 30 Zentimeter wird. Die Früchte sind zu Beginn weiß und verfärben sich über den Sommer von hell- bis dunkelrot. Sie lieben alpine Höhenlagen und die Gesellschaft der Wildheidelbeere, mit der sie oft in einem engen Nebeneinander dem rauen Klima trotzen. Die Preiselbeere ist eine der wichtigsten Pflanzen für Schneehühner, da ihre Früchte auch im Winter noch an den Sträuchern hängen.

Preiselbeere ist nicht, wie oft angenommen, der deutsche Name der in Nordamerika beheimateten sogenannten »Kulturpreiselbeere«, der Cranberry. Dieser im Handel verbreitete irreführende Name führt häufig zu Verwechslungen. Die Cranberry oder Großfrüchtige Moosbeere *(Vaccinium macrocarpon)* ist keine Preiselbeere, auch wenn beide zur gleichen Gattung gehören, nämlich den Heidelbeeren *(Vaccinium)*.

Preiselbeeren sind deutlich kleiner und deutlich saurer als Cranberrys. Das ist der auffallendste Unterschied. Cranberrys erreichen fast die Größe von Kirschen und schmecken viel milder, weshalb sie wohl auch so erfolgreich vermarktet werden.

Die Preiselbeeren wachsen gerne zwischen Heidelbeeren, sodass man den Unterschied erst wirklich erkennt, wenn die Früchte reifen. Die beiden verwandten Pflanzen sind sich sehr ähnlich, erst bei genauerem Hinsehen kann man sie zuordnen: Die Heidelbeerblätter sind eiförmig mit fein gesägtem Blattrand und nicht behaart. Sie verfärben sich im Herbst wunderbar rötlich. Die Preiselbeerblätter sind elliptisch oder verkehrt eiförmig und immergrün – ein kompakter Zwergstrauch, dessen oberirdische Pflanzenteile flaumig behaart sind.

UNERWARTETE PREISELBEERSCHWEMME

Wilde Preiselbeeren sind für viele Menschen eine besondere Rarität. Auch in den Bergen wachsen sie nicht überall. In meinen elf Almsommern auf verschiedenen Almen fand ich zwar immer mal ein paar der Beeren, es waren aber nie so viele, dass sich das Einmachen gelohnt hätte. Die fünf, sechs Preiselbeerlein, die so schön rot zwischen den dunklen Heidelbeersträuchern herauslugten, wanderten gleich in den Mund.

Im vergangenen Sommer dann die Überraschung: Ende August erspähte ich zwischen den zahlreichen Heidelbeersträuchern viele kleine rote Beeren – Preiselbeeren, in einer Fülle, wie ich sie noch nie gesehen hatte.

Den Großteil der Ernte verarbeitete ich natürlich zu Marmelade, aber während des Pflückens liebte ich es, die Beeren roh zu essen. Wer sie zu sauer findet, zu herb, zu gerbstoffbetont, kann langsam beginnen. Unsere Geschmacksnerven lassen sich trainieren. Bauen wir wieder mehr Wildpflanzen und Wildbeeren in unseren täglichen Speiseplan ein, sodass unsere Zungen und Gaumen auch die Bitterstoffe und die Säuren der Wildbeeren wieder kennenlernen, verändert sich auch unser Geschmacksempfinden in eine positive Richtung. Bitterstoffe empfindet der Körper dann wieder als angenehmer, man merkt, dass es sich im Bauch gut anfühlt. Gleiches gilt auch für die natürliche Süße. Durch den vermehrten Verzehr von Wildpflanzen und -beeren werden uns übertrieben gezuckerte Nahrungsmittel aus konventioneller, industrieller Herstellung oft viel zu süß sein, und auch das Verlangen nach übersüßen Speisen wird sich mit der Zeit stark reduzieren. Und auch unser Magen- und Darmsystem können wir durch den vermehrten Verzehr von Wildbeeren und Wildpflanzen so trainieren, dass er Inhaltsstoffe wieder verstoffwechseln kann, mit denen ein der Natur entwöhnter Körper fast nichts mehr anzufangen weiß.

HISTORISCHES

Die Preiselbeere stach auch für unsere Vorfahren aus der Menge der anderen Beeren hervor. Weil sie im Gegensatz etwa zur Heidelbeere ihre grünen Blätter auch im Winter behält und weil immergrüne Pflanzen allein deshalb schon als besonders wichtige, vielleicht sogar »gesegnete« Gewächse galten, verwendete man die Zweiglein gerne zum Schmücken von Kreuzen und Heiligenbildern. Mancherorts band man sie auch in den Palmbuschen, der am Palmsonntag in die Kirche getragen wurde.

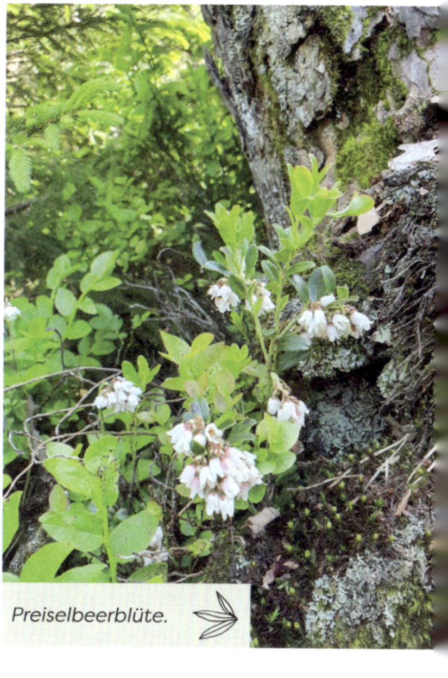

Preiselbeerblüte.

Eine in den österreichischen Bergen weitverbreitete Sage bezieht sich auf die Reste der vier Blütenkelche, die an der Beere zu erkennen sind und mit viel Fantasie ein Kreuz ergeben. Der Teufel, heißt es, wollte auch mal etwas erschaffen und erfand die »Grangelbeeren«, wie die Preiselbeeren in Tirol heißen. Er sprach aber den Fluch aus, dass ihm jeder, der eine solche Beere esse, verfallen sein solle. Das war dem lieben Gott gar nicht recht, und er zeichnete ein kleines Kreuz auf jede Beere und befreite sie so von dem Fluch.

Auch eine weitere Sage stammt aus den Bergen: Ein frommer Klausner soll einst die Muttergottes um Obst für die armen Gebirgsbewohner gebeten haben. »Da nahm Maria«, heißt es, »den Kranz ab, der ihr Haupt schmückte, löste ihn auf und streute ihn über die Berge, auf denen nun diese Beeren reichlich wuchsen.«[24]

SAMMELN

Preiselbeeren reifen ab etwa August bis in den Herbst hinein. Eigentlich heißt es immer, dass man nur die dunkelroten Beeren pflücken soll, doch ich mag die hellroten festen Früchte lieber als die reiferen, weicheren Exemplare, da sie noch mehr Bitterstoffe enthalten und frisch so schön im Mund zerplatzen. Sehr helle oder gar noch weiße Beeren haben aber noch kaum Aroma. Man sollte sie am Strauch hängen lassen, sie reifen nach und erfreuen dann andere Wanderer oder die Tiere.

GESUNDHEIT UND HEILEN

Die Preiselbeere gehört zu den effektivsten Mitteln für gesunde Harnwege. Die enthaltenen Tannine (Gerbstoffe) verhindern, dass sich schädliche Bakterien an der Blasenwand anheften. Dadurch wird das Wachstum der Bakterien gehemmt. Die Beeren wirken aber auch schon prophylaktisch, also vorbeugend. Auch bei Zahnfleischentzündungen oder Entzündungen der Mundschleimhaut zeigen sie ihre gute Wirkung, indem sie zur Zurückbildung dieser Infektionen beiträgt. Und der hohe Vitamin-C-Gehalt der Beeren stärkt zusätzlich unsere Abwehrkräfte.

Durch den hohen Anteil an Bitter- und Gerbstoffen kommen die scharlachroten Früchte jedoch leider kaum frisch, sondern meistens in zubereiteter – sprich gesüßter Form auf den Markt.

Die Preiselbeere hat ihre eigenen Haltbarmacher von Natur aus im Gepäck. Benzoesäure und Ascorbinsäure, beide in der Preiselbeere enthalten, verhindern das Wachstum von Bakterien und sorgen nicht nur für eine relativ lange Haltbarkeit der frisch geernteten, sondern auch der konservierten Beeren, sodass selbst kaltgerührte Marmelade bis weit ins nächste Jahr aufbewahrt werden kann. Der Gehalt an Zitronen- und Oxalsäure ist für den süß-sauren Geschmack der Preiselbeeren verantwortlich.

Vielen Menschen sind die Beeren in roher Form viel zu sauer, und auch als Marmelade zubereitet verlieren sie ihren herben Akzent nicht vollständig. Deshalb passen die Wildbeeren aus den Bergen besonders gut zu Wildgerichten.

Preiselbeeren lassen sich aber auch wunderbar einfrieren und dann im Winter weiterverarbeiten.

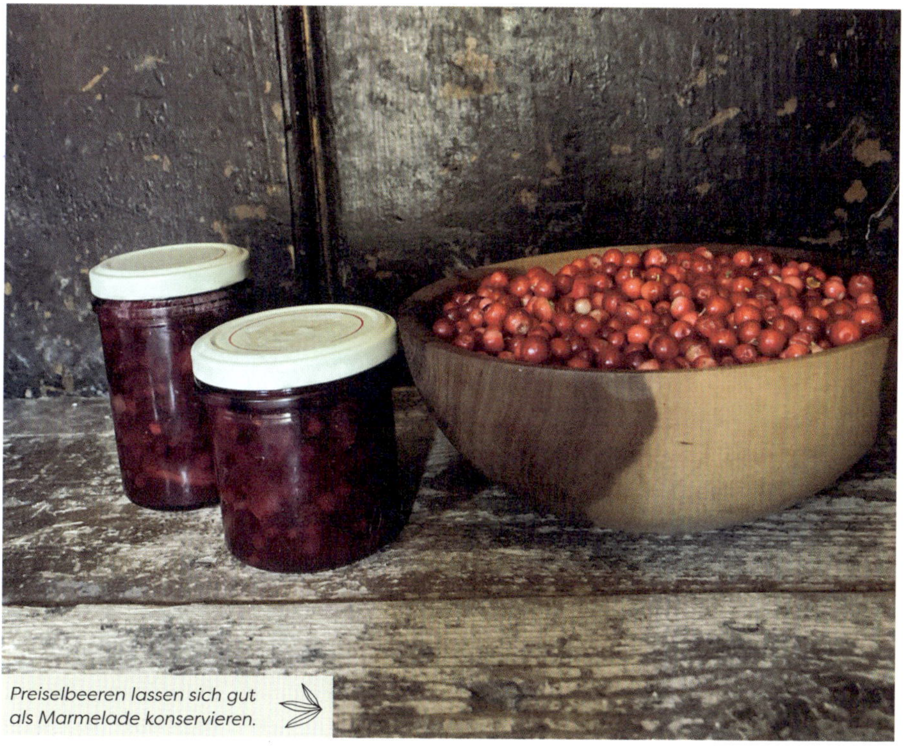

Preiselbeeren lassen sich gut als Marmelade konservieren.

Preiselbeermarmelade

500 g Preiselbeeren
200 g Gelierzucker 2 : 1
nach Belieben 1 EL Obstbrand oder Obstlikör

1 Preiselbeeren mit Gelierzucker mischen, einen beliebigen Obstlikör dazugeben und die Masse mindestens 1 – 2 Tage zugedeckt durchziehen lassen.
2 Die Preiselbeeren zum Kochen bringen, 3 – 4 Min. sprudelnd kochen lassen, dann die Marmelade in heiß ausgespülte Schraubgläser abfüllen und sofort zuschrauben.

★ Wer gerade eine süße, reife Birne zur Hand hat, gibt sie klein geschnitten dazu. Sie mildert die Säure und rundet die Marmelade köstlich ab.

Kaltgerührte Preiselbeermarmelade

500 g Preiselbeeren
300 g heller Rohrohrzucker
1 EL Zitronensaft
1 EL Rotwein oder Beerenlikör

Für Puristen: Alle Zutaten in eine Küchenmaschine mit Knethaken oder Flachrührer geben und auf kleinster Stufe etwa 30 Min. rühren. Dadurch löst sich das natürliche Pektin aus den Beeren und sorgt für eine gute Gelierung. Die Marmelade in heiß ausgespülte Gläser füllen und kühl lagern. Haltbarkeit 3 – 6 Monate.

★ Man kann auch mit einem Schneebesen mit der Hand 60 Min. rühren, wie ich es auf der Alm mache. Funktioniert genauso, ist aber natürlich anstrengender.

Preiselbeerpfannkuchen

Für 4 Stück

75 g Dinkelmehl (Type 630 oder 1050)
3 kleine Eier
150 ml Milch (Ziegenmilch geht auch wunderbar)
1 Prise Salz
2–3 EL Puderzucker
4 kleine Handvoll frische Preiselbeeren
Fett zum Ausbacken: Butter oder Kokosfett

1 Mehl, Eier, Milch und Salz mit dem Schneebesen zu einem glatten Teig verrühren.
2 Butter oder Kokosfett in einer Pfanne zerlassen, ein Viertel des Teiges hineingeben und eine kleine Handvoll Beeren darauf verteilen.
3 Wenn die Unterseite schön braun gebacken ist, den Pfannkuchen vorsichtig wenden, nochmals etwas Fett unter den Teig geben und kurz auf der zweiten Seite braten.
4 Den Pfannkuchen einmal zusammenklappen, auf einen Teller gleiten lassen und mit Puderzucker bestreuen.
5 Aus dem übrigen Teig drei weitere Pfannkuchen backen.

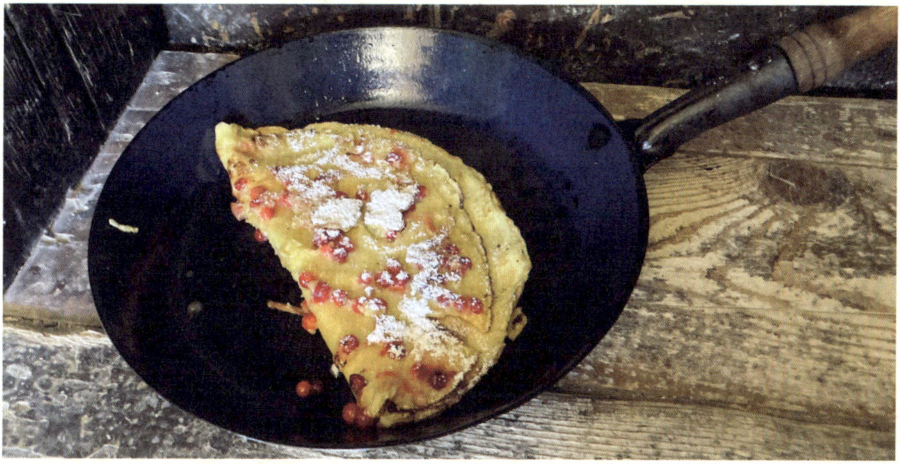

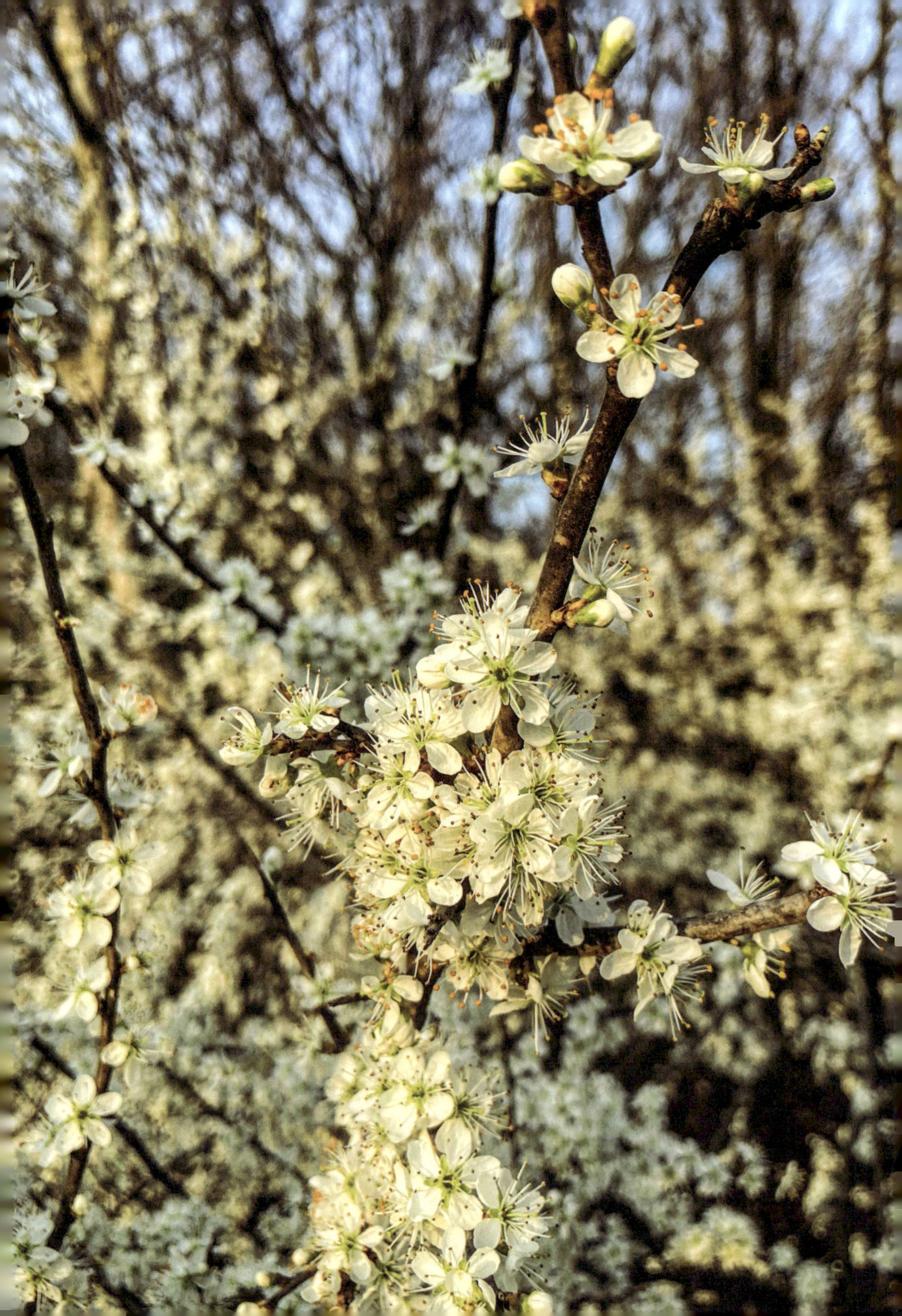

SCHLEHE

(Prunus spinosa)

GEHÖRT ZU den Steinobstgewächsen *(Amygdaleae)* innerhalb der Rosengewächse *(Rosaceae)*

ANDERE NAMEN Schwarzdorn, Schlehdorn, Heckendorn
STANDORT nährstoffreiche, kalkhaltige Böden, entlang von Weg- und Waldrändern, wesentlicher Bestandteil von Feldhecken
WAS WIRD GESAMMELT Blüten, Blätter und Beeren
SAMMELZEIT Blüten März - April, Beeren Ende Oktober - November

WIE KONSERVIEREN/VERWENDEN Schlehen als Marmelade, Sirup, Likör, Schlehenblüten als Tee

---

Schlehenfrüchte sehen fast aus wie Minipflaumen. Und es handelt sich interessanterweise tatsächlich um die Wildform der Mirabelle und der Pflaume. Den Namen Schwarzdorn erhielt die Pflanze durch ihre schwarze Rinde, die mit zahlreichen kleinen Sprossdornen versehen ist. Aufgrund ihrer stark verästelten Kurztriebe, die die Dornen ausbilden, und der vielen Schösslinge, die aus ihrem Wurzelgeflecht austreiben, können sie schnell dichte Hecken bilden. Die duftenden Blüten der Schlehe sind im Frühling bei Schmetterlingen ausgesprochen beliebt, und nicht nur bei ihnen: Mehr als 20 Vogel- und Wildbienenarten leben von ihr. Der sehr seltene Neuntöter etwa nutzt die Schlehendornen, um seine Beutetiere wie Mäuse und Insekten daran aufzuspießen.

Die Schlehe ist eine sehr anpassungsfähige und robuste Pflanze, die mit den unterschiedlichsten Lebensumständen zurechtkommt. Das Besondere an ihr sind die schneeweißen, feinen und stark duftenden Blüten, die einen Hauch von Bittermandel verströmen, wenn man im Frühjahr bei einem Spaziergang an den Sträuchern vorbeistreift.

Schlehen sind außerordentliche Frühblüher – schon vor dem ersten Blattaustrieb, oft Ende März, wirken die Sträucher wie von einem weißen Blütenmeer überzogen. Dadurch lässt sich die Schlehe in diesem Zeitraum auch recht leicht vom Weißdorn unterscheiden, weil dieser seine Blüten erst nach dem Blattaustrieb bildet.

Die stark verzweigten Sträucher werden meist 1 bis 3 Meter hoch, können sich aber bis zu 5 Meter in die Höhe strecken.

Die Früchte der Schlehen erntet man im Herbst. Die kugeligen dunkelblau-violetten, fast schwärzlichen Beeren wirken wie von Reif bedeckt und können die Größe kleiner Kirschen erreichen.

SAMMELN UND VERWENDEN

Rohe Schlehen sind sehr sauer und hinterlassen wegen ihres hohen Gerbsäuregehalts einen leicht pelzigen Nachgeschmack im Mund. Selbst mir schmecken sie deshalb roh nicht besonders gut. Erst spät im Herbst geerntete, vollreife Früchte werden etwas milder und süßer. Am besten schmecken die nach den ersten richtigen Frostnächten geernteten Schlehenfrüchte. Durch den Frost wird ein Teil der bitter schmeckenden Gerbstoffe in den Früchten enzymatisch abgebaut, sie werden milder. Falls die Kälte ausbleibt oder die Gefahr besteht, dass die Sträucher schon vorab von den Vögeln komplett abgeerntet werden, kann man die reifen Früchte ernten und vor der Verarbeitung einfrieren. Das hat den gleichen Effekt wie der natürliche Frost. Im verarbeiteten Zustand entfalten sie dann ihre wunderbaren Aromen und werden zu einer wahren Köstlichkeit.

Beim Ernten empfiehlt es sich, an einer Hand einen dicken Lederhandschuh zu tragen. Mit dieser biegt man die stacheligen Äste etwas nach unten und erntet mit der anderen Hand die Beeren.

Bei der Verarbeitung ist zu beachten, dass sich das Fruchtfleisch oft sehr schlecht oder gar nicht vom Kern löst. Bei Marmeladen und Sirupen empfiehlt es sich deshalb, die gekochte Masse durch die Flotte Lotte oder ein grobes Sieb zu treiben, bei dem die Kerne gerade so nicht mehr durch die Löcher passen.

HISTORISCHES

Dem dornenreichen Gewächs wurde von jeher eine starke Schutzwirkung gegen Hexen und Verwünschungen zugeschrieben. Aus diesem Grund pflanzte man um Höfe und Weiden oftmals Schlehenhecken, die stacheligen Zweige steckte man in der Walpurgisnacht über die Türen und Fenster.

Die Kelten sahen in der Schlehe ein »Feengewächs«, was sicherlich auf ihr wunderschönes weißen Blütenkleid zurückzuführen ist. Weit verbreitet war die Verehrung der ersten drei Schlehenblüten des Jahres. Wer sie aß, sollte das ganze Jahr vor Fieber gefeit sein. Es hieß auch, man müsse an 3 Tagen hintereinander jeweils drei Blüten essen, damit man weder Fieber noch Gicht bekomme. Auch hier vermischen sich wieder zauberische mit tatsächlichen Heilmitteln: Die in den Blüten enthaltenen Inhaltsstoffe stärken nachweislich unser Immunsystem und können vor Erkältungen schützen.

Pfarrer Kneipp empfahl den Tee daraus zudem als mildes Abführmittel: »Schlehenblüten sind das harmloseste Abführmittel, das es gibt.«

Anhand dieser Blüte bestimmte man auch die Getreideernte: »So viel Tag die Schlehe vor dem Georgi-Tag (23. April) blüht, so viele Tag geht man vor Jakobi (25. Juli) in den Schnitt.«[25]

Für mich als Almerin besonders interessant: Ein Wanderstock aus Schlehenholz soll Reisenden als Schutz gegen böse Geister gedient haben. Vielleicht mache ich mir einen meiner nächsten Almstöcke tatsächlich aus Schlehenholz?

GESUNDHEIT UND HEILEN

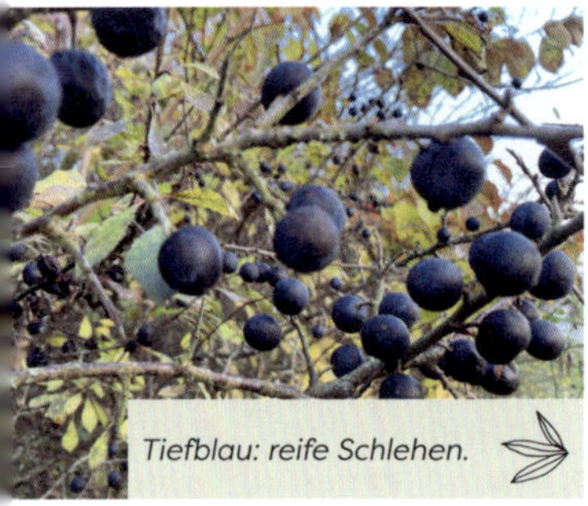

Tiefblau: reife Schlehen.

In den stark duftenden Blüten sind es die Flavonoide, sekundäre Pflanzenfarbstoffe, meist gelb oder weiß, die ihnen ihre Farbe verleihen. In wissenschaftlichen Studien zeigten sich positive Wirkungen der Flavonoide auf den menschlichen Organismus. Sie wirken unter anderem antioxidativ, sind also in der Lage, freie Radikale unschädlich zu machen, die Zellschäden hervorrufen, uns altern und Krankheiten entstehen lassen. Die Früchte enthalten wie die Heidelbeeren auch Anthocyane, ein hochwirksames Antioxidans, wie es bei den Wildheidelbeeren genauer beschrieben wird.

Schlehen weisen außerdem einen hohen Gehalt an Gerbstoffen auf, die für die adstringierende Wirkung verantwortlich sind. Blüten und Früchte wirken harntreibend, magenstärkend und entzündungshemmend.

Die Früchte enthalten aber auch reichlich Fruchtzucker, -säuren und Vitamin C, was die schöne süße Säure der Frucht hervorruft. Wie die Heidelbeeren stärken sie unsere Abwehrkräfte für die kalte Zeit und geben uns so etwas von ihrer starken Widerstandsfähigkeit weiter.

KÜCHE UND REZEPTE

Sowohl aus den Blüten als auch aus den Früchten lassen sich Elixiere, Säfte, Liköre und Marmeladen herstellen.

Die Schlehenblüten werden im Frühjahr zu einem wohlschmeckenden Tee aufgebrüht, den man als Frühjahrskur oder auch zur Kräftigung nach Krankheiten täglich trinken kann. Er wirkt mild abführend, leicht harntreibend und magenstärkend.

In der Volksheilkunde verwendet man den Tee zur Blutreinigung bei Gicht, rheumatischen Beschwerden und Hautleiden.

Schlehenblüten kann man auch essen. Ihr Geruch und Geschmack erinnern an bittere Mandeln. Bitterstoffe sind aber wiederum eine wunderbare Unterstützung für unsere Leber – das vergessene Kraftwerk unseres Körpers. Ich streue täglich, solange die Schlehe blüht, in meine Salate die weißen Blütensterne. Sie schmecken gut und sehen auch noch sehr dekorativ aus.

Schlehenblütentee

1 1 Handvoll Blüten in 1 l aufgekochtes und auf 70 °C abgekühltes Wasser geben und zugedeckt 10 Min. ziehen lassen.
2 Bei Blüten reicht meist eine etwas niedrigere Temperatur als bei Blättern und Wurzeln. Dadurch werden die wertvollen Inhaltsstoffe nicht zerstört.

Schlehenelixier

2 große Handvoll Schlehenblüten
2 EL flüssiger guter Imkerhonig
¾ l trockener Weißwein

Alle Zutaten zusammen in ein großes Einmachglas geben und mit Deckel 1 Woche durchziehen lassen. Dabei täglich vorsichtig schütteln. Durch ein Sieb filtern, in eine Flasche füllen und täglich etwa 20 ml davon trinken.

★ Stärkt die Lebenskräfte und eignet sich gut in der Rekonvaleszenz nach einer langen Erkältung oder wenn man sich einfach erschöpft und ausgelaugt fühlt.

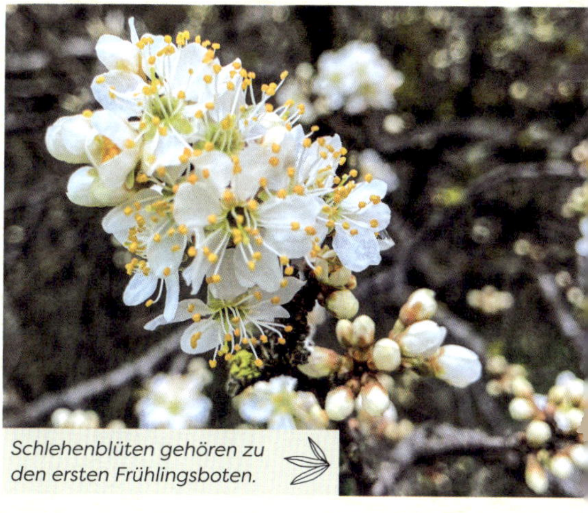

Schlehenblüten gehören zu den ersten Frühlingsboten.

Getrocknete Schlehenfrüchte

Der Verzehr von getrockneten Schlehen empfiehlt sich bei gestresstem Magen oder bei Menschen, deren Magensaftproduktion zu schwach ist und denen dadurch das Essen »lange im Magen liegt«.

Bei Bedarf immer wieder ein paar Beeren kauen. Dabei vorsichtig den Kern entfernen, da er, genauso wie Bittermandeln und Aprikosenkerne – allerdings in geringeren Mengen – das Blausäureglykosid Amygdalin enthält, das im Körper bei der Verstoffwechslung zu Blausäure umgewandelt wird. Doch selbst wenn man aus Versehen einen Kern schlucken würde, wäre das nicht schlimm und schon gar nicht tödlich – das Bundesinstitut für Risikobewertung beurteilt den Konsum von bis zu zwei Stück solcher Kerne am Tag als nicht gefährlich.

Schlehenlikör mit Wodka

300 g Schlehen, gut ausgereift
1 Zimtstange
dünn abgeschälte Schale von 1 Bioorange
einige Gewürznelken
½ l Wodka
250 g Rohrohrzucker

1 Alle Zutaten in ein großes Einmachglas geben, verrühren und zugedeckt an einem dunklen, warmen Ort 8–10 Wochen durchziehen lassen. Dabei gelegentlich schütteln.

2 Durch ein feines Sieb abgießen und den Schlehenlikör in Flaschen abfüllen.

Schlehenlikör mit Rotwein und Obstler

800–1000 g Schlehen, gut ausgereift
je 1 l Rotwein und Obstler
500 g Kandiszucker
2 Zimtstangen
einige Gewürznelken
1 Vanilleschote nach Belieben

1 Alle Zutaten in ein großes Einmachglas füllen, verrühren und zugedeckt 6–8 Wochen ziehen lassen. Dabei gelegentlich schütteln.
2 Durch ein feines Sieb abgießen und in Flaschen füllen.

★ Den Zuckergehalt kann man nach persönlichem Gusto variieren. Ich mag Liköre lieber etwas gehaltvoller vom Alkohol her und dafür mit etwas weniger Zuckersüße.

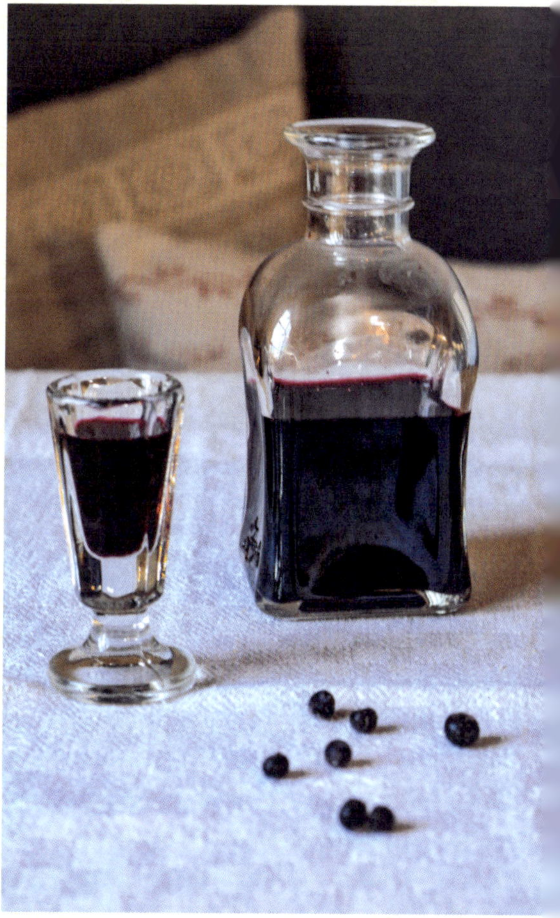

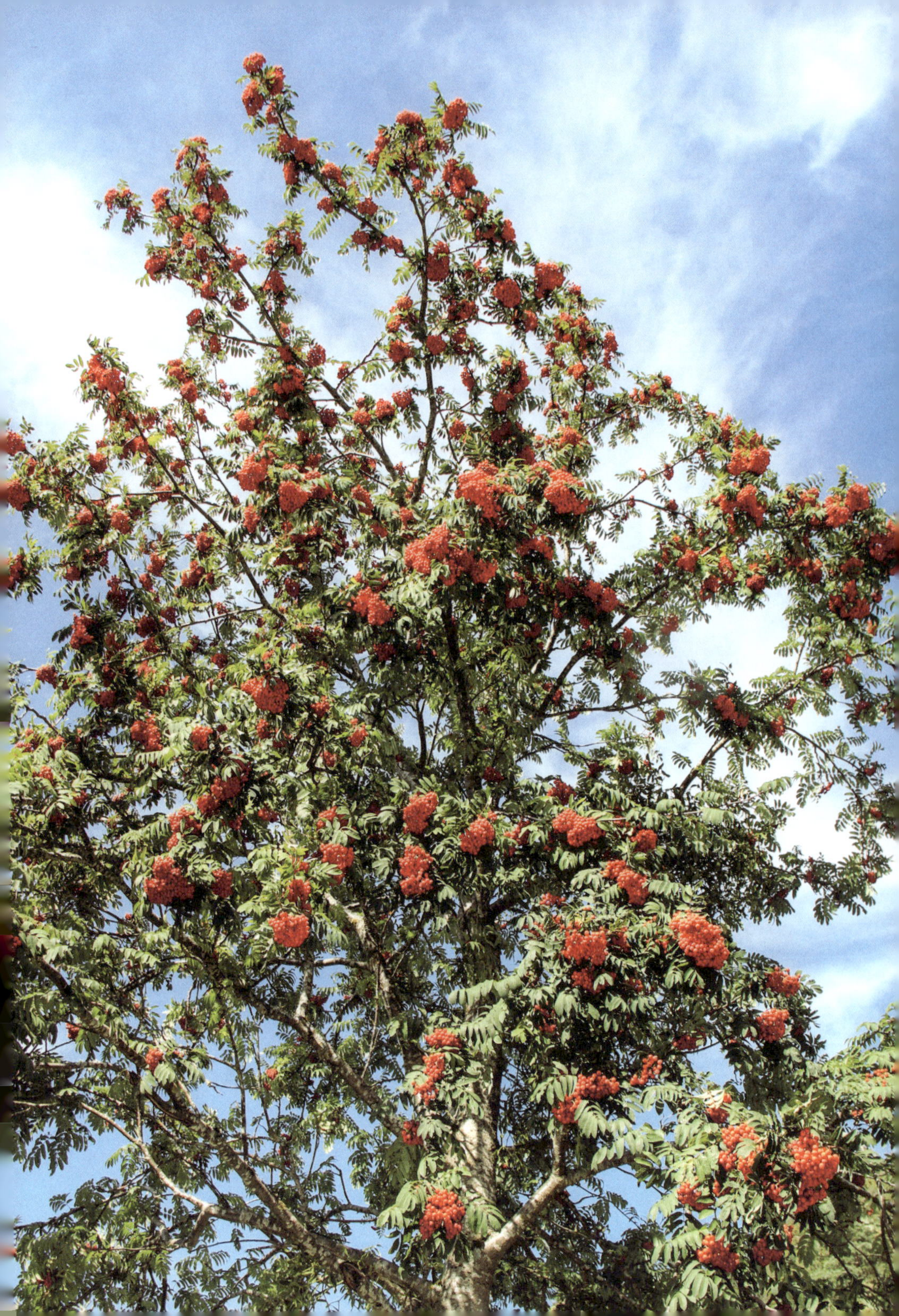

VOGELBEERE

(Sorbus aucuparia)

GEHÖRT ZU den Kernobstgewächsen *(Pyrinae)* innerhalb der Rosengewächse *(Rosaceae)*

ANDERE NAMEN Eberesche, Drosselbeere, Krametsbeere
STANDORT ganz unterschiedliche Böden von mager bis nährstoffreich, von trocken bis feucht, sauer bis basenreich, vom Tiefland bis ins Hochgebirge, an Wegrändern, in Wäldern, Pioniergehölz nach Kahlschlag, in ganz Europa
WAS WIRD GESAMMELT Blätter, Blüten, Beeren
SAMMELZEIT Blüten Mai - Anfang Juli, Beeren September - November

WIE KONSERVIEREN/VERWENDEN Vogelbeeren als Marmelade/Kompott, Gelee, Saft, Mus, Sirup, Tinktur; Beeren und Blüten frisch oder getrocknet als Tee

Die Vogelbeere oder besser gesagt der Vogelbeerbaum gehört zur Gattung der Mehlbeeren und zu den Kernobstgewächsen. Und tatsächlich sehen die einzelnen Früchte aus wie kleine Äpfel. Es sind im Grunde genommen keine Beeren, sie werden aber oft den Waldbeeren zugeordnet. Die Gattung *Sorbus* umfasst etwa 80 bis 100 Arten, wobei alle Arten essbar sind.

Die Blätter sind wechselständig angeordnet, gefiedert und bilden eine scharfe, ungleiche Zähnung aus. Die Oberseite ist grasgrün, die Unterseite eher graugrün. Im Herbst färben sich die Blätter wunderschön rot bis rostfarben. Die Vogelbeere wächst sowohl als Strauch als auch als einstämmiger Baum und hat eine glatte hellgraue Rinde. Der reiche weiße Blütenstand bildet eine ausgeprägte Schirmrispe.

Im August und September können wir die reifen, leuchtend roten, eiförmigen Früchte schon von Weitem gut erkennen, weil sie in dichten Büscheln am Baum hängen.

Die auffälligen Früchte der Mehlbeeren sind für sehr viele Insekten, Vogelarten und Säugetiere eine wertvolle Futterpflanze. Sie werden vor allem nach dem Frost von Vögeln und Säugetieren gerne gefressen, da die Beeren durch den Frost milder und süßer werden. Unter anderem die Singdrossel, die Mönchsgrasmücke und auch der Kleiber nutzen den Baum auch als Nistplätze.

Verschiedene Nagetiere, wie etwa der Siebenschläfer und die Feldmaus, legen sich von den Früchten Futtervorräte für den Winter an. So werden die Samen über Vögel und Säugetiere verbreitet. Auch Rehe und Rothirsche ernähren sich mitunter von der Vogelbeere. Sie bevorzugen Blätter und junge Triebe der Bäume.

ROH: GIFTIG – GEKOCHT: HEILKRÄFTIG

Vor der Vogelbeere wurden wir als Kinder gewarnt – sie sei giftig! Erst in meinen Heilkräuter- und Wildpflanzenausbildungen erfuhr ich, dass die Beeren gar nicht sooo giftig und vor allem im gekochten Zustand essbar sind und darüber hinaus auch noch heilkräftig und wohlschmeckend.

Auch auf der neuen Alm fiel sie mir letztes Jahr gleich auf, weil ein eindrucksvoller, allein stehender Vogelbeerbaum in der Nähe der Hütte für meine Ziegen das erste Fressziel war. Denn Ebereschen sind auch eine Leibspeise der Ziegen.

In den Bergregionen wachsen die Bäume sehr gerne, und ab Juli/August leuchtet es an vielen Stellen rot aus dem Geäst. Gott sei Dank fressen die Ziegen fast ausschließlich die Blätter, sodass ich mit ihnen nicht einen Wettlauf um die Beeren halten muss. Ich liebe das Mus aus Vogelbeeren und Birnen, das ohne Zuckerzusatz auskommt. Ja, zugegeben, es ist etwas sauer und leicht bitter, hat aber trotzdem ein wunderbares Aroma. Natürlich esse ich auch gerne eine süß-herbe Vogelbeermarmelade, aber zwischendurch tut meinem Körper und meinem Darm einfach nur das zuckerfreie Mus gut. Es belebt mich, und ich habe das Gefühl, dadurch mehr Schwung und Kraft zu bekommen.

SAMMELN UND VERWENDEN

Beim Sammeln gibt es ein paar Dinge zu beachten. Zum Ernten der Blüten nehme ich gerne eine Gartenschere und zwicke ganze Blütendolden ab, sammle sie in einem Stoffsäckchen und lege sie zu Hause auf ein Küchentuch oder auch auf Gitter zum Trocknen. Sind die Blüten trocken, entferne ich die Stiele der Dolden einfach durch leichtes Rebeln. Die Blüten bewahre ich dunkel in Gläsern auf.

Bitte die Blüten nicht waschen, da sonst die wertvollen ätherischen Öle und Aromastoffe mit dem Blütenstaub und Nektar im Waschwasser verloren gehen.

TIPP

Ich halte Wildpflanzen generell nur im äußersten Notfall unters Wasser. Der Staub, der sich im Frühjahr oft auf Wildpflanzen befindet, ist meist Blütenstaub von anderen Bäumen, und Blütenstaub ist eine wunderbare natürliche, pflanzliche Eiweißquelle, die ich gerne mit in meinem Essen habe. Zusätzlich befinden sich auf allen wilden Pflanzen, auch auf den Früchten, winzige Mikroorganismen, die unsere Darmflora unterstützen. Natürlich soll das bitte jeder für sich selbst entscheiden. Doch ein bisschen bewusst machen schadet bestimmt nicht, da wir oft in unseren täglichen Routinen alles waschen, was wir an Pflanzen – auch Gemüse und Obst – verzehren.

Auch die Beeren sammle ich, indem ich die ganze Dolde abzwicke und dann erst zu Hause die einzelnen Äpfelchen von den Stielen zupfe.

HISTORISCHES

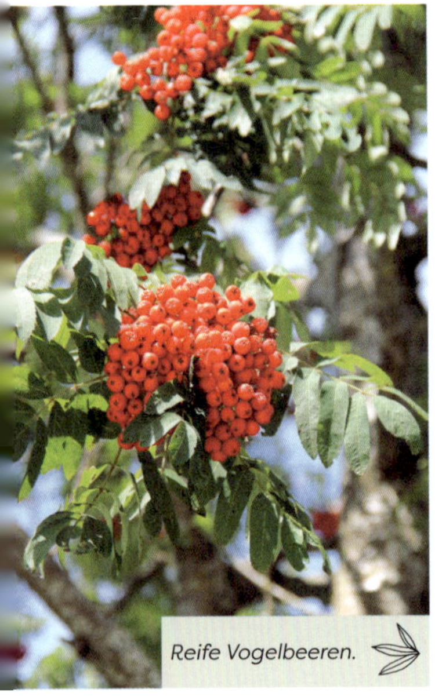

Reife Vogelbeeren.

Die botanische, lateinische Namensergänzung *aucuparia* kommt von *avis* (= Vogel) und *capere* (= fangen) und erinnert ebenso wie der deutsche Name »Vogelbeere« daran, dass die Früchte früher als Köder für die Vogeljagd benutzt wurden.

Die Eberesche oder Vogelbeere gilt im Brauchtum als Baum der Druiden, der Hexen und Heiden. Die Kelten pflanzten sie an ihre Kultstätten, an denen sie das Orakel befragten und Versammlungen abhielten. Als eine der ersten im Frühling Laub treibenden Baumarten und mit ihren leuchtend weißen Doldenblüten galt sie als Botin von Fruchtbarkeit und Symbol für die Überwindung des dunklen Winters. Als »Quickreis« bezeichnete man die Lebensrute, die vom »Quickbaum« abgeschnitten wurde und mit der man das Vieh beim Austrieb berührte, um die Frühlingskraft auf die Tiere zu übertragen. Ein englischer Name des Baumes ist bis heute *quickbeam,* das deutsche »quick«, etwa in »quicklebendig«, meint »frisch, agil, beweglich«. »Im südlichen Böhmen«, schreibt der Botaniker Marzell noch 1925, werden Vogelbeerzweige »an die Fenster und auf die Dächer gesteckt, damit die Häuser vor Blitzschlag verschont bleiben«.

In der griechischen Mythologie kämpfte ein Adler gegen Dämonen, um einen kostbaren Trinkkelch des Göttervaters Zeus wiederzuerlangen. Bei dem Kampf verlor der Adler einen Tropfen Blut, der auf die Erde fiel, worauf eine Eberesche aus ihm wuchs. Die roten Früchte erinnern an dieses Blut, und die gefiederten Blätter der Vogelbeere ähneln den Adlerfedern.

Bei den Germanen wurde die Eberesche dem mächtigen Gewittergott Thor oder Donar zugeordnet. Die Göttersage *Edda* berichtet, dass die Eberesche Thor das Leben rettete. Während einer Jagd in einen Fluss gestürzt, konnte er sich mit letzter Kraft an einen Ebereschenast klammern, der ihn vor dem Ertrinken rettete.

Erst mit der Christianisierung wurde der Baum verteufelt, die einst hoch geschätzten Beeren des heidnischen Kultbaums bezeichnete man nun als giftig. In der Volksheilkunde aber wurde das alte Wissen weitergetragen.

In Tirol, der Steiermark und im Salzburger Land gibt es eine lange Tradition des Schnapsbrennens aus den roten, herb-süßen Beeren. Weil man sehr viele der wenig saftigen Vogelbeeren braucht, nämlich 40 bis 50 Kilogramm, um einen Liter Edelbrand herzustellen, gilt Vogelbeerschnaps als Rarität. Zum Vergleich: Für einen Liter Apfelbrand braucht man nur 8 bis 9 Kilogramm Äpfel.

GESUNDHEIT UND HEILEN

Vogelbeeren enthalten viel Sorbinsäure und Parasorbinsäure. Letztere ist reizend, mäßig giftig und kann zu Magenproblemen, Übelkeit und Durchfall führen – auch ein Grund, warum die Beeren traditionell als giftig beschrieben werden. Durch Kochen und Verarbeiten der Beeren wird die Parasorbinsäure in Sorbinsäure umgewandelt, die wiederum sehr gut verträglich ist. Sie ist übrigens auch ein natürlicher Konservierungsstoff und wird in vielen verarbeiteten Lebensmitteln eingesetzt.

Aus diesem Grund sollten Kinder keine rohen Beeren verzehren, Erwachsene allenfalls wenige. Auch Fröste wandeln die unverträgliche in die verträgliche Säure, was die Früchte viel milder schmecken lässt, oder man legt die Vogelbeeren einfach drei Tage in das Gefrierfach.

Ihr Vitamin-C-Gehalt macht sie zu einem kleinen Immunbooster. Bis zu 100 Milligramm pro 100 Gramm Beeren sind in den roten Früchten enthalten. Eine Zitrone enthält im Vergleich nur 50 Milligramm. Zwar geht beim Kochen etwa ein Drittel des Vitamin C verloren, aber es bleibt immer noch genug übrig. Die Vogelbeeren wurden früher deshalb auch gerne bei Skorbut, einer Vitamin-C-Mangelerkrankung, eingesetzt.

Die Bitterstoffe in der Vogelbeere regen die Galle an und wirken sich so positiv auf die Verdauung aus. Die Früchte wirken zusätzlich harntreibend und durch den hohen Vitamin-C-Gehalt immunstärkend. Besonders getrocknete Vogelbeeren regen die Nieren an und fördern die Ausscheidung von Nierensteinen. Auch beim Trocknen der Beeren wird die darin enthaltene Parasorbinsäure abgebaut.

Die Beeren am besten im Dörrapparat trocknen, es funktioniert aber auch im Backofen. Dabei sollten die Beeren bei einer Temperatur von 40 °C getrocknet werden, was schon einige Stunden dauern kann. So erhält man noch eine Rohkostqualität. Wichtig ist, die Backofentür mit einem eingeklemmten Kochlöffel einen Spalt offen zu halten, damit die Feuchtigkeit entweichen kann.

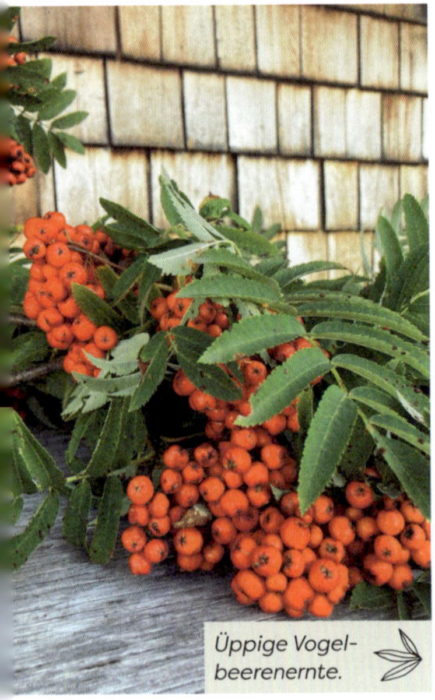

Üppige Vogelbeerenernte.

Man kann die trockenen Beeren einfach so knabbern oder auch eine Kur zur Unterstützung der Nierentätigkeit machen, sie dauert drei bis vier Wochen. Man beginnt mit einer getrockneten Beere täglich und steigert die Menge täglich um eine weitere, bis man in der Mitte der vorgesehenen Kurtage ist, also bei etwa 10 bis 14 Beeren. Dann reduziert man wieder um täglich eine Beere, bis man wieder bei einer angelangt ist.

Ein Mus aus Ebereschen soll den Aufbau einer gesunden Darmflora unterstützen, besonders nach Antibiotikagaben und bei Darmerkrankungen. Man bezeichnet die Vogelbeere in der Volksheilkunde auch als »Darmsaniererin«. Auch bei Magenverstimmungen und zur Stärkung unseres Organismus kann man es regelmäßig einnehmen. Kurmäßig verzehrt man täglich einen Teelöffel Vogelbeermus.

Zur Herstellung des Muses kocht man die Beeren weich und passiert sie durch ein Sieb oder die Flotte Lotte. Damit der Geschmack etwas milder wird, kann man das Mus mit Äpfeln oder Birnen mischen. Es hält sich einige Tage im Kühlschrank oder – nochmals erhitzt und in sterilisierte Schraubgläser gefüllt – einige Monate.

Vogelbeertinktur ist ein Immunbooster für die Erkältungszeit. Bei den ersten Erkältungszeichen wie Husten und Schnupfen kann man täglich die Tinktur einnehmen – etwa zweimal täglich ein halbes Stamperl, also einen Zentiliter. Die Tinktur kann auch den Augendruck regulieren. Dabei nimmt man dreimal täglich jeweils 20 Tropfen.

Blätter und Blüten werden im Frühjahr gerne als Heilmittel bei Husten, Bronchitis, zur Reinigung der Nieren und bei Magenbeschwerden eingesetzt.

Aus den gerbstoffreichen Blättern lässt sich ein leicht bitterer, aber schmackhafter Teeaufguss zubereiten. Die Blätter kann man auch mit in Teemischungen geben.

»Vogelbeeren«, schrieb schon Kräuterpfarrer Künzle, »sind auch wohltuend bei Heiserkeit oder gänzlichem Fehlen der Stimme.« Er empfahl dafür das Gurgeln mit einem Tee aus getrockneten Beeren. Dieser wird auch noch bei anderen Beschwerdebildern eingesetzt: Halsentzündungen, Heiserkeit, aber auch Stoffwechselprobleme lassen sich mit dem Teeaufguss lindern.[26]

Die Früchte eignen sich hervorragend zur Herstellung von Marmeladen, Gelees, Kompott und Saft oder Sirup. Äpfel, Birnen oder Quitten ergänzen den herb-süßen Geschmack perfekt.

Die Beeren verlieren nach den ersten Frösten (Temperaturen von mindestens -3 °C über Nacht) ihren bitteren Geschmack. In gekochter Form können die Beeren sowieso bedenkenlos genossen werden.

Ein kleiner Tipp: Im Frühjahr Vogelbeerknospen von den Zweigen sammeln, trocknen und im Mörser oder Mixer pulverisieren. Das Pulver hat einen wunderbaren Bittermandelgeschmack und kann Weihnachtsgebäck oder auch leckeren Keksen unterm Jahr beigemischt werden. Einfach mal experimentieren.

Es gibt übrigens auch eine Zuchtform der Eberesche, die auch »Essbare«, »Edle« oder »Mährische« Vogelbeere genannt wird (*Sorbus aucuparia* »Edulis«). Sie wurde 1810 in Mähren entdeckt.

Die Beeren sind größer als die der Wildform, frei von Parasorbinsäure, enthalten mehr Zucker und weniger Gerbsäure. Der Vitamin-C-Gehalt ist aber genauso hoch wie bei den anderen Sorten. Die Beeren dieser Sorte kann man also auch roh essen, da sie mild und süß, aber weniger bitter schmecken.

Daher eignen sie sich als frische Zugabe zu Müsli und Fruchtjoghurt, in Salate, für Liköre und Sirupe, die im Kaltauszugverfahren zubereitet werden.

Die Mährische Eberesche wirkt wunderschön in jedem Garten. Ihre korallenrot leuchtenden Früchte sind ein wahrer Blickfang und können schon im Juli und August geerntet werden, also mindestens 4 Wochen vor der Vollreife der Vogelbeere. Wer sich also eine Eberesche in den Garten pflanzen will, halte nach dieser Sorte Ausschau.

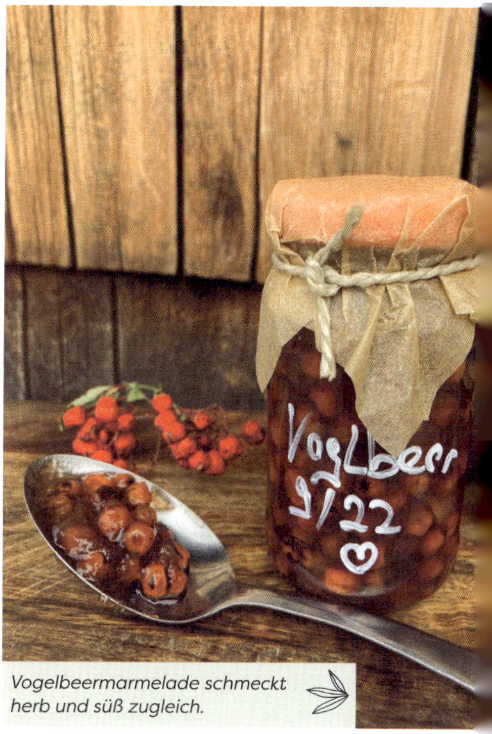

Vogelbeermarmelade schmeckt herb und süß zugleich.

Vogelbeerblütentee

1 EL Blüten (frisch oder getrocknet) mit 250 ml nicht mehr kochendem Wasser aufgießen. Zugedeckt 10 Min. ziehen lassen und abseihen.

★ Bei Husten, Bronchitis, zur Reinigung der Nieren und bei Magenbeschwerden.

Vogelbeertee

1–2 EL getrocknete Beeren mit 1 l kochendem Wasser übergießen und zugedeckt 10 Min. ziehen lassen. Die Beeren können im Anschluss natürlich mitgegessen werden.

★ Bei Halsentzündungen, Heiserkeit, beanspruchten Stimmbändern, Stoffwechselproblemen.

Vogelbeertinktur

1 Frische Beeren in ein Schraubglas füllen, sodass das Glas zur Hälfte gefüllt ist. Mit 38%igem Schnaps aufgießen – ich nehme gerne einheimische Obstler dafür – und die Beeren 6 Wochen an einem warmen Ort ziehen lassen.
2 Die Beeren abseihen oder im Alkohol belassen und mitessen.
3 Bei ersten Erkältungsanzeichen und zur Regulierung des Augendrucks 3-mal täglich jeweils 20 Tropfen.

Vogelbeer-Birnen-Marmelade

500 g Vogelbeeren
1 Vanillestange oder 1 Zimtstange
500 g Birnen
500 g Gelierzucker 2 : 1

---

1 Vogelbeeren von den Dolden abzupfen, mit aufgeschlitzter Vanillestange oder Zimtstange in einen Topf geben und zum Kochen bringen. 30 Min. leise kochen lassen, bei Bedarf wenig Wasser zufügen.
2 Birnen schälen, vom Kernhaus befreien und in kleine Stücke schneiden. Nach 30 Min. Birnen und Gelierzucker zugeben, und alles einige Minuten kochen lassen. Vanille- oder Zimtstange entfernen.
3 Die Marmelade mit den ganzen Beeren in sterilisierte Schraubdeckelgläser füllen oder vorher pürieren. Für eine ganz feine Textur alles durch die Flotte Lotte drehen, nochmal aufkochen und abfüllen.

Einfache Vogelbeermarmelade

1 kg Vogelbeeren
500 g Zucker
100 ml Wasser oder Apfelsaft

Vogelbeeren von den Dolden abzupfen und mit Zucker und Wasser oder Apfelsaft in einen Topf geben. Zum Kochen bringen und 30 Min. leise kochen lassen, bei Bedarf noch etwas Flüssigkeit zugeben. Nach Belieben pürieren. Abfüllen.

FUCHSBANDWURM

Wer sich für Wildkräuter und Wildbeeren interessiert, wird über kurz oder lang mit dem Thema »Fuchsbandwurm« konfrontiert. Inzwischen reagieren nicht wenige Menschen panisch, wenn sie beobachten, wie ich beim Spazierengehen im Wald Beeren abzupfe und vom Strauch weg in den Mund stecke.

Tatsächlich verlief eine ausgebrochene Fuchsbandwurminfektion *(alveoläre Echinokokkose)*, wenn sie unerkannt und unbehandelt blieb, bis vor etwa 30 Jahren meist tödlich. Inzwischen kann die Erkrankung behandelt werden.

Bei Menschen ist die Infektionsrate mit dem Fuchsbandwurm jedoch äußerst gering. In ganz Deutschland waren es 2019 gerade mal 25 Fälle, die dem Robert-Koch-Institut gemeldet wurden. Das entspricht auch dem statistischen Mittelwert seit der 2001 eingeführten Meldepflicht. Bei 83 Millionen Einwohnern entspricht das einer Neuerkrankungsrate von etwa 0,0000003 Prozent. Zum Vergleich: Die Chance, Lottomillionär zu werden, ist ungefähr zehnmal so hoch.

Das Risiko, sich beim Verzehr von Wildbeeren, Pilzen und Wildkräutern zu infizieren, ist also äußerst gering. Theoretisch könnten über mit Fuchskot verschmutzte Früchte oder Kräuter die Eier des Fuchsbandwurms in den Menschen gelangen. Doch gibt es bis dato keinen einzigen nachgewiesenen Fall, bei dem die Infektion auf den Genuss von Wildbeeren oder Waldfrüchten zurückzuführen ist. Und mal ehrlich – keiner sammelt Wildfrüchte, die offensichtlich mit Tierkot verunreinigt sind, wodurch sich das ohnehin schon geringe Infektionsrisiko weiter verringert.

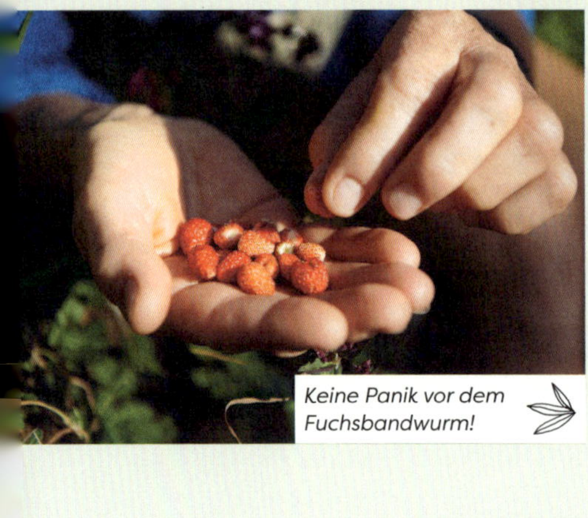

Keine Panik vor dem Fuchsbandwurm!

Die Infektion über unsere Haustiere ist nach Einschätzung von Experten da schon wahrscheinlicher. Dabei ist das Übertragungsrisiko über Hunde noch höher als über Katzen. Denn einmal infiziert scheiden

Hunde genauso viele Eier aus wie Füchse. Also alles nur ein Problem der am Waldrand lebenden Landbevölkerung? Weit gefehlt – überraschenderweise leben etwa im Stadtgebiet München 10- bis 15-mal mehr Füchse als auf dem Land. Das Risiko der Stadtbevölkerung, über ihre Vierbeiner mit Fuchsbandwurmeiern in Kontakt zu kommen, ist in Verbindung mit der höheren Bevölkerungsdichte daher etwa 100-mal höher als im bayerischen Durchschnitt – aber vergleichsweise eben immer noch gering.

Eine höhere Wahrscheinlichkeit besteht für Jäger und Jägerinnen und Menschen, die in der Land- oder Forstwirtschaft tätig sind. Durch das Aufwirbeln von trockenem Heu oder bei Waldarbeiten werden die Eier des Fuchsbandwurms in die Luft geschleudert und können so in unsere Atemwege und über Umwege in den Darm gelangen und zu einer Infektion führen. In einer Auswertung der Statistik aus dem Jahr 2014 waren tatsächlich 65 Prozent der Infizierten in einem dieser Berufszweige tätig. Dort gilt eine Fuchsbandwurminfektion auch als anerkannte Berufskrankheit. Beschäftigte unterziehen sich daher regelmäßig einer Vorsorgeuntersuchung.

Die Verbreitungsgebiete des Fuchsbandwurms liegen in Europa primär in Süddeutschland, Österreich, der Nordschweiz, Frankreich und Norditalien, laut Aussage des Bundesministeriums für Ernährung, Landwirtschaft und Verbraucherschutz kann sich unser Immunsystem mit dem Parasiten jedoch erfolgreich auseinandersetzen und den Fuchsbandwurm inaktivieren. Medizinische Antikörperstudien kamen zudem zum Ergebnis, dass 80 bis 90 Prozent der Bevölkerung Europas gegenüber dem unerwünschten Eindringling Resistenzen entwickelt haben. Wird die Infektion frühzeitig erkannt, kann sie durch eine operative Entfernung des befallenen Organgewebes behandelt und beendet werden. Bei fortgeschrittenem Verlauf kann die Krankheit zwar nicht geheilt, aber medikamentös im Zaum gehalten werden. Beschwerden treten meist erst 5 bis 15 Jahre nach einer Infektion auf. Der Parasit befällt in 99 Prozent der Fälle die Leber, die durch das Larvenwachstum tumorartig zersetzt wird. Die ersten Anzeichen sind daher ein Druckgefühl bis hin zu Schmerzen im Oberbauch, gelegentlich sind es aber Müdigkeit, Gewichtsverlust, *Hepatomegalie* (= eine vergrößerte Leber) sowie pathologisch veränderte Leberwerte, die zur Diagnose führen.

Letztlich muss jeder für sich ganz persönlich eine Risikoabwägung vornehmen. Wer aber sichergehen will, müsste alles, was er in der Natur in Bodennähe sammelt, vor dem Verzehr oder der Weiterverarbeitung auf mindestens 60 °C erhitzen – gründliches Waschen, wie oft in Ratgebern empfohlen wird, überstehen die Eier des Fuchsbandwurmes nämlich unbeschadet. Das würde dann allerdings unter anderem auch für Erdbeeren gelten, die man vom kultivierten Feld erntet.

SO WIRD'S GEMACHT – SAMMELN UND VERARBEITEN

Wildpflanzen besitzen ihre höchste Wirkkraft im frischen Zustand – am besten wandern sie also von der Hand direkt in den Mund. Mehr gespeicherte Sonnenenergie und Leuchtkraft können wir übers Essen kaum aufnehmen. Aber nicht alle sind in der glücklichen Lage wie ich, die ich den ganzen Sommer hauptsächlich draußen verbringen darf. Zum Glück können wir die Heilkräfte für den Winter auch hervorragend konservieren.

WO SAMMELN?

- Wo: Am besten sind nicht bewirtschaftete Flächen, wie Waldränder, ungedüngte Wiesen, Brachfelder, Steinbrüche. In Naturschutzgebieten die Regeln beachten!
- Wo nicht: Bahndämme, Müllhalden, gedüngte Felder, neben stark befahrenen Straßen, beliebte »Gassigänger«-Routen in Parks, Wiesen und Wäldern.
- Nie einen gesamten Bestand an einem Platz abernten. Nie die größte Pflanze eines Bestandes ernten: Die »Königin« des Platzes soll immer stehen bleiben.

WANN UND WIE SAMMELN?

- Was erntet man zu welcher Jahreszeit?
  FRÜHJAHR: frische Triebe, Knospen, junge Blätter, Wurzeln
  SOMMER: gesamtes Kraut, Blüten (»Kraut« = alle oberirdischen Teile)
  HERBST: Samen, Früchte, Wurzeln
- Zum Sammeln Stoffbeutel, Papiertüten oder Körbe verwenden - keine Plastiktüten, da das Pflanzengut darin zu schwitzen beginnt.
- Nur bei trockenem Wetter sammeln.
- Allgemein beste Zeit: zwischen 10-14 Uhr (hoher Chlorophyllgehalt), man sagt, den höchsten Wirkstoffgehalt habe eine Pflanze zwischen 10-12 Uhr.
- Oberirdische Pflanzenteile ernten, wenn sie ihren Höhepunkt im Wachstum haben, Wurzeln in der Vegetationsruhe, also Herbst, Winter, zeitiges Frühjahr.

- Höchster Wirkstoffgehalt: frühmorgens im unteren Teil der Pflanze (Wurzeln), um die Mittagszeit im oberirdischen Teil, am Nachmittag fließen die Wirkstoffe wieder in den unteren Teil.
- Blätter idealerweise vor der Blütezeit sammeln, da der Haupt-Wirkstoffgehalt dann noch nicht in die Blüten übergegangen ist; das gilt vor allem für Lippenblütler wie Melisse und Minzen mit einem hohen Anteil an ätherischen Ölen.
- Blüten, wenn sie frisch erblühen; ganzes Kraut zu Beginn der Blütezeit.
- Lippenblütler kann man bei der ersten Blüte kurz über dem Boden abschneiden, so treiben sie nochmals aus und können ein zweites Mal im August geerntet werden.
- Blätter am besten während des Sammelns von den Stängeln zupfen, im Ganzen trocknen und dann in Gläsern lagern. Beim Zerschneiden würden sich ätherische Öle verflüchtigen. Erst bei der Tee- oder Heilmittelherstellung zerkleinern.

TROCKNEN

- Kräuter nicht waschen, dabei spülen wir einen Teil der Wirkstoffe ab. Gewaschene Pflanzen lassen sich schlechter trocknen und schimmeln schneller. Gesammelte Pflanzen einfach ausschütteln, um Insekten zu entfernen.
- Wurzeln waschen und bürsten, größere Teile in Scheiben schneiden.
- Saubere Pflanzen an einem luftigen, schattigen Platz trocknen, keine direkte Sonne!
- Pflanzen mit längeren Stängeln kann man in Büscheln zum Trocknen aufhängen. Die Büschel dürfen nicht zu dicht sein, damit sie im Inneren nicht schimmeln. Nicht am sonnigen Südfenster aufhängen und nicht im Freien in der Sonne, da das UV-Licht die Pflanze ausbleicht und so die Wirkstoffe und vor allem die ätherischen Öle durch die Wärme vorzeitig gelöst werden.
- Der optimale Trockenzustand ist an einem deutlichen Rascheln des Pflanzenguts erkennbar. Getrocknete Pflanzen dunkel lagern, am besten in Papier- oder Stofftaschen oder -tüten.

Meine ausführlichen Tipps zur Verarbeitung und Konservierung der Kräuter und die wichtigsten Grundrezepte (Pflanzenpulver, Tee, Abkochung, Kaltauszug, Umschlag, Tinktur, Heilpflanzenöl, Honigauszug, Salbenherstellung, Kräutersalz) finden Sie, wenn Sie diesen QR-Code scannen oder dem Link folgen: www.penguinrandomhouse.de/fischer-wildkraeuter

QUELLEN

1 Marianne Ruoff, *Schachtelhalm. Drachenmedizin aus der Urzeit*, AT Verlag Aarau, 2. Aufl. 2020
2 Heinrich Marzell, *Geschichte und Volkskunde der deutschen Heilpflanzen*, Darmstadt/Stuttgart 1967 (Nachdruck der 2. Auflage 1938)
3 Info zu Eisen aus pflanzl. Quellen: https://www.ugb.de/ugb-medien/einzelhefte/mineralstoffe-natuerlich-gut-versorgt/eisen-pflanzliche-quellen-besser-als-gedacht/
4 Astrid Süßmuth: *Lexikon der Alpenheilpflanzen*, AT Verlag Aarau 2013
5 Margret Madejsky, *Alchemilla. Eine ganzheitliche Kräuterheilkunde für Frauen*, Goldmann Verlag München 2000
6 Heinrich Marzell, *Geschichte und Volkskunde der deutschen Heilpflanzen*, Darmstadt/Stuttgart 1967 (Nachdruck der 2. Auflage 1938)
7 Margret Madejsky, *Lexikon der Frauenkräuter*, AT Verlag Aarau
8 Mannfried Pahlow, *Das große Buch der Heilpflanzen*, München 2021
9 Margret Madejsky, *Alchemilla. Eine ganzheitliche Kräuterheilkunde für Frauen*, Goldmann Verlag München 2000
10 Frank Meyer/Michael Straub, *Die magischen 11 der heilenden Pflanzen*, GU Verlag München 2011
11 Adelheid Lingg, *Bäume & die heilende Kraft des Waldes*, Stuttgart 2016
12 Marianne Ruoff, *Löwenzahn und Löwenkraft*, AT Verlag, 4. Auflage 2020
13 Mannfried Pahlow, *Das große Buch der Heilpflanzen*, GU Verlag München 2021
14 Astrid Süßmuth, *Lexikon der Alpenheilpflanzen*, AT Verlag Aarau 2013
15 Hildegard von Bingen: *Physica*, III, 23, zitiert nach: Christian Rätsch, Claudia Müller-Ebeling: *Heidnische Weihnachten. Bräuche, Riten, Rituale*, AT Verlag Aarau/München 2003/2019
16 Yoshifumi Miyazaki, Shinrin Yoku. *Heilsames Waldbaden*, München 2018
17 Wolf-Dieter Storl: *Wir sind Geschöpfe des Waldes*, München 2019
18 *BR*-Beitrag, Prof. Dr. Dr. Angela Schuh, Ärzteakademie Bad Wörishofen
19 Steffen Guido Fleischhauer et al.: *Essbare Wildpflanzen*, AT Verlag Aarau 2015
20 Grimms Wörterbuch: https://www.dwds.de/wb/dwb/garbe#GG01064
21 Grimms Wörterbuch: https://www.dwds.de/wb/dwb/schabab
22 Heinrich Marzell, *Bayerische Volksbotanik*, Nürnberg o. J. (1926)
23 Otho Brunfels, *Kreuterbuch*, Straßburg 1532; zitiert nach: Heinrich Marzell, *Geschichte und Volkskunde der deutschen Heilpflanzen*, Darmstadt 1967 (Nachdruck der 2. Aufl. 1938)
24 Anton von Perger, *Deutsche Pflanzensagen*, Stuttgart 1864
25 Heinrich Marzell, *Geschichte und Volkskunde der deutschen Pflanzen*, Darmstadt 1967 (Nachdruck der Ausgabe 1938)
26 Pfyl, Paul/Knieriemen, Heinz, *Vogelbeere, Schlehe, Hagebutte. Die besten Rezepte*, AT Verlag Aarau 1998

Verzeichnis der Rezepte

WEITERE BÜCHER VON MARTINA FISCHER

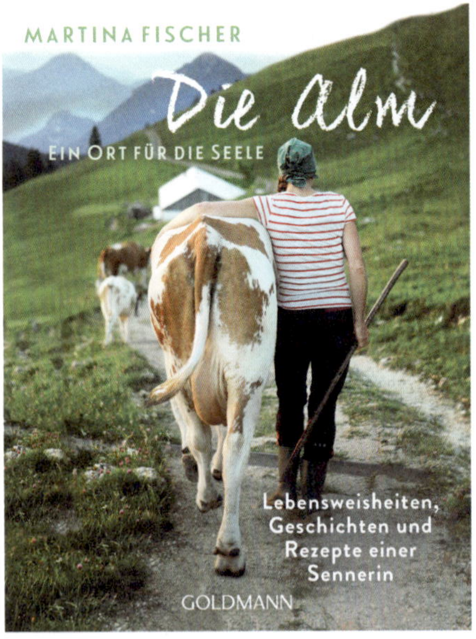

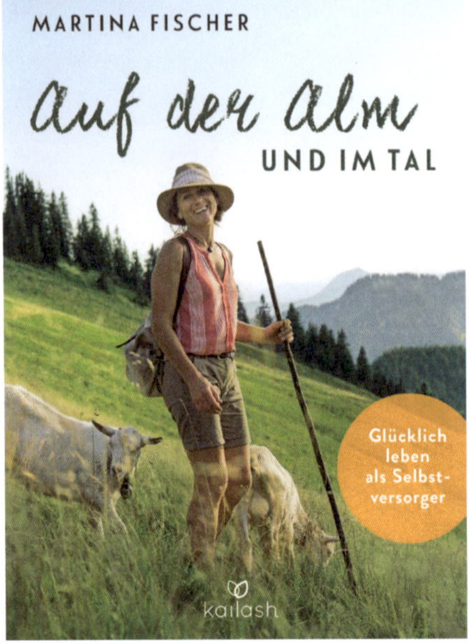